美國藥草教母的
天然草藥全書

175種草藥茶、油膏、糖漿、敷劑和其他自然療法，
一本歷久彌新的家庭保健指南

蘿絲瑪莉·葛蕾絲塔(Rosemary Gladstar)　　著

謝汝萱　　譯

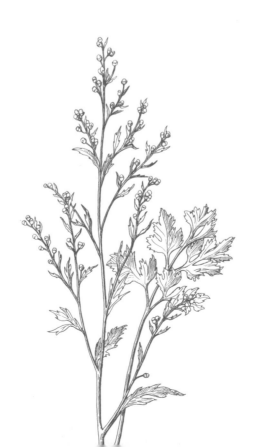

免責聲明

本書中包含的醫療保健建議及訊息，是用於補充，而不是取代您的醫師或其他受過訓練的專業健康建議。如果您知道或懷疑自己有健康問題，建議您在開始任何醫療計畫或治療之前，尋求您醫師的建議。

在本書出版日之前，已盡一切努力確保所含訊息的準確性。對運用書中建議的方法可能發生的任何醫療結果，出版社和作者不承擔任何責任。

敬獻

　　藥草師自成一個圈子，我們綠色的手交握，彼此生活密切相關。我握著他們的手，與他們一同歡笑和祈禱，這些老朋友們影響了我最早構思的教材。他們的觀點深植我心，流淌在本書的字裡行間。在藥草醫學並不熱門也不流行的時代，我們「追隨福緣」，跟著我們的綠色熱情走。現今，已步入老年的我們，對那片綠色世界更加熱情，面對新的千禧年，我們好奇的不再是世界還能帶給藥草學什麼展望，而是藥草能為我們帶來哪些可能性。

　　我真心誠意地將本書獻給這個藥草師家族的所有成員。在進入綠色天地的旅途中，你們指引、滋養、哺育著我。你們的火光照亮了我的路。但願這個圈子生生不息，百草叢生。

　　謹以此愉悅地紀念蓋兒·烏立克（Gail Ulrich），她踏上了美麗的人生大道。

致謝

書本從不是獨自誕生的，而是許多人的共同願景與努力的結晶。首先，我要感謝我的伴侶與最親愛的朋友羅伯・查提爾（Robert Chartier）無盡的支持、和善，以及對大地的熱情。他讓我的人生倍加喜樂。我也一定要感謝我的編輯南西・琳格（Nancy Ringer），她的耐心與溫柔的督促，是本書能熬過最初的草稿成書的唯一理由。她在各方面都是個奇蹟。我也要感謝史多芮出版社（Storey Books）社長黛博拉・巴爾慕斯（Deborah Balmuth）的誠懇與遠見，以及史多芮的全體員工——一群令人愉悅的夥伴！我覺得自己獲得了各方面的滋養與支持。

還要感謝蘿西歐・阿拉康（Rocio Alarcon）、史威沃・布魯克斯（Svevo Brooks）、史蒂芬・布納（Stephen Buhner）、卡賽德・安德森・格勒（Cascade Anderson Geller）、克里斯多夫・霍布斯（Christopher Hobbs）、提拉歐娜・羅・多戈（Tieraona Low Dog）、保羅・史特勞斯（Paul Strauss）、大衛・溫斯頓（David Winston），他們的教誨持續啟發著我，化成了本書肌理的一部分。我深懷感激。

推薦序

郭姿均（美國註冊藥草師 RH (AHG)，美國英國註冊芳療師 NAHA，MIFPA《香藥草實證寶典》、《香藥草的自癒力》作者）

　　本書作者蘿絲瑪莉・葛蕾絲塔，是我認識十多年的藥草教育家。早在美國成立美國藥草師學會（AHG）前，她就致力於藥草工作。東歐裔的她，從小耳濡目染，看著祖母將藥草運用於飲食、生活、養生與肌膚保養上。十多年來，我接觸過很多藥草師，葛蕾絲塔雖非研究型藥草師，卻擅長把藥草融入生活中。多年來，她的各式配方在美國搜尋熱度始終居高不下。

　　如今她雖已年屆熟齡，但因長時間接觸藥草且使用藥草保養品，臉上肌膚毫無斑點，且十分有活力。她更是美國多個非營利組織，如聯合植物保護者（United Plant Savers）組織的創辦人，同時她也是成功的藥草企業家，曾創立多個農場品牌。如今她雖退居幕後，不接任諮詢也不參與產品生產，但許多美國藥草學校仍爭相聘請她擔任客座講師。

　　我與葛蕾絲塔的緣分，始於十多年前我在台灣創立迷迭香花園（www.therosemarygarden.com），曾引進她創立的藥草品牌，卻被台灣政府百般為難。其中一款名為母乳茶（Mother Milk Tea）的產品，因品名問題被要求退貨或銷毀。為此我找上美國商會及歐洲商會，並與葛蕾絲塔聯繫，好了解她的品牌在他國銷售情況。

　　她創立的品牌茶飲在日本及歐洲都能在超市購入，但台灣政府卻因為對藥草茶的保健效果了解有限，相關法令落後，導致台灣市面上難尋優質藥草商品。例如作者書中提到的黑升麻（我自己的書中也有提到過），就是很好的更年期緩和草藥，對自我緩解更年期造成的熱潮紅十分有助益。但因台灣各醫療團體的利益問題，導致黑升麻被列為藥品，民眾無法輕易購得這個在美國超市就能隨意購入的藥草。

　　我曾擔任 AHG 董事四年，根據 AHG 的研究，一九八七年，美國藥品仍有高達 85% 是由植物提萃而成，但如今多數已被化學藥物取代。化學藥物會造

成肝腎不良反應，濫用藥物更會導致體內產生抗藥性菌株。近來甚至有研究發現解便祕藥物，也可能導致失智症。學習藥草知識，就能減少不當用藥，甚至能縮短病程。

《美國藥草教母的天然草藥全書》書中收錄許多能簡易上手的藥草配方，極多藥草都具有多項功能。例如迷迭香能生髮，還能幫助增強記憶力與分解動物蛋白質，能助消化、解脹氣；此外，迷迭香更是世界長壽區藍色寶地（Blue Zones）的人瑞最喜歡的香草之一。此書的每項配方我都如數家珍，是想要認識藥草及學習整合醫療者不可獲缺的寶貝書。

四年前我移居美國華盛頓州，仍繼續為藥草教育努力。台灣的藥草教育有如沙漠，我很高興此書中文本終於問世，能幫助台灣讀者趕上世界的天然養生潮流。地球逐漸暖化，我們應該更謙卑地向大地之母學習，這也是我創辦迷迭香花園品牌的宗旨。希望所有癌症及過敏的家庭，甚至每一位希望能以更天然的方式獲得健康的人，都能從藥草中得到答案！

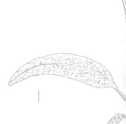

推薦序

詹姆斯・杜克（James A. Duke）博士

　　迷迭香（Rosemary），一種記憶之草，與令人難忘的蘿絲瑪莉・葛蕾絲塔（Rosemary Gladstar）有許多共通之處。兩者都使人振奮、充滿靈氣與千變萬化，不論身在何處，都能美好地強化她們身邊的環境。鼓舞人心，使人振奮、充滿活力……對情緒與智性具有啟迪作用……不論是其香氛或瞬間的想法皆勇於挑戰……這些是迷迭香的功效，也在在是蘿絲瑪莉的特質。

　　在陽光下以簡單成分製造出有用物質的光合作用，賜予了地球氧氣、綠色食物、綠色藥物，擁抱並淨化了土壤，使大氣不受汙染，提供交流與和平。透過光合作用，植物運用陽光的能量，為地球上的生命帶來必要的化學物質。只要見過蘿絲瑪莉受春、夏、秋陽愛撫的綠色花園，人人無不好奇，她源源不絕的精力是否也來自陽光。難怪她能成為藥草師運動背後的驅力。她身上或許沒有葉綠素，但她絕對有綠色的領袖魅力、綠色的熱情、綠色的智慧，以及綠色的精神。

　　我讚揚的不僅是蘿絲瑪莉充滿熱忱與權威的演講、課程、寫作，還有她對綠色志業矢志不移的奉獻，例如聯合植物保護者（United Plant Savers）組織，積極提倡拯救北美的瀕危藥用植物。蘿絲瑪莉為藥草師運動貢獻良多，如今更帶來這本偉大而實用的著作：《美國藥草教母的天然草藥全書》。本書是綠色生活的怡人指南，確實能協助你和親友們活得更健康、快樂、喜悅。誠如蘿絲瑪莉在書中所說：「要使身心靈日日煥發健康的光彩，就要靠每日不間斷的自我照護。那才是終身處方。你的所作所為、你供給身體哪些食物、餵給心靈哪些滋養，都是這個處方的一部分……健康其實是發現生命的喜悅。探索你的熱情……無論你選擇做什麼事，都要好好去做、開心地做。」身為藥草療法最亮眼的超級巨星，蘿絲瑪莉在這本寶典中提出的資訊、建議、配方、故事，能幫助並啟發你與家人獲得健康的光彩，盡情享受人生。

　　祝各位健康！綠色思想萬歲！

目次

附錄 2　製作藥草療方的藝術 390

附錄 3　藥草索引（依筆劃順序
排列）406

第 1 章　　講求環保的藥草療法

Eco-Logical Herbalism

　　本書最初是在友人敦促下形成的計畫，為的是將我過去三十年來的種種書寫與教材集結成冊，做為實用的藥草保健家用指南。我得承認，一開始我不太願意投入這計畫。我很難想像自己還能為草藥的豐富寶庫增添什麼沒人寫過的資料──精彩的著作已經很多了。但幾個月後，我完成這本厚書時，才意會到書中分享的教材有一個很重要的目標。它們不見得很新、很驚人或很複雜，但確實能提醒人們藥草療法的根源：我們與植物發自內心的連結。我想寫出一本歷久彌新的藥草指南，適合全家使用。我希望本書實用並備受喜愛，隨著時間在書頁摺角、封面翻到破破爛爛，同樣重要的是，我希望它能使我們意識到，身體健康與周遭世界是密不可分的。到那個時候，我就會知道本書不僅確實值得你我投入時間，讓樹木犧牲生命來提供紙張原料，或許也是值得的。

適用於現代的古老醫學

　　在藥草學正被現代文化的各種名堂 ── 標準化、合法化、認證等種種官僚 ── 所吞沒的時代，我只希望提醒本書的每位讀者：人類以藥草為食物與藥物，已經有數十萬年以上的歷史，可上溯至遠古時代。多虧這些綠色鄰居的慷慨大度，人類演化至今，仰賴它們提供的氧氣、食物、藥物、衣服、靈性見解來生活。如果「人如其食」（You are what you eat.）你吃什麼就會像什麼，這句俗諺有絲毫的道理，那就是我們的身體與藥草的身體息息相關。過去幾千年來，植物一直是人類食物鏈的基礎。在我們顫巍巍地直起身子，蹣跚地邁出步伐，意識到我們能奔跑、獵殺之前，我們就已經是採集者了，我們唯一的營養來源是植物，即生長在大地之心的綠色生物質（green biomass）。植物是我們最早、也最偉大的醫藥。事實上，世界衛生組織（WHO）估計，世界上有八

成以上的人口仍以草藥為其主要治療系統。在這個現代神奇醫學的時代,我們有時會不禁相信,藥草療法僅是神話與無稽之談。但如果草藥不具藥效,聰明到能飛上月球的人類,不是早就該拋棄藥草了嗎?但事實是,一部分正是因為草藥確實頗具療效,能挺過猖獗的瘟疫、疾病、饑荒、戰爭而不衰,所以人類才不僅能倖存,更能爆炸性地增長。

植物醫學的專有名詞隨著時代推移而改變,不同系統依各地氣候與習俗而演化,各種植物的熱門程度也起起落落,但核心真相始終如一:藥草療法是一種有效、天然、平價的治療系統,每個選擇藥草的人都能輕易獲得與使用。萬古以來的人類經驗就是明證。

現代科學往往要透過繁複的研究來確證植物的療效,但我們的先祖憑本能就知道了。科學研究可能提供了另一種觀察植物界的管道,但不幸的是,科學所提供的資訊也可能具有誤導性,因為它往往僅根據單一植物成分來研究,或其研究劑量遠遠超過大自然所提供的濃度。雖然推測藥草如何對身體產生作用很有意思,但相比於幾個世紀前的人,我們還是沒有更了解植物的作用機制。每種植物所含有的成分多得數不清,我們僅能說明它們對人體產生的一部分複雜作用。只要想到世上有數千種植物,每種都有獨一無二的化學藍圖,你就能開始理解為何這類研究令人畏怯三分了。要科學證明數世紀來的經驗證據並不容易,但植物可不管現代科學的困境。這些最古老的生物照樣生生不息,開枝散葉,為我們提供生命所需的物質:食物、保護、藥物、氧氣與美。

以文字、行動、書寫,為傳承至今的豐富藥草知識做出貢獻的偉大心靈與靈魂多不勝數。對創造與記錄這個療癒的共同體系貢獻卓絕的藥草師,大多從未獲得認可,但我們每次以植物為藥時,都帶著他們的知識種子。因此,有人問我某個配方或製法是不是我的發明時,我只能笑笑帶過。我對藥草的所知都是眾人分享的資訊,有時是熟人傳給我的,通常則是來自幾百年前的人們。那是我們的共同寶藏、我們與生俱來的權利,本來就應自由分享。

崇敬植物

　　早在我們有載滿藥草資訊的電子資料庫或包羅萬象的科學巨著之前，人類就知道並了解植物具有療癒力。我相信這種知識並不是像我們經常以為的，僅是一段神農嚐百草的試誤過程，而是來自於人類與植物的固有聯繫。你可以想像一下，當我們的老祖宗罹患熱病、充血性哮吼，或傷口流血不止時，試圖透過多次試誤來找出最能因應病況的植物的樣子。地球上有數十萬種植物，任一地區都有好幾千種植物生長。要將我們對地球上所有植物的藥用知識逐一記錄下來，可能要天長地久。所以，我們只是不斷地反覆實驗，直到獲得正確知識的嗎？不是。嘗試錯誤在這段理解中具有一定的作用，但我們對植物醫學的知識主要是來自植物本身，是透過植物本身獲知的。

　　植物擁有與人類溝通的內在能力。雖然我相信幾乎人人都學得會聆聽植物，但某些人——綠女巫、藥草師、治療師、植物學家、綠野守護人——更是善於

安全使用藥草

近年來出現了許多有關草藥危害的報導。即使是如洋甘菊、胡椒薄荷等溫和植物，也被列入「藥草黑名單」。我們是現在才發現藥草有安全上的疑慮嗎？不是的——但我們現在能夠以更具效用的形式來攝取藥草。過去攝取藥草最常見的方式，是茶、酊劑和糖漿。直到近年，我們才開始有能讓人輕易吞下大量藥草的膠囊，以及用濃度遠超過其自然形式的藥草成分萃取物做成的標準化製劑。

具有強烈毒性的藥草少之又少，但幾乎任何藥草都可能偶爾刺激個體的特異體質反應。例如草莓對一些人來說是沁人蜜糖，對另一些人來說卻有害無益。這不是說莓類有毒，只是它不適合某些人。

可別被幾篇聳人聽聞的報導嚇著，從此對藥草敬而遠之。請善用智慧判斷。藥草是強大的藥物，但不是在每個人身上都有同樣的功效。請花時間認識藥草，了解它們對你有何影響，日後你就能獲得藥草給你的能量、健康與活力等益處。

傾聽。在傳統文化中，採集藥草的人會在採摘前徵求植物同意。他們認為這是學習並保留植物療癒力的要件，也是為了表達敬意。有時我在尋找適當的療方時，也會向植物本身求助，隨後便會感覺到哪種植物是正確選擇。這不是什麼特別的天賦，擁有這項才能的人不少，只是多數人忘了如何運用。你熟悉如何使用植物並運用藥草療法後，這項技巧就會愈磨愈純熟。它不能取代書本知識，但能指引你了解植物醫學。

培養當今世界的藥草智慧

在過去世界各地的文化中，人們會很早辨認出對植物特別有天分的孩子。這些孩子跟著在地藥草師、社區治療師、薩滿苦學多年，最後成為那個社區的治療師，將傳統代代相傳下來。

今日我們仍有這類具「植物感性」的孩子，他們似乎帶有某種「綠血」的基因。你在家族聚會、操場、學校裡都可以看見他們：這些女孩或男孩專注地看著小花小草，在花園裡一待就是好幾個小時，著迷地盯著昆蟲與蝴蝶悠閒地在初綻的鮮花花蕊上流連、沾滿一身花粉。他們與花朵和林中植物嬉戲，會提起荒野中的精靈與仙子，對大自然的一切似乎了然於心。你得要一再呼喚他們，不然他們遲遲不肯進屋。要留意這些孩子。在過去的時代，他們是「綠色守護者」，長大後將成為智者與治療師。

雖然藥草學被公認為是我們最古老的治療系統，且備受尊崇，但藥草療法的技藝在今日卻遭逢險境。危險是來自認識不足、官僚主義的混亂、經濟壓力、環境破壞，以及與大地失去聯繫。我們未來的治療師被電視、水泥，以及今日孩子們非遵守不可、排得很滿又受嚴密監督的課表拉走，怠忽了他們的天職。我們要帶孩子到野外去，介紹他們認識植物，教他們如何與大地建立聯繫。在灌輸孩子們尊重藥草醫學的過程中，我們不僅照料著他們孱弱的身子，也協助把和人類生活一樣久遠的傳統種子傳承下去。我們要教他們尊重並關心植物，因為除非你認真與大地之母蓋亞（Gaia；地球是活的）建立關係，否則無從與植物產生關係。

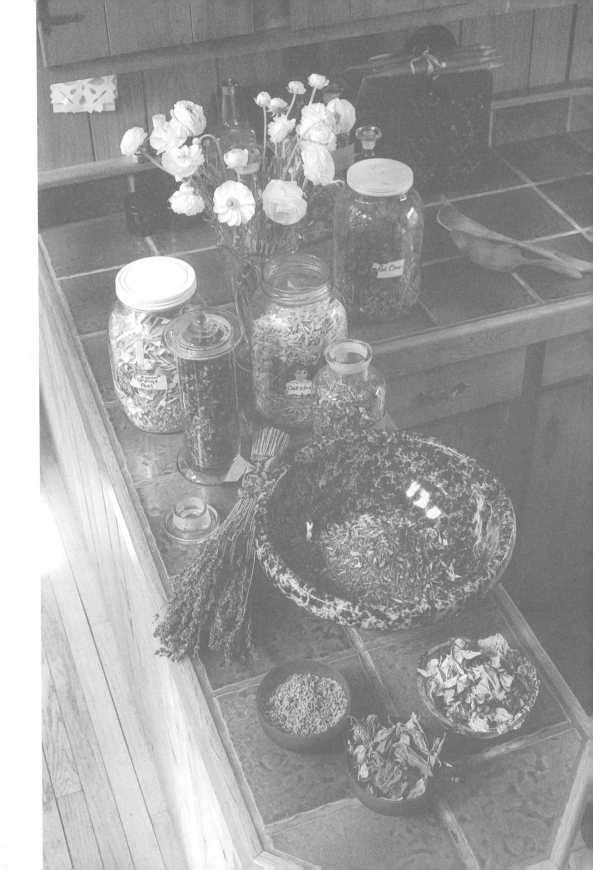

重新栽種植物

備受威脅的不僅是藥草療法的技藝，植物本身也岌岌可危。從內心到血液都是羅姆人的我，旅行是人生中的家常便飯。我見過許多充滿植物之美的地方，也曾坐在多位藥草智者腳邊請益。然而，我也觀察到一股令我恐懼的趨勢：不論我去哪裡，即使是在藥草傳統仍很盛行的地方，都可見原生植物種群的處境堪憂。例如在藥草傳統歷久不衰的中國，它最重要的野生藥用植物幾乎已完全絕跡，被野外採集者採收一空。擁有兩百萬英畝藥草種植面積的印度，是世界上最大的藥用植物生產國，但那裡的野生原生植物種群也所剩無幾。在現代希臘，人們也已經很難找到詩人荷馬（Homer）在《伊里亞德》（*Iliad*）中，充滿詩意描述的遍地野生藥草或雄偉的森林。不論你到哪裡，野生植物王國都正四面楚歌，迅速崩亡。

當我返回自己在佛蒙特林地的家中時，對眼前一望無際的荒野再次感到驚奇。我充分意識到這片年輕、充滿活力的土地仍然保有著豐富的生物多樣性，以及眼前它正在發生的變化。就如同世界其他地方一樣，北美的植物種群正因為產地減少、人口過多、濫墾濫伐、野外採集不當而日益稀少。如果管理不慎，某種植物數量上的暴增（如一九九〇年代，人們曾瘋種聖約翰草）會對該植物種群的現況造成無可彌補的傷害。

也許一九四〇年代到一九八〇年代晚期，草藥在美國變得如此冷門、甚至不合法（事實上，以藥草行醫在今日雖然很盛行，但仍不合法），對原生野生植物種群來說不啻為一件好事。不得不轉入地下的植物及從中發展的傳統深深扎下了根，靜靜地蓬勃發展。

英國詩人弗朗西絲‧湯普森（Frances Thompson）寫過，拈花將惹得星光閃耀。如果一拈花就會驚動星辰，那失去整個物種會如何？

——羅倫‧伊斯拉森（Loren Israelsen），
聯合植物保護者組織董事

尊崇長老

　　西洋接骨木（elder，學名 *Sambucus nigra*）通常種植於藥草園中央，據說是園中的保護者、綠色守護者。園中眾植物皆仰賴它的保護，汲取它的智慧與力量。我們藥草界的長輩也是如此。

　　我的繼女梅蘭妮（Melanie）在十幾歲時，曾告訴我：「藥草師不正像好酒嗎？愈陳愈香。」雖然我不曾用這樣的角度來看待藥草師，但她是對的。在藥草界中，長老仍被認是智慧的守護者，人們向他們尋求植物的知識與教誨。在會議和活動中，他們是備受尊崇的嘉賓，年輕的藥草師不遠千里來相逢，就為了向他們當面討教。何以如此？

　　除了這些人通常是大人物，幽默風趣且滿肚子故事，他們也過著豐富而有意義的生活，其人生經歷深深打動我們，賦予我們自己的人生意義。讓藥草療法的知識香火不滅、歷久不衰的，正是這些長老，他們以智慧教導孩子如何尋找植物、如何對植物說話、如何以植物製藥。儘管逐漸式微，但這種傳承仍在延續，我們的心渴求著與傳統保持聯繫。

　　我們往往可發現這些藥草界長老對其願景與人生，有著非凡的熱情與奉獻。他們照亮了我們的道路。雖然我認識並深愛的諸多長老已過世，但他們的教誨在那些受到他們打動的人心中永存。同樣的，綠色的教誨也會透過我們傳承下去。

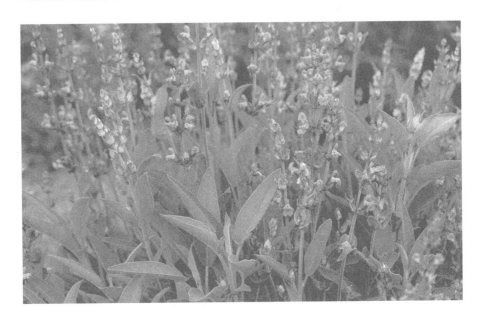

盛行的代價

產地消失無疑是危及植物的最大威脅。但突然對草藥重新產生興趣，對於地球上日益減少的植物資源又會有什麼樣的影響？藥草業在千禧年之交創下了五十億美元的紀錄，且還在迅速成長。大藥廠以其「不計成本，利潤至上」的一貫態度進入藥草市場。過去幾年來，幾百家中小型藥草產品公司在北美各地林立，幾乎每個社區都找得到藥草鋪。這個產業所需要的大量植物從哪裡來？直到最近，美國還不太大規模地栽種藥草。用於製作植物藥的資源，如果不是幾乎全來自第三世界國家（而其栽種法普遍不理想），不然就是來自本地的荒郊野外。

但我們的野外產量也逐漸吃緊。一九九八年，一項長達二十年、橫跨十六個組織的全球研究出爐。研究指出，全世界約有一二·五％或三萬四千種植物正面臨威脅，在美國本地的一萬六千種植物中，有二九％瀕臨絕種。除了熱帶雨林，人們直到近年還是很少關注植物物種的滅絕。正如知名作家與植物攝影師史蒂芬·福斯特（Steven Foster）所評論的：「不同於動物，植物不溫暖，不可愛，也不毛茸茸，所以無法輕易獲得大眾關注。」但沒有植物，我們無法存活。而且誰想要這樣的世界呢？想像這世界沒有植物是什麼樣子──荒瘠、寒冷、了無生氣。

搬到佛蒙特綠山的荒野家園不久後，我開始意會到，東部落葉林中最古老的植物，包括諸多重要的藥用植物，多半已完全絕跡或產量短缺。有一年春天我去健行，踏過早春的延齡草（wake-robins）[1] 與瓶爾小草叢（adder's-tongues）時，感到一股絕望和失落，因為這些甜美的土生醫藥即將永久消失，我聽見周

別懷疑，一小群願意深思與付出的公民確實可以改變世界；事實上，那是唯一能使世界改變的方法。

──瑪格麗特·米德（Margaret Mead）

---

* 以下註釋均為譯者註或編註。

1. 本書提到的植物，大部分在書中附錄一的〈藥草藥材指南〉中都附有原文名，少數未收在〈藥草藥材指南〉一節的藥草原文名會附在文中。

圍的森林由下而上傳來的聲音，那聲音直截了當地告訴我：「種植我們吧。把我們的群落帶回來吧。」我聆聽植物聆聽了一輩子，對這聲音訴說的內容與要求毫不懷疑。那年秋天，我訂購了幾磅的瀕危植物——花旗參、金印草、黑升麻、血根草（bloodroot）——將它們重新帶進我的林地。我將它們種回原生地景中——在人類伐木、牧羊、割草之前，在早期新英格蘭農人壘起石牆之前——這些植物曾在這裡一叢叢地蓬勃生長。說實話，我還真不知道自己在做什麼，早期植栽的成果多半不太理想。土壤狀況、pH 值、上層植物變化、根莖品質等因素，我在訂購時根本連想也沒想。我只是憑著滿腔熱忱與滿腦無知，不切實際地行動，但我胸中的這把火燃起了我的行動力。

這經由早期植栽工作開啟的計畫，從那時起便重新形塑了我的生涯工作，成為一股驅動我的熱情。我這輩子大多數時候都在研究藥用植物，以社區藥草師為業，同時採集野外植物、製作藥草產品，並教導他人認識古代藥草系統的博大精深，但那時我發現自己一下子闖進了新領域：野生植物種群的複雜網絡。這些藥用植物是如何在其原生地景中生長？在其藥用家族的重要成員已從生態系統中消失無蹤時，它們要如何脫困？這些強力植物不僅對地球與野生植物種群的健全來說極具價值，對兩腿動物也很寶貴，人類數千年來皆仰賴它們生活。某個植物種群失衡時，會發生什麼事？一個群落少了某種藥物，會變得如何？這類強力藥用植物的數量不斷削減，是否正是導致愈來愈多疾病攻擊本地植物與人類的原因之一？

聯合植物保護者組織

我很關心野生植物種群正在發生的事，基於這份關懷，我開始與幾位藥草師同行討論，我發現他們很多人也很關心此事。在與日俱增的需求下，一九九四年，我們一小群有志者在波士頓附近的惠頓學院（Wheaton College）舉行「國際藥草研討會」，討論如何保存原生藥用植物、又該如何為植物發聲。自此我們化身成了「聯合植物保護者」組織（United Plant Savers，簡稱 UpS）的一分子。UpS 致力於保存並培育北美藥用植物及其產地，後來逐漸成為在美國保育藥用植物的主要聲音。UpS 是由深愛並熟悉植物的人懷著希望組成的，我們的

組織反映出美國藥草學是如何多采多姿。我們的成員囊括藥草師、醫師、護理師、自然療法醫師、植物學家、有機農夫、企業主、野外採集者、種子留種者組織、製造商、各行各業的植物愛好者等。

UpS 已展開了幾項計畫，其中一項是分送植物給會員，讓他們在自己的土地上栽種，包括五萬多份金印草根及數千種有滅絕風險的植物。我們迄今最複雜的任務，則是定義與制定藥用植物的「瀕危清單」與附隨的「觀察清單」，這已成為藥草產業、藥草師及藥草產品使用者的指引來源。我們鼓勵人們成為現存野生藥用植物的管理人，在其產地散播種子，並移除非原生物種。我們也鼓勵園藝家們在自家後院、庭園、農場、私人土地上繁殖瀕危藥用植物，監督其每一季的狀態。幾年前，UpS 在俄亥俄州東南部買下一片占地三百七十英畝的農場。這片美麗的土地庫藏著豐富的藥用植物，其中許多都列在 UpS 的「瀕危清單」上。身為教學中心、農場、戶外研究「實驗室」，這個場地樹立起了永續植物庇護所的範本。

十分重要的是，UpS 鼓勵喜愛並使用植物的人成為負責的消費者：知道你所使用的植物從哪裡來，知道它們是否為 UpS「瀕危清單」的一員，或在你的地區是否罕見或瀕危。盡可能購買有機栽種的藥草，不僅能支持野生植物種群，也能支持另一種瀕危物種：美國農家。

藝術作品的美與天才

也許能重現人間，

雖然最初的物質表現已毀壞；

消逝的和諧也能重新啟發作曲家；

但是，當生物種族的最後一個個體

不再呼吸，

要在另一個天堂與另一個世界

才有可能再次出現。

——貝里斯市立動物園的「瀕危物種」標誌

未來的藥草學

藥草醫學實在是一種了不起的醫學體系。愉悅並審慎地使用藥草,能為我們的人生帶來不可思議的健康、能量、活力。但進一步來說,如果我們選擇將植物當成醫藥使用,我們對野生藥草就負有責任,要保持植物的健康與續存。我們與植物締結夥伴關係,收受到什麼,便回報什麼——健康、營養、美、保護。

我們已來到這樣的歷史時刻:如果不去尊重並補足我們在這美麗小星球上與所用資源共同締造的關係,結果將是一場災難。我們正處於這座星球演化的關鍵點。我謹以本書邀請讀者共同創造一個充滿生氣與活力、守護著所有大大小小存在的世界,讓萬物平衡而健康。我邀請各位同心協力,以講求生態的藥草學,協助播下未來的種子。

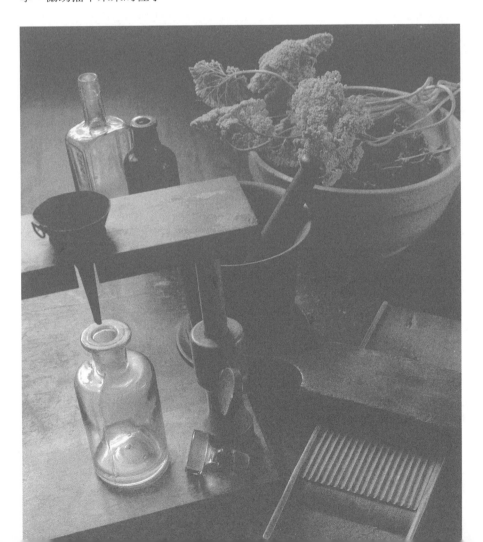

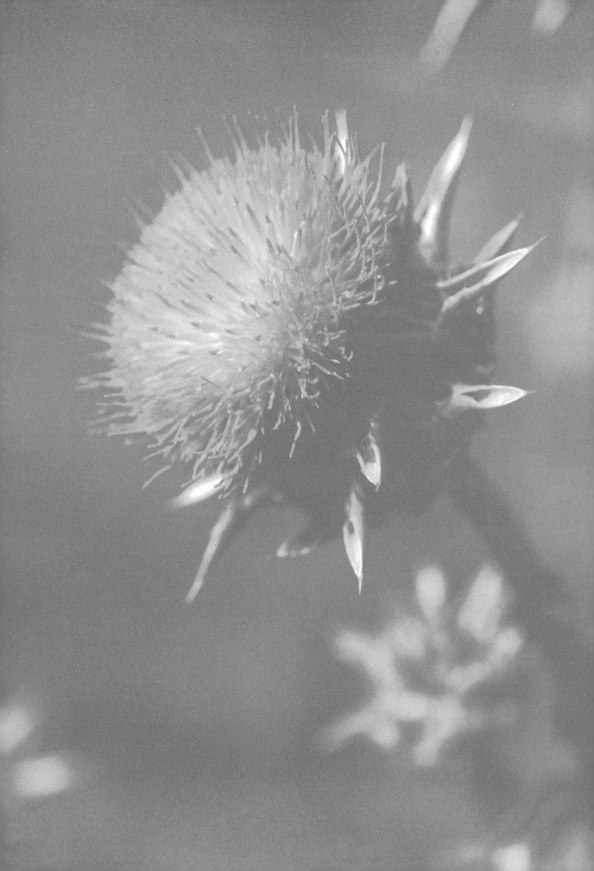

第 2 章　　**終身處方**

A Prescription for Life

　　身體健康沒有什麼了不得的祕訣。儘管保健與美容產業鋪天蓋地的廣告，聲稱能為人生中的疼痛與疾病提供特效藥或萬靈丹，但事實上，身體要健康，靠的是日常的健康生活習慣。如果我們容易生病，缺乏活力，或感覺精神渙散、有氣無力，原因通常不是生了什麼神祕病症，而是因為缺乏運動、睡眠不足、飲食習慣不好，也沒有珍惜與親友相處的時光。

　　小小一顆藥丸，甚至光喝一杯藥草茶，是無法給你能量、健康與活力。要使身心靈日日煥發健康的光彩，就要靠每日不間斷的自我照顧。那才是終身處方。你的所作所為、你供給身體哪些食物、餵給心靈哪些滋養，都是這個處方的一部分。健康並不是你吃這個藥治這個毛病、吃那個藥治那個問題，以為這樣就能迅速改善你從不離身的懨懨無生氣。健康其實是發現生命的喜悅。探索你的熱情，多起身活動，多搖擺身子，吃營養的食物，玩好睡好，全心投入工作，多綻放笑容。

　　無論你選擇做什麼事，都要好好去做、開心地做。沒有什麼比心滿意足地活出豐富的人生，更有益於你的健康。

活出健康

　　要散發健康與活力的光輝，不需要上山下海，也不需要「醫療」介入。你的身體本來就會以最佳水準運作，只要你給它機會。它需要的只是你的一點照顧，包括運動、營養的食物、充足的睡眠。只要實際按下面的簡單準則來做，就能重新賦予你身體、心智、生活活力。

　　想知道確實活出健康的更多訊息，請參見這個主題中我最欣賞的小書：自然醫學家史威沃・布魯克斯（Svevo Brooks）的著作《美好生活的藝術》（*The*

Art of Good Living，暫譯）。

運動是基本要件

　　人類必須運動。我們不應該整天坐在桌子前，身體一動也不動的。疲乏與虛弱往往是細胞缺氧的結果。強而有力的體力勞動，會伴隨著呼吸與心跳的增加，使細胞內外的氧氣迅速交換。整個身體會透過細胞來恢復元氣，充滿活力。

　　今日有許多人從事腦力勞動，其實遠比體力勞動更累人。大腦恢復所需的時間遠超過身體，腦力勞動當然也不會增加身體的氧氣量。因此，要維持良好的健康，就要每日運動，任何一種運動都可以，視你的個人需求而定。

　　有些人對能靜心的瑜伽運動反應最好，其他人則能從有氧運動中「釋放壓力」。重要的是去了解，身體每天都要活動，你必須找出最適合自己的活動。我也建議你不要以健身房運動來取代「實地運動」。務必要出門健走、騎單車、滑雪、玩遊戲，讓身體與精神和周圍的生命互動。對我來說，堆木材比踩室內腳踏車更能帶給我身體上的滿足。

維持飲食均衡

　　飲食，是保持健康與活力的另一種簡單又有效的關鍵。嚴守飲食戒律，不見得是必要、甚至有益的事。反之，請遵守健康飲食的法則：盡量吃原形食物、當季食物，以簡單的方式料理，細嚼慢嚥，並心懷感恩。當飲食確實改善了你的狀態：皮膚變得細緻光滑、頭髮滑順發亮、整個人容光煥發，那就是最完美的飲食。意識到這點不難。如果我感覺腦袋有點遲鈍，我就知道自己餅乾吃太

　　「我們需要荒野的滋養。」亨利・大衛・梭羅（Henry David Thoreau）如是說。海洋、山脈、沙漠、樹林——大自然的一切在在含有「魔法」，能使壓力重重的靈魂重獲充沛能量。大地之母無遠弗屆的慈悲與力量有著非同小可的威力，能恢復你的活力。請在純淨的溪水中洗淨自己，赤腳踏著堅實的土地，在古老大樹的懷抱中入眠。從大自然中能發現良藥，它的療效長久，能夠治癒你的靈魂。

多或水喝得不夠；無論是哪種情況，訊息都很清晰：我的身體在告訴我，我吃得不夠健康。

我們都聽過那句簡單而有智慧的老話：「人如其食」，你吃什麼就會像什麼。也許「你不吃什麼，就變成什麼」也一樣正確。我們吃不吃什麼、每天適度地運動、良好的睡眠習慣、正向的人生觀，是擁有高品質與積極的人生的金鑰。

原形食物（whole foods）含有讓身體適當吸收和運用食物所需的一切營養素。優質的治療輔助補充劑雖然能有效改善健康問題，卻無法提供完整的營養素，也無法配合身體演化多個世紀以來的消化吸收方式。補充劑有時很有效，但若我們以為那是天然食物，就是自欺欺人了；其實補充劑並非天然食物，它們大多是在化學實驗室中合成的，和大自然提供給我們食用的東西相距十萬八千里。我不是不推薦或自己不食用維生素，只是我會把補充劑當成藥物，在出現重大健康問題時才服用。

營養學家對我們是否無法從食物獲得所有營養，意見分歧。說到底，這是個令人傷心的爭論。有機農業以永續、可再生的方法，能讓大地和人體恢復活力，並提供健康、優質、富含各類營養素的食物。但如果我們堅持食用去掉礦物質

陰／陽：二元對立論

我在本書中會以「陰／陽」二詞來指稱所有生命形式中內在的某些互補能量。陰和陽構成了古中國的二元對立論。

大體而言，陽是一股外放的能量，溫暖、乾燥、陽剛、太陽、白日、火、光、天堂等，是與陽有關的性質。陽的能量向上並向外擴散到世界中，是一種創造或堅定的原則。

陰是一股內斂或向內的力量，與陰有關的能量包括冰涼、月亮、夜晚、水、寒冷、潮溼、陰柔、大地等。陰的能量向下並向內移動，是一種收受或退讓的原則

男女、食物、運動、藝術——生命的一切在不同程度上都能以陰／陽原則來呈現。持續努力達到陰與陽、內斂與外放的平衡，才能創造出健康和諧的生活。

的加工食品，那要獲得一切所需營養素的機會就不高了。如果有人進一步爭論說，有機食物的定價已超過了一般人能負擔的程度，那我們應該檢查一下維生素與礦物質補充劑的價格。從購買這些補充飲食的小藥丸所省下的錢，拿去買有機食物綽綽有餘。但即使是自家庭院小得可憐的人，也能種出一座有機蔬菜園。事實上，除了提供優質食物與恢復大地活力的滿足感外，園藝也是抒解壓力與焦慮的最佳療方之一。

獲得身體所需的休息與放鬆

適量的休息與放鬆就像運動一樣重要，我們在生活中往往被壓力與不均衡的生活壓得喘不過氣，反而忘記了如何好好愛自己，犧牲了一些最基本的人類需求，例如充滿愛與支持的環境、良好的營養、運動、休息、放鬆等。我們從今日可得的藥物中尋找立即的療方與治療，卻更將自己埋進絕望的深淵。但療方通常可從改變基本的生活方式做起，那才是能創造平衡與和諧的真正「良藥」。

血清素等化學物質只有在睡眠等特定時間中才會產生，且對心智功能而言是不可或缺的要素。身體需要休息，但心智更需要休息。身體每天僅需要兩小時的睡眠就能運作，但腦部的某些部分需要七、八小時的睡眠，才能獲得充分休息，恢復活力。要在生活壓力下獲得更多休息，有幾個簡單但十分有效的方法。首先，要記得避免熬夜，並學習對不需要的額外活動說不，尤其是晚上的活動。雖然可能樂趣無窮，但那類活動多半會耗費能量，使耗竭的神經系統無法重獲活力與休息。每當眼前出現了似乎很重要或必要去做的事情時，請詢問自己那要耗費多少能量。提醒自己，在你此時的人生中，最重要的是讓自己感覺良好、充分休息、活力充沛。我時常想到聖經中約瑟為預防饑荒而儲糧的故事。對我來說，這個故事提醒了我們，獲得豐沛的能量不難，但要讓那股能量源源不絕，我們絕不能耗盡所有能量。我們也必須藉由睡眠、營養的食物、運動、努力活出和諧平衡的人生，來補充庫藏的能量。

你或許會希望溫習一下舒緩失眠的建議（見 74 頁），找出能確保你每晚獲得深沉、有效睡眠的訣竅與自然療法。

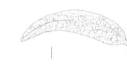

消除過多的壓力

如果我們相信百歲人瑞所說的話，那麼健康與長壽的關鍵原則很簡單：消除慢性壓力。

壓力的種類林林總總。熱情如火的吻很有壓力，會使你的內在興奮；旅行的刺激興奮也很有壓力。對我來說，站起來報告會帶給我很大壓力。我常說在我外向的身體裡，住著一個內向的靈魂，公開發言仍會令我緊張。但有時那種壓力是有用的，能幫你做起事來更有效率，行動更迅速，使你勇於接受本來你會避開的挑戰。

然而，只要一點壓力，就會帶來長遠的影響。很多人在生活的百忙與催趕中，幾乎無時無刻都面對著過多或令人不堪負荷的壓力。慢性壓力可能會重創你的健康，如果你的身體並未處在最佳健康狀態，壓力就會導致你產生焦慮、情緒失衡與身體疾病。

如果你發現自己很難處理充滿壓力的情境，或覺得自己被慢性壓力逼得「蠟燭兩頭燒」，請見第四章的建議，了解如何加強並恢復神經系統的活力。

使用藥草維護日常健康與活力

請別等到生病時才來使用藥草。治療疾病的最佳方法是不要生病，而有助於延年益壽、滋補養神、強身補氣的藥草種類琳瑯滿目，你可以且應該每日使用，

這些用詞是什麼意思？

體內平衡（Homeostasis）：健康的恆定狀態，在這種狀態下，相互依賴的身心靈元素會和諧地達到所有標準與平衡（參見葛雷格里・提佛德〔Gregory Tilford〕在《從大地到藥草師》〔*From Earth to Herbalist*，暫譯〕中的定義）。

長壽（Longevity）：長久延續的個體生命

活力（Vitality）：生活與變強壯的能力；身體或心智精力；持久的力量

健康安適（Well-being）：快樂、健康或活力充沛的狀態

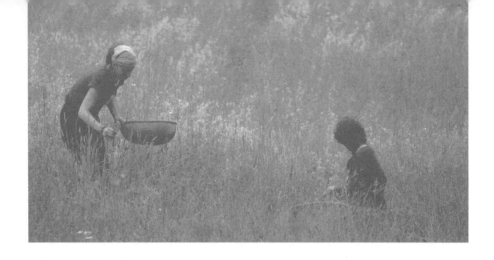

以增進你的健康與安適。

滋養藥草可成為你日常飲食的一部分：馬尾草（horsetail，學名問荊，另有俗名木賊）、西番蓮、牛筋草、繁縷、紅花苜蓿、香蜂草等。

強身藥草可哺養、調理、恢復、增強特定身體系統。次頁表格列出了有助於特定系統的藥草。

延壽藥草無法保證你長命百歲，但能增進生活品質，讓你年紀愈老，感覺如倒吃甘蔗般愈來愈好。我認為在美國，路邊隨處可見的野花野草就是我們最有活力的藥用植物。雜草生命力強，春風吹又生，你愈是想把它們統統剷除，它們就生長得愈旺盛。我開課教導人如何延年益壽時，會特別強調幾種植物：西洋蒲公英、蕁麻、牛蒡、燕麥，不僅是因為其中的化學物質有益人體，還因為它們體現了一種生存的強大意志力。我們似乎較偏愛十分羞怯可人的異國藥草，它們也確實含有特殊能量，但四處蔓生，令我們頭痛的雜草，才展現出真正的活力與對生命的熱情。這些就是延壽藥草。當它們強健耐久的精神進入你的身體，就能滋養你，使你強壯。

促進健康安適的超級食物

超級食物是指全天然食物，富含重要的天然營養素。它是大自然的原始維生素與礦物質補充劑，可能就是補充劑產業的先驅。雖然市售維生素與礦物質補充劑有其地位，也是有效的治療藥物，但超級食物提供的是只有大自然才提供

重新賦予活力的藥草與補充劑

以下的藥草與補充劑簡表，能用來維持人體不同部位的健康與活力。定時服用這些藥草，能達到最佳效果。

身體部位或系統	藥草或補充劑
血液	牛蒡、西洋蒲公英
骨頭	蕁麻、燕麥
腦部	銀杏、雷公根
眼睛	山桑子、葉黃素（lutein）
心臟（心血管系統）	辣椒、大蒜、山楂
腎臟	西洋蒲公英葉、蕁麻
肝臟	牛蒡根、西洋蒲公英根
肌肉	何首烏、硫酸鹽葡萄糖胺（glucosamine sulfate）
神經	人參（ginseng）、蕁麻、燕麥
神經系統（持久力與耐力）	何首烏、花旗參、刺五加
精神	花精（flower essences）、卡瓦胡椒

得了的完整營養素。雖然就像有些藥品很珍貴，市售補充劑大多也很有效，但它們通常是由非天然的成分組成——和瓶身標示的截然不同。

螺旋藻：蛋白質發電廠

螺旋藻（spirulina）是一種藍綠色水藻，生長在淡水池中。數個世紀以來，許多文化都推崇螺旋藻是一種絕佳的營養來源，但直到一、二十年前，它才進入美國飲食，且管道有限，僅在天然食品商店才看得到。太可惜了，因為它能造福許多人！

螺旋藻有五五％至七〇％的比重是蛋白質。人們認為它是可用蛋白質的最佳植物來源，富含維生素 B 群及 γ 次亞麻油酸（GLA）。它的蛋白質含量僅次

於全蛋粉。人們往往抱怨螺旋藻的味道不佳，但我向你保證，它的味道比蛋粉好太多了！

市面上有錠狀和粉狀螺旋藻。我推薦你購買螺旋藻粉，因為品質較佳也較划算，但大多數人覺得「綠色」的味道與外觀太難以忍受，所以多半選擇錠劑。建議每天服用六到十錠螺旋藻或兩茶匙的螺旋藻粉。如果你是買螺旋藻粉，可以放入果汁機打成飲料，或撒在炒菜與沙拉上食用。

雖然有時螺旋藻的價格高到令人卻步，但大量購買十分划算。我最喜歡的方式是混入從「賦力草本」（Empowered Herbals）網站購買的飲料中飲用。你也可從「邊界藥草」（Frontier Herbs）或「三一藥草」（Trinity Herbs）網站以相當合理的價格大量購買。

海藻：補充礦物質

市面上有多種海藻，是從世界各地的諸多海岸採集來的。雖然海藻通常有幾種共通的營養素，但氣味與口感懸殊。如果你試過其中一種但不喜歡，可別因此就放棄全部。

海藻是最豐富的植物性礦物質來源，提供的礦物質是陸上植物的十到二十倍。事實上，它們蘊含的人體新陳代謝所需的礦物質種類，比任何其他已知的有機物更多也更廣。數千年來，人們都以海藻延年益壽、強身防病，為食用它們的聰明人帶來健康。

海藻的種類繁多，能做成各種料理。我最喜歡的是羊栖菜、荒布、海帶、紅藻。請一週吃幾次海藻做成的沙拉、湯品、亞洲菜、沙拉醬。有些海藻如紅藻等，可直接當零食吃。

這些原始有機物〔水藻〕是最早的生命形式之一。在螺旋藻中，我們會發現十億五千萬年前地球生命的核酸（RNA/DNA）編碼。同時，水藻供應的是生命誕生階段最初的原生精華。

——保羅・皮奇弗德（Paul Pitchford），

《療癒的全天然食物》（Healing with Whole Foods，暫譯）

蜂花粉：補給能量

小小的蜂花粉顆粒是花朵與蜜蜂結合的奇蹟，提供了大自然的某些最佳營養素。蜂花粉是振奮活力的絕佳食物，它汲取了花朵的精華與蜜蜂的能量，將那股能量轉化為有益人體神經系統的食糧。

蜂花粉濃縮了幾乎每種已知的營養素，為人體神經系統提供強大能量。它是一種完全蛋白質，含有二十二種胺基酸，其中八種是人體健康所需的基本胺基酸（人體無法自行製造），濃度較大多數其他形式的蛋白質高。此外，蜂花粉有二十七種高濃度的礦物質、酶，輔酶；維生素 B_1、B_2、B_6；另有菸鹼酸、泛酸、葉酸；維生素 C；脂溶性維生素 A 與 E。

僅取少量的蜂花粉食用就好，以對蜜蜂收集這些金黃顆粒注入的能量表示敬意。絕對不要浪費任何一顆精華，蜜蜂得要來回造訪花朵數百次，才能製造出一點蜂花粉。我建議一天食用量不超過一到兩茶匙——每一茶匙都含有四十八億顆蜂花粉！要食用到最優質的蜂花粉，請食用新鮮的花粉，而不是錠劑。請務必生吃，把它撒在沙拉或優格上吃、直接吃，或打成綜合飲料飲用。

有些人對蜂花粉過敏，其他人則宣稱蜂花粉能消除他們的過敏症狀。第一次食用時請先嚐一點看看，幾顆就好，以測試會不會過敏。

亞麻籽：滋養修復心臟

過去幾年來，尤其是心臟病與其他退化性疾病的發生率上升以來，談論亞麻籽與亞麻籽油的文獻變多了。

亞麻籽是 omega-3 脂肪酸最豐富的來源之一，對保持動脈乾淨、心臟功能、免疫系統健康很重要。

每天喝一大匙亞麻籽油就很足夠。請務必只買冷壓亞麻籽油，並貯藏在冰箱裡。在日常飲食中加入二到四大匙的碎亞麻籽（香料研磨機或磨豆機就可輕鬆磨碎），不僅有助於預防心臟病、改善免疫系統，還能增添皮膚與頭髮的亮麗光澤。亞麻籽的黏質有益消化，並具有溫和通便作用。亞麻籽油腐敗得很快，所以請將亞麻籽貯藏在冰箱裡，一次僅磨幾天的分量即可。

香菇：增強免疫系統的防禦力

香菇經常出現在傳統日本飲食中，在亞洲長期以來也被用來增強身體對感染與疾病的抵抗力。這種菇不僅味道鮮美，也很容易種植。你可以在自家地下室或廚房水槽下擺一根段木栽培。

香菇含有香菇多醣，這種多醣複合物經證實有增進免疫力的重要功效。它也能刺激干擾素、巨噬細胞、淋巴球的產生，這些抗感染抗體是抵禦病毒感染與其他病症的第一道防線。香菇也有抗腫瘤功效，能有效治療卵巢囊腫與腫瘤，也可做為癌症患者營養療法的一部分。此外，它還能降血膽固醇並有益心臟。

請將香菇納入日常飲食，一週食用數次，以促進健康。新鮮香菇是最好的，但乾香菇也無妨。香菇可能不便宜，不幸的是，在超市買到的往往也非品質最好的香菇。請試著自行栽種，參加香菇採購社團（他們會將最佳品質的香菇以最好的價格直接送到你家門口），或購買品質優良的乾香菇。

營養酵母：優質的補充品

營養酵母一般稱為啤酒酵母（不是烘焙酵母），是一種優質的蛋白質來源，含有所有基本胺基酸。營養酵母的五〇％是蛋白質，是完整維生素 B 群（B_{12} 除外）的最佳來源之一。營養酵母也是諸多礦物質與硒、鉻、鐵、鉀、磷等微量元素的絕佳來源，它也擁有非常豐富的核酸，包括核糖核酸（RNA）。

營養酵母有粉狀、片狀、錠劑等形式。粉狀效力最佳，片狀較易溶解，往往味道也最佳，錠劑則是效力最弱也最昂貴的。烹調酵母會破壞某些維生素 B 與營養素，所以最好直接生吃。要享用這種強效、富含維生素的物質，方法千變萬化，可以把它混入果汁、打成綜合飲料，或是撒在蔬菜、沙拉、湯、砂鍋、爆米花上享用。

我最早使用營養酵母是在二十五年前，當時只有一種選擇——釀啤酒的副產品——而且味道很苦。但我重視的永遠是它高營養價值的成分，所以發明了加入番茄汁、搭配茅屋起士、撒進湯和沙拉等方法享用。今日營養酵母的多種口味其實都不錯。要幫助味蕾適應那種味道，請先從少量（兩天一茶匙）食用起，再慢慢調整成每天一到兩大匙。

如果你缺乏維生素B，那麼食用大量的營養酵母一開始可能會造成腹部脹氣；因此，一開始請先從少量開始，直到找出最適合你的分量為止。人們往往會建議受酵母菌（白色念珠菌）感染的人不要吃酵母或發酵食物，以免使感染加劇。但我沒發現有這種情況，不過因為是目前盛行的說法，所以我予以尊重。

維生素 B 群：平衡情緒

維生素 B 群含括十一種基本維生素，每種都彼此相依，是達到心智健康、神經系統充分平衡、新陳代謝運作良好的基本要素。有易怒、緊張、恐慌發作、過度恐懼、憂鬱、自殺傾向等情緒困擾或失調症狀的人，往往有維生素 B 攝取不足的現象。

每種維生素 B 不僅在肉體的生理運作與心智的心理運作上具有特定作用，彼此之間還具有協同效應。如果某種維生素 B 過多，長期下來就會造成其他種維生素 B 的不足。維生素 B 群以複合形式服用最有效。

B_5 是 B 群中紓解壓力最重要的維生素。B_6 搭配維生素 C 有助於腦部形成化學物質血清素，進而促使心情平靜，獲得深度睡眠（維持正常血清素濃度的另一個重要因子，是充足的睡眠。睡眠不足的人血清素濃度往往很低，導致焦慮、壓力及情緒困擾）。

營養酵母、螺旋藻、蜂花粉等超級食物中，能找到最高濃度的 B 群。深綠色葉菜、全穀、全麥、糙米、燕麥片、優格、克非爾、穀類胚芽、黑糖蜜、乾豆、某些堅果與果仁等，也能發現高濃度的 B 群。

酵母與啤酒？

許多人會因為味道而對營養酵母敬謝不敏。釀酒酵母（*Saccharomyces cerevisiae*）這種微型植物性有機物，起初是釀酒業的副產品，生長於裝有穀物、麥芽、啤酒花的桶子裡，並呈現出啤酒花特有的苦味。然而，今日市面上的酵母大多不是來自酒廠，而是生自各種媒介，包括糖蜜、甜菜、乳清、木糖等，目的是當成營養補充品販售，味道已經大幅改善。

含有大量維生素 B 群的藥草包括：

● 西洋蒲公英葉

● 蕁麻

● 巴西利（parsley，也稱香芹、洋香菜）

● 海藻

● 芝麻

● 野燕麥

抗氧化物：抗老化

抗氧化物是身體產生來抑制自由基（具有一或多個不成對電子的原子或基團）的化學物質。抗氧化物能抑制自由基，是因為它們能周遊在系統各處，遇到任何不成對的電子便將之中和，因而抑制其活性。然而，如果身體無法產生足夠的抗氧化物來應付過多壓力因子的需求，自由基便會持續倍增，打開失衡

戰勝自由基

我年輕時，很多人都想成為自由的激進分子[2]。我得承認，起初我懷疑這類不成對電子正是我那個世代的比喻，而且十分貼切。

自由基是有不成對電子的分子。這些分子是在人體正常代謝過程中產生，執行促進健康的許多重要活動，有助於抑制發炎、抵抗細菌、協助保持血管與器官平滑肌的張力，進而調節其正常活動。

然而，每日暴露在壓力與刺激中，會刺激身體產生過多的自由基。這些產生過剩自由基的壓力因子來源甚廣，從汙染、香菸、飲食選擇不佳、磁場問題等都有可能。不成對電子會瘋狂尋找夥伴，往往會附在已成對的電子上，藉由氧化侵蝕其細胞膜，改變遺傳物質。

有六十種以上與年齡有關的疾病，通常都是在身體系統裡游離的自由基過多所致。

---

2. free radical，「自由基」的雙關語。

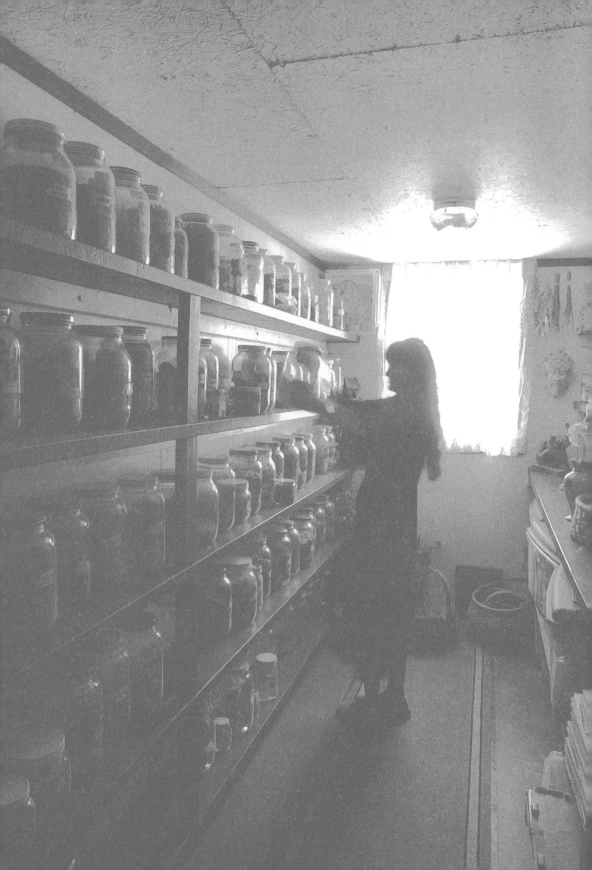

與疾病的大門。

富含抗氧化物的補充品與食物能支持身體製造抗氧化物的固有能力，對身體有顯著的健康功效，尤其是免疫系統。你應該從日常飲食中攝取一切所需的抗氧化物，從新鮮蔬果與富抗氧化物的藥草泡成的茶等營養、健康的食物中尋找。但如果你已經罹病或感到壓力沉重，也許可以考慮服用抗氧化補充劑。

富含抗氧化物的藥草包括山桑子、辣椒、大蒜、銀杏、山楂、水飛薊（乳薊）、綠茶與紅茶。長久以來，維生素 E 便公認是強效的抗氧化物，維生素 C 與 β-胡蘿蔔素也不錯。

我總是告訴女性，如果妳愛自己的丈夫，就要給四十歲以後的他們吃山楂果。山楂果不僅富含抗氧化物，也能保護心臟；經證實，山楂果能降低心絞痛發作，還能降血壓與總膽固醇。你不必勸他喝酊劑，只要抹山楂果醬在他的早餐吐司上就好了。當然，山楂對女性也很好，但因為它對心臟的功效良好，所以特別適合男性。

建立持久的能量與耐力

老是感覺精疲力盡嗎？難以展開一天的工作？下不了床？在你斥資購買昂貴的維生素與礦物質或能量補充劑之前，甚至在你食用藥草之前，請先試用這個簡單的處方：在接下來的兩週，請不中斷地睡滿六到八小時以上。如果因為壓力或焦慮讓你難入睡，你在睡前可以試試喝一點纈草加啤酒花酊劑，讓自己好睡。黃芩也能幫助你夜裡安眠。你可能會發現，你之所以疲憊不堪、心理憂鬱，背後的原因就是缺乏睡眠，作夢時間不足，而健康充足的睡眠就是解除上述症狀的魔藥。可以試試這個簡單的方法，不花一毛錢，且絕對值得。

在我們的文化中，人們大多喜歡快速爆發能量，但這往往讓人感覺更加緊張與疲憊。年輕時，身體有出色的能力可以在任何特定時刻召喚能量。我們很少想到去補足或回復耗損的能量。然而年紀漸長後，這類能量快速的爆發開始帶來負擔，我們內在的儲備能量似乎很常耗竭。人們會變得對某些能迅速提神的物質與活動「上癮」，往往依賴興奮劑來讓自己起床，展開一天。這樣並不好，

尤其如果你追求的是長壽與煥發光彩的健康。

如果我們記得恢復並補足自己用掉的資源，就不會使儲備的能量陷入枯竭（聽起來很像環保課題吧？）步驟很簡單，但要人們遵守卻往往很難。

步驟一：減少使用興奮劑

戒除或減少你每天對興奮劑的需要，尤其是咖啡。咖啡有各種高濃度的生物鹼，對身體系統造成的負擔很大。特別是咖啡因，如果長期攝取，對腎上腺會有非常負面的影響。腎上腺疲勞的症狀，幾乎與有些女性以為是更年期的症狀一模一樣：憂鬱、焦慮、失眠，或總是昏昏欲睡、疲乏不已。一般情況下，這些女性所經歷的不是更年期症狀，而是強效興奮劑與過多壓力導致的腎上腺疲勞。

偶爾來一杯咖啡也許能大幅振奮、刺激你的精神。但尤其是中年以後，每日飲用可能有損你的整體能量與活力，不僅不會恢復你的儲備能量，反而會使之枯竭。

步驟二：以藥草增強能量

請每日食用已知能恢復並補足能量的藥草。藥草能量飲的種類繁多，有牛蒡、西洋蒲公英、何首烏、銀杏、雷公根、光果甘草、枸杞、蕁麻、燕麥、刺五加等。持續食用一段時間，能增強並恢復你的能量。

步驟三：強健神經系統

請著重支持並加強你的神經系統。我們感覺疲憊或心力交瘁，往往僅是因為神經過度緊繃所致。使用能增強並滋養神經系統的藥草如蕁麻、燕麥、刺五加等，能使我們開始體驗到平靜與放鬆的感受。我們的內在一片平靜時，便能獲得大量能量。人體的氣或生命力便是儲存在那個平靜的核心。

請見第三章，了解加強與支持神經系統的更多資訊。

改善你的心智敏銳度

由於阿茲海默症的破壞效果驚人，所以老年人只要一忘事，往往就心生恐懼。孩童們也會忘記穿好衣服、忘記把夾克和鞋子留在哪兒、忘記要幾點就寢——儘管好幾年來每晚都在同樣的時間就寢。青少年更是有只要不想記得就統統忘掉的惡名。

我注意到隨著年紀漸長，我們容易抗拒憶起某些細節與事實，這是一種選擇性的記憶過程，我很好奇這是不是一種自然的過程，意在使我們轉向內心，遠離俗務，進入認識自己的內在旅程。也許我們的內在時鐘是要告訴我們，是時候忘記那些對世人似乎很重要、但其實不值得思考的事，而去追求更重要的人生目標了。

無論如何，不管你選擇沉思什麼事，擁有敏銳清晰的心智很重要。要使心智神奇地變得澄明，就要心平氣和、平心靜氣。只要花幾天時間坐在安靜的湖邊、在大自然中健行、到海邊走走，或到原始森林一遊，再糊塗的心智狀態也能變得清晰。如果上述辦法都行不通，那冥思與瑜伽也能提供類似的平靜與平和經驗。

我們每分鐘都會產生近兩千條思緒——其中之九九·九％是來自昨天或前天的事。你的腦部也許已超載了。

——阿育吠陀醫師維蘭德·索迪（Virender Sodhi）醫學博士

滋養腦部的藥草

以下的藥草對長期的心智敏銳度極有助益，時常發現自己有「腦霧」的人應定期食用。

南非醉茄。這種藥草含有能放鬆中樞神經系統的生物鹼與類固醇內酯（steroidal lactones），以及能提供大腦天然補充的特定濃度的幾種關鍵胺基酸。南非醉茄歷來以能理清思緒、鎮定神經系統、促進深沉睡眠著稱。

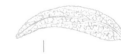

銀杏：銀杏是促進腦部功能最好的物質之一。人類使用銀杏已有數千年，在現代也通過了諸多測試。食用銀杏後，人們大多會注意到顯著的改善，但必須持續食用一段時間（至少四到六週）才能生效。銀杏能增加大腦血流，是強力的抗氧化劑，還能增進短期與長期記憶。近年研究證實，它確實能緩和早發性阿茲海默症患者的認知下降現象。

人參。不論是哪一種人參，都是長期的腦部回春劑，能增進認知功能。人參對改善無法思考的腦部疲勞特別有效，具有回復與滋補的效用。

雷公根。在印度的古老醫術阿育吠陀醫學中，雷公根是促進腦部功能最知名的藥草。中國也大量使用雷公根來改善記性與心智敏銳度，特別用於因截止日與高強度腦力工作而倍感壓力的腦部。

以上的腦部滋養藥草都必須使用一段時間才有效，起碼要幾週或幾個月。我通常會建議採取一週中五天食用藥草、兩天休息的週期，反覆進行三個月。之後休息三到四週，再重複這段週期。以下是一般成人劑量。

膠囊：一天兩次，每次三顆膠囊

酊劑／萃取物：一天兩到三次，每次半茶匙到一茶匙

茶飲：一天三次，每次一杯

「聰明藥」

除了用來改善認知能力的藥草外，還有「益智藥」（俗稱聰明藥）的風潮，不論是合成品還是天然聰明藥。乙醯左旋肉鹼（將脂肪酸運送到細胞內生產能量的粒線體）、DMAE（有促使重要的腦部神經傳導物質乙醯膽鹼產生的關鍵作用）、DHA（多元不飽和 omega-3 脂肪酸，對神經元的溝通極為重要）、

標準化銀杏

你在市面上經常可找到標準化的銀杏產品，因應阿茲海默症非常有效，我建議買來服用，也可飲用銀杏茶與含有全株銀杏的酊劑。然而，就大多數其他問題來說，你不需要服用標準化的銀杏產品，只要使用完整銀杏葉製作的產品即可。

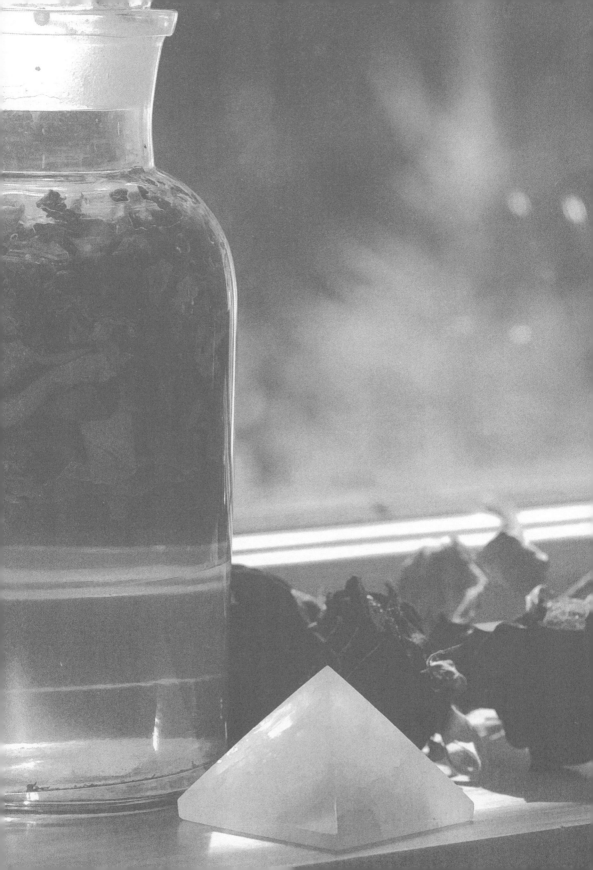

磷脂醯絲胺酸與磷脂膽鹼（卵磷脂，對腦細胞膜的彈性很重要）等市面熱銷商品，在每間健康食品專賣店都找得到。

雖然在上述腦部營養素中，有些看似頗具功效，但我們對它們所知不多，也不怎麼清楚長期使用會如何影響腦部。它們的崇高讚譽主要來自銷售產品的公司，但證實這些美譽的研究卻付之闕如。這類「腦部營養素」也許有益於「腦霧」、憂鬱（請先諮詢醫師）、早發性阿茲海默症、精神衰竭等的矯正療程，但要長期維護腦部與記憶功能，我一定會先推薦你試試已通過測試並使用了數百年的藥草（更多關於腦部營養素與聰明藥的資訊，請見沃德・迪恩〔Ward Dean〕的《聰明藥與營養素》〔Smart Drugs and Nutrients，暫譯〕，迪恩、約翰・摩根泰勒〔John Morgenthaler〕、史蒂芬・佛克斯〔Steven Fowkes〕合著的《聰明藥（二）》〔Smart Drugs II，暫譯〕，以及辛格・卡爾薩〔Dharma Singh Khalsa〕的《優質大腦》〔Brain Longevity，暫譯〕）。

長壽與煥發健康光彩的配方

年齡不是疾病，所以不需要以醫藥膠囊或酊劑等正統形式來服用藥草配方。以下配方中的藥草不是「醫療處方」，而是希望你每日摻入湯、茶、漿液、調味料中食用，或以任何其他你喜歡而有創意的方法享用。這是一個可以盡情享受「製藥」的大好機會。

藥草並不總是應對危機的最佳良藥，但定期食用一段時間，就能降低危機的發生率。藥草療法的真正方向是，透過藥草與天然補藥的日常運用，創造出絕佳的健康與能量。我們的老祖宗深知這種療癒理論，而我們必須盡一切努力使之重現。將藥草帶進廚房，就是很好的第一步。

如果你透過料理的歷史來研究藥草療法，會發現藥草調味料通常是用來促進消化的。舉例來說，辣根（horseradish）被用來製作塔塔醬這種常見的德國菜佐料，德國菜通常口味重、偏油，肉量多，而辣根確實能刺激消化。甜羅勒（sweet basil）是另一個好例子。番茄與羅勒是天生一對，多用來做成醬汁、披薩、沙拉等。番茄含有高比例的酸，而羅勒的化學物質則能協助身體消化酸。

你攝取愈多羅勒，番茄中的酸就愈不容易影響你的身體，太酸可能會造成消化不良、使關節炎症狀惡化等效應。

　　透過料理使用藥草確實是一種引人入勝的方法，總結了藥草療癒藝術的精髓所在：透過給予身心的滋養，在日常生活中進行療癒。

❧ 七草延壽湯

　　七草延壽湯是一種營養豐富、滋補強身的湯品，對生病或病後養身的人有絕佳功效。這道奇妙的食譜可融入多種滋補或適應原（adaptogenic）[3]藥草。盡可能使用新鮮藥草，但如果無法取得，也可以使用切段的乾根部。這道湯也可以雞湯底來熬煮。

特級初榨橄欖油

兩顆洋蔥，切片或切塊

兩到三瓣大蒜，切塊

兩千八百毫升的水

八朵大香菇（新鮮或乾香菇皆可），切塊

一百二十克新鮮牛蒡根（或六十克乾牛蒡根），切成細片

一百二十克新鮮西洋蒲公英根（或六十克乾西洋蒲公英根），切成細片

> **使用進口藥草須知**
>
> 使用從海外、特別是中國與印度進口的藥草時，要記得許多植物在種植與運送過程中，會使用硫酸鹽與其他強烈化學物質處理過。這點很重要，請小心謹慎。進口藥草的公司可能會告訴你，那些藥草皆未經處理，但不要盡信。請詢問該公司其使用化學物質的方針為何、對野外採集的標準何在，並了解它們是如何對待種植藥草的農人。如此一來，我們才能協助彼此變成更負責的消費者。

---

3. 即能夠幫助人體進行整體性調節的作用，像是透過穩定神經系統來放鬆神經與緩解緊張情緒，或是直接作用於身體自身的生理過程來維持健康，例如人參就是可幫助人體適應外在壓力與心理壓力的知名適應原藥草。

六十克枸杞

三十克黃耆，切成細片

三十克何首烏，切開並篩過

一大匙新鮮薑根，磨碎

三十克人參根（種類不拘）

任選一種味噌

1. 將橄欖油倒進大鍋，在鍋底剛好形成一層油即可。倒入洋蔥與大蒜，炒軟成金黃色。
2. 倒入水煮開。
3. 倒入香菇與上述藥草，把火關小，細火慢燉數個小時。
4. 待根類藥草變軟時，將火關掉，濾出藥草（如果藥草大多是新鮮的，我通常會留著不濾掉）。加入味噌調味，不要煮沸，因為會破壞味噌中珍貴的酶。可加入其他你想加入的調味料與切好的蔬菜。

🍁 蕁麻蔬菜派

你可以用不同餡料來做這道食譜（不放米、不放蛋都無妨，除了藥草以外，什麼都可以拿掉），但以下的組合是我的最愛，營養豐富、香氣濃郁，令人垂涎三尺。

雜貨超市的冷凍食品區大多有販售現成的酥皮麵團，但要放在常溫下完全解凍後再使用。

醃點蕁麻如何？

我調製新鮮蕁麻時，最喜歡的方式之一是醃漬。醃蕁麻搭配吐司、羊乳酪、橄欖是罕見珍饈。請摘下鮮嫩的蕁麻尖，直接放進容量九百五十毫升的醃罐，再將醋倒滿罐內，要確保蕁麻全浸在醋水中。幾瓣大蒜與全株辣椒也是很好的添加物。把蓋子蓋緊，靜置八到十二週。

處理蕁麻時要小心，植物體具有刺人的尖毛，一直到烹調時它的尖毛還會扎人。

兩杯水

一杯糙米

二·八公升的新鮮蕁麻葉尖

特級初榨橄欖油

三顆大洋蔥，切塊

一顆完整大蒜，切碎

羅勒、馬鬱蘭（marjoram）、牛至（oregano）、百里香（thyme）

一杯瑞可塔（ricotta）乳酪

半杯帕芙隆（provolone）起士或切達乳酪，刨絲

兩顆蛋

半杯奶油

一包酥皮麵團，置於常溫下

二百二十克菲達（fetta）起士，壓碎

1. 烤箱預熱到攝氏一百八十度左右。把水煮沸，放進米後加蓋，小火燜煮四十五分鐘，或直到米煮熟。在這期間，將蕁麻葉尖蒸二十分鐘左右，或直到蒸透為止。

2. 將幾滴橄欖油滴入平底鍋加熱。將洋蔥與大蒜炒至半透明。加入羅勒、馬鬱蘭、牛至、百里香調味。

3. 將米、蕁麻葉尖、洋蔥、大蒜放進大碗製作餡料，加入乳酪與蛋攪勻。

4. 將奶油放進另一個小鍋中融化。將酥皮放在溼毛巾上以免乾掉，動作要迅速。酥皮暴露在空氣中太久會變得脆、乾，那就不能用了。

5. 以奶油塗抹 23×33 公分左右的烤盤底部與側邊。將一張酥皮放在烤盤底部，拿糕點刷在酥皮上輕輕塗刷奶油。再拿另一張酥皮，輕輕刷奶油。重複這段過程，直到用完半包酥皮為止。

6. 將餡料倒進酥皮，鋪上羊乳酪。拿另一張酥皮放在餡料上並輕刷奶油。重複

這段過程，直到你覺得夠了為止。切出鑽石型的小塊後再開始烤。

7. 烤一個鐘頭左右，或直到表皮有些金黃為止。搭配新鮮野生花草沙拉或希臘醃蕁麻、法國麵包、香醇紅酒上桌。

❦ 海藻沙拉

要人們學會料理海藻，有時是一種挑戰。以下食譜有趣地結合各種風味，做出一道精彩的料理。我為幾百個人作過這道菜，他們都喜歡上了這樣料理的海藻。

雖然你可以在這道菜中使用任何一種海藻，但我最喜歡的是羊栖菜或荒布。兩者都是美味、口味溫和的海藻。請徹底洗淨海藻後，切成一口大小。如果你使用乾海藻，請先浸泡在冷水中半個小時左右，待它舒展。

橄欖油或芝麻油

兩顆洋蔥、切塊

一到四瓣大蒜、切碎

一大匙生薑絲

兩杯蘿蔔，切成薄片

四分之一杯水

一杯海藻（多少加一點調味）

兩杯糙米飯（煮熟的糙米）

半杯溜醬油

四分之一杯蜂蜜

兩或三大匙烘芝麻油

辣椒

1. 將橄欖油或芝麻油倒入平底鍋，在鍋底形成一層油即可，然後熱鍋。倒入洋蔥，炒到呈金褐色為止。倒入大蒜與薑，再多炒幾分鐘。倒入蘿蔔與水。蓋上鍋蓋，以微火蒸煮八到十分鐘，或煮到蘿蔔變軟。

2. 擠乾海藻放進鍋中，再煮幾分鐘。然後倒入糙米飯攪拌。

3. 拿另一個平底鍋，倒入溜醬油、蜂蜜、芝麻油、辣椒加熱調味。調整風味後，將醬汁倒在前述的海藻糙米飯上，它會變得又甜又辣，香氣四溢。傳統上會等這道菜涼了再上，但熱熱地吃也同樣美味。

🌿 活力球

活力球結合了滋養藥草的能量與強力興奮劑，能提供平衡的能量。這道食譜可做出六十顆超級美味的大號活力球。

三杯中東芝麻醬（請將頂端的油吸乾）

一杯腰果醬或杏仁醬

兩杯蜂蜜（多少用來調味）

一百五十克瓜拿納（guarana）粉

六十克可樂果（kola nut）粉

六十克刺五加粉

一大匙小豆蔻（cardamom）粉

三十克高麗參粉

十五克肉豆蔻（nutmeg）與／或豆蔻皮（mace）

六十克蜂花粉

兩小瓶蜂王乳

一袋角豆或苦甜巧克力碎片

二百四十克不加糖椰絲，略烘過

一杯杏仁，切碎

不加糖可可粉

九百克苦甜巧克力沾醬（可不用）

1. 混合中東芝麻醬、堅果醬、蜂蜜，攪打至綿密。混合上述藥草粉、蜂花粉、蜂王乳後，再倒入醬中。

2. 加入角豆或巧克力碎片、椰子、杏仁，充分攪勻（通常要以雙手翻攪）。加入足夠量的可可粉，以達到你想要的濃稠感。

延壽藥草

說到可延年益壽的藥草時，我們最先想到的通常是來自中國與印度的植物。這兩國都有數千年的著名傳統草藥醫學史。他們最推崇的草藥，就是據說能恢復能量、促進健康的藥草。定期食用這些藥草，能鞏固並維持煥發光彩的健康。

雖然北美草藥傳統中鮮少提到延年益壽的藥草，但和人們所以為的不同，很少去談不代表這類藥草很少。南北美洲原住民也發展出了十分精緻、以大地為主的草藥系統。我們有能直接與植物靈魂溝通的薩滿與治療師，他們知道如何召喚植物的藥力、以能量治療、化身為其他不同實體，還知道哪株植物最能用來與靈體溝通。這類傳統是以口述的方式演變，在各地文化中代代相傳。

這些文化在哥倫布到達美洲大陸後不久遭到破壞，以大地為核心的藥草師傳統被消滅殆盡，其龐大的藥草與療癒知識也隨之失傳。今日要找到這類傳統做法的教師並不容易，他們炙手可熱，而來自北美大陸的藥草也成為世上最受歡迎、最搶手的植物性藥材。

在歐洲，宗教裁判所奪走九百多萬條治療師與藥草師的性命前，也有一段以大地為核心的草藥傳統，主要也是代代相傳的口述傳統。許多這類以大地為核心的傳統魔力，都在三百多年前的夜空下，隨著我們老祖宗被大火燒盡的屍骨而消滅。獵巫活動到一百年前才結束，當時在麻州馬布爾黑德（Marblehead）仍有吊死女巫的事件。

在當時與更早時代所寫的書中，留有西歐藥草傳統的斷簡殘篇。今日的西方藥草療法多半是根據這些文獻而來。但代代相傳的魔法與知識，大多已在中古世紀的大火中湮滅。

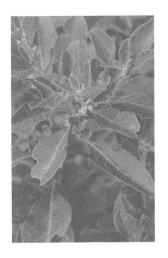

提出這段粗略的簡史，不是為了怡情，而是為了提出可能的解釋，說明南非醉茄、何首烏、人參、枸杞與其他在中國與東印度盛行的草藥，為何會廣泛出現在與延年益壽有關的討論中，但在北美大陸與西歐各地同樣為數不少的滋補與益壽藥草卻備受忽略。難道這些地方的人不關心長壽與健康活力嗎？我對此存疑。那些祕密是否都隨著保存它們的文化消亡，而被埋葬或焚毀了？這很可能就是答案。

3. 開始捏成小球。如果你想在小球外滾上巧克力沾醬，可先將小球放進冰箱，方便沾醬。你也可以將整團材料放上烤盤，放涼後切成方塊。

4. 將巧克力沾醬隔水加熱融化。把小球逐一放進融化的巧克力中，再擺到蠟紙上放涼。

5. 將小球放上烤盤，貯藏在陰涼處，能幾週不壞。好好享用！

♣ 火醋

火醋（Fire Cider）是一道暖和、充滿能量的混合飲料，能點燃你的活力火焰。你可以將它當成沙拉醬、為蒸蔬菜增添風味、滴灑在煮熟的米麵類上。

半杯切碎的人參根，新鮮或乾人參皆可

四分之一杯現刨絲的薑根

四分之一杯現刨絲的辣根

八分之一杯切碎的大蒜

辣椒（用來調味）

蘋果醋

蜂蜜

1. 將上述藥草放進玻璃罐。倒入足量的醋，要淹過藥草三到五公分之多，然後蓋緊蓋子。靜置四個禮拜。

2. 濾掉醋中的藥草，加入蜂蜜調味。

♣ 延壽強身醬

我發現各種藥草細粉都能加入蜂蜜、水果濃縮液或玫瑰水，混合成美味的藥草醬。你可以將醬塗在吐司上、用湯匙品嚐，或添加開水泡成茶。將藥草醬放進冰箱，能貯藏幾個禮拜。

你可以用同樣的方式調製形形色色的藥草醬，就連味道苦澀不討喜的藥草，通常也可以用溫醇的香料、足夠的水果濃縮液與蜂蜜來「隱藏」它的味道！

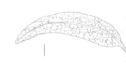

兩份何首烏粉

一份南非醉茄粉

一份黃耆粉

一份小豆蔻粉

一份肉桂粉

一份光果甘草根粉

一份刺五加粉

半份紫錐菊粉

四分之一杯薑粉

蜂蜜

水果濃縮液

在碗中混合上述藥草，加入適量蜂蜜與水果濃縮液攪成糊狀。可倒入純玫瑰水，增添異國風味。務必小心不要讓糊變得太乾。放進冰箱後它會稍微變乾，即使蓋緊蓋子也一樣。如果變得太乾，請添加一點水果濃縮液與蜂蜜來溼潤它。

延壽茶

香料茶起源於印度、尼泊爾、西藏，是一種充滿能量、香氣十足的綜合藥草茶，有幾千種不同組合。以下的香料茶是特別為延年益壽設計的。請趁熱喝，或加入泡沫奶讓茶涼一點。你可以在自家以法式手壓咖啡壺等平價的廚房設備打奶泡，或以果汁機攪出奶泡。

五大匙紅茶茶葉

六片新鮮薑根，切絲

三大匙肉桂片（或將一根肉桂棒捏碎）

一大匙切片何首烏

一大匙切片薑根

一大匙切片光果甘草根

兩茶匙小豆蔻，壓碎

六顆黑胡椒

四個全株丁香（clove）

六杯水

蜂蜜

泡沫牛奶（豆奶或米漿皆可）

肉豆蔻或肉桂

1. 將水與藥草放進有蓋平底鍋中，稍微加熱十到十五分鐘。不要煮沸。

2. 濾出藥草，將水倒進熱過的茶壺中，加入蜂蜜調味。把茶倒進大杯子，加入
   大量泡沫牛奶，再撒上肉豆蔻或肉桂後飲用。

延壽滋補飲

　　這種藥草滋補飲能加強你的體力與活力。雖然男女皆適用，但它主要是一種
陽性（陽剛）的滋補品，是專為男性設計的。

　　這道食譜需要你的創意，其實是非常需要你的創意。你可以使用不同藥草、
不同比例、不同調味料來製作。事實上，我也從來不完全遵循同一個配方兩次
以上，雖然每批成品相去不遠。每九百五十毫升（一夸脫）的藥酒，請使用大
小適宜的高品質人參根，或你負擔得起的其他人參。這種強力藥草滋補飲嚐起
來像味道濃郁的利口酒，對你的身體很好。請以小高腳杯盛裝，當成飯前酒飲
用。

黃耆與能量

黃耆在中國是最受歡迎的滋補藥草之一，通常稱為「年輕人的人參」，
特別能用來當成年輕人的活力補給品，中醫認為黃耆影響著「外在」
能量，人參則影響著「內在」能量。黃耆是中醫扶正療法中最重要的
一種藥草，扶正療法是一種藥草治療系統，以加強全身、導正體內的
氣或中樞能量來治療疾病。

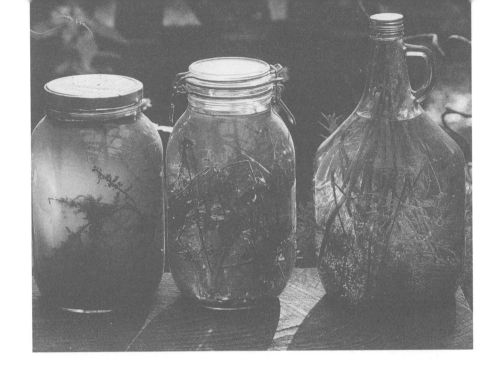

兩份達米阿那（透納樹）葉

兩份何首烏

兩份薑根

兩份光果甘草

兩份檫木根皮

一份黃耆

一份八角

四分之一份鋸葉棕櫚漿果

高麗參根（每九百五十毫升兩根）

白蘭地

黑櫻桃濃縮液（大多數健康食品專賣店都買得到）

1. 將藥草放進廣口玻璃瓶，倒入上好的白蘭地覆蓋。以密封蓋蓋緊，靜置六到八週；愈陳愈香。

2. 濾出藥草捨棄，僅保留藥酒。以一杯藥酒搭配半杯的分量，倒入黑櫻桃濃縮液。請務必使用濃縮液，不是果汁，也勿添加半杯以上。搖勻後倒回瓶中。

我通常會再將整株薑根放進藥酒中，但也可以先切片後放入。每日標準飲用量是八分之一杯。

🌿 健腦酊劑

這是我最喜愛的健腦滋補配方，也是我教學生製作的第一種酊劑。有數百人能證實它的功效，但你必須持續使用六到八週才能見效。

請不要期待某天早上起床，你就會感覺自己成了愛因斯坦。但你或許能想起自己把購物清單放哪兒去了。你若是能記得清單上列的每條項目，就知道這種藥酒確實有效——或許從此你就不再需要列清單了。

兩份銀杏葉
兩份雷公根
一份胡椒薄荷
半份迷迭香
半份鼠尾草
白蘭地或伏特加（酒精濃度 40%）

1. 將藥草放進廣口瓶，倒入白蘭地或伏特加覆蓋後，蓋緊密封蓋。擺在溫暖無日晒的地方六到八週。每隔幾天就搖一搖瓶子，以免藥草黏在瓶底。
2. 濾出藥草後，將酒倒回瓶中。建議劑量是取半茶匙到一茶匙的酊劑，以四分之一杯溫水、果汁或茶稀釋，每日喝三杯，持續兩到三個月。

🌿 延壽利口酒

這種絕佳的利口酒是最能享受達米阿那與人參好處的方法。請拿出創意，可加入黃耆與何首烏等其他藥草。這種酒出奇地令人回味——而且容易製作。請事先製好酒，在火熱的約會開始時飲用。

三十克乾達米阿那葉
三十克新鮮人參（一條乾人參根亦可）

兩杯伏特加或白蘭地

一杯半礦泉水

一杯蜂蜜

香草精

玫瑰水

1. 將達米阿那葉與人參根放入伏特加或白蘭地中浸泡五天。濾出葉與人參根，保留酒液。接著將人參葉放進酒液中。

2. 將泡過酒的達米阿那葉置於礦泉水中三天。濾出葉後，保留水液。

3. 以小火慢燉步驟 2 的水液，倒入蜂蜜溶解。再倒入酒液攪勻。倒進乾淨的瓶子，加入一點香草精和玫瑰水增添風味。靜置一個月以上，讓口味變得更溫醇，放得愈久就愈順口好喝。

人參蜜

我常以蜂蜜來保存藥草。我使用新鮮人參根時，由於水分較多，所以偶爾蜂蜜會發酵，最後就得出了人參蜜釀。如果你不想要蜜釀（味道很強烈），那就在泡進蜂蜜前，先將人參根稍微晒乾。

當然，你也可以將其他藥草混入人參蜜。可以試試南非醉茄、黃耆、何首烏和任何香料組合，例如小豆蔻、肉桂加薑（我最愛的一種組合）等。

要製作這種美味抹醬，你只需要準備：

· 人參根

· 蜂蜜

將人參根當成蘿蔔般切片，放進廣口瓶。如果人參根是乾的，可在水中浸過再切片。在廣口瓶中倒入足以淹過人參根的溫蜂蜜後，靜置兩到三週。人參的成分會滲入蜂蜜，能用來泡茶或料理。

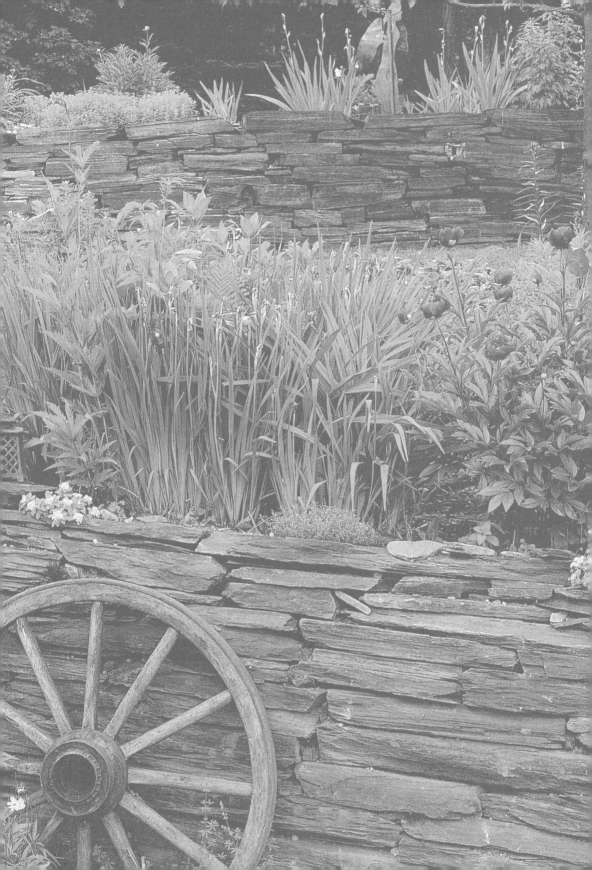

第3章　撫平壓力與焦慮

Taming Stress and Anxiety

　　身心之間的連結充滿了爭議與謎團。身體經驗如何影響心智，心智經驗又如何影響身體？沒有人確切知道，但能確定的是，身心之間確實存在著某種關聯。

　　直到近年，西方科學家仍遲遲不願承認這兩股看似獨立的力量之間有關聯。但今日，面對著諸多與憂鬱相關的現代疾病，世界各地都開始有人轉向自然界，尋求從內而外的療癒。

　　無論你的人生哲學是什麼，神經系統是你與世界連結並互動的唯一途徑。如果你將神經系統當成敏感的樂器，它會回傳最美的音樂來豐富你。請保持它健康不走調，好好滋養它，並保護它不被濫用與剝削，你就能獲得絕佳人生品質的回報。儘管面對壓力最沉重的事件，你也會感覺自己能專心並獲得力量。不過，如果濫用神經系統，它譜出的音樂就會充滿刺耳的雜音，色彩黯淡褪去，生命的喜悅與滋味也隨之耗盡，使你麻木不仁。

　　本章提供因應常見神經系統疾病的療方，以及（或許更重要）加強並支持神經系統的建議。你體內無法測量或量化的那個部分、能理解這段話並從中做出豐富聯想的那個部分，以及透過創意思維超越所有物理界線的那個部分——統統都涵蓋在神經系統中。神經系統是你用來創造的樂器。你可以自行決定希望彈奏哪種音樂，要以哪首舞曲起舞。

了解神經系統

　　神經系統是我們與環境之間的連結，有三大基本功能：接受、詮釋、回應。在現代西方科學的有限範式中，這僅牽涉到我們的物理存有和我們居住的物理世界。我們有體驗外在環境的基本五感、無數個監測內在環境的內在感覺神

經元。我們還有以一百二十多億個細胞構成的腦部,做為心智的中央電腦或主站。

光是這些,就足以使神經系統成為人體最重要的系統。神經系統是提供生命整合與協調的途徑,讓我們能看見、感覺、觸摸、行動、反應。沒有這種基本的肉體神經系統回應,就沒有生命。如果神經系統有損,生活的品質、調性、色彩、深度都會跟著降低。

但神經系統不僅是身體實質上的四分衛,還有更多能耐。它是生命本身(即有意識的自我覺知)連上肉體,並將「戲偶」轉化為「操偶師」的地方。它是我們作夢、抽象思考、接受直覺的介面。它是我們與宇宙意識或人之內在神性的主要連結。

最後的邊界?

西方科學文化與實驗技術使我們能更深入了解人類實體的運作方式與疾病進程;然而,許多醫學前瞻領域持續困擾著滿腔熱忱的研究者。隨著我們發現更多答案,就會面臨更困難的問題。

持續探索生物科學,讓我們能粗略理解人體及其如何與環境相互影響。這段進展帶領我們深入探索人類新陳代謝的微妙領域。在這類較不易掌握的領域中,心理學家、物理學家、微生物學家、生理學家、生物化學家必須結合各領域的思考,進一步探索知識的邊界。除了世上最首屈一指的物理學家外,如今神祕學家與玄學家也加入了這個智庫,因為粒子物理學顯示,你再怎麼剖析並抽絲剝繭,仍無法理解一件事物的全貌,只能了解它可觸及的物理部分。

詮釋信號

這為神經系統為何是人類最令人興奮的層面,提供了部分解釋。我們無法藉

從鞭打到熱吻,在在都是種壓力。

——漢斯・塞利(Hans Selye)
一九七九年加拿大壓力研究所共同創辦人

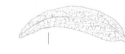

由解剖腦部來理解意識或解釋種種衝動；我們無法理解邏輯或理性思維是如何產生的，對創意如何在心智中自動形成，更是一無所知。

我們知道哪些自律神經控制著哪個非自主的身體功能、神經化學傳導物質和它的目標區域，以及腦部的哪個部位掌控著這些過程。但有人能精確地指出，最初理解我們必須傳送訊息的原始覺知，是從哪裡出現的嗎？這種覺知又是如何傳遞其欲望或需要給身體的腦部，讓大腦傳送衝動的？

我們甚至不確實清楚疼痛是什麼，或類似的衝動為何能解釋成疼痛或狂喜。我們界定與解釋情緒及感受的假設是什麼？能說明它們來自何處、對人體系統有什麼效應嗎？

為什麼心臟會持續跳動、呼吸持續進行，而又不須我們「有意識地」介入？是什麼造成它們最終停止，而我們顯然同樣無法以意識介入？

提出正確的問題

雖然我們對神經系統所知不少，但仍僅是毛皮。演繹與歸納的推理及剖析，終究會在某個點上陷入困境。右腦科學家沒有將更高意識或宇宙更高秩序的概念納入他們的理論架構中，所以陷入泥淖，動彈不得，回答不出我們多數人對生命提出的真正問題：生命是如何運作的？有何目的？

在這個背景下，能從超出身體症狀與治療考量的觀點來看待健康與不健康很重要（也許神經系統比身體其他系統更是如此）。對抗療法（allopathic medicine）不管在某些情況下多麼適用，治療神經系統疾病時，主要仍是以藥物干擾或阻斷體內的衝動傳送與詮釋，或是以手術去除不健康的組織。有鑑於我們對這個領域所知有限，不可逆轉的手術應該永遠要當成最後手段，待探索過其他每個選項後再考慮。

治療神經系統

本體感覺神經就是感覺接受器，對刺激產生反應，將身體的重大資訊回饋給腦部與意識。如果我們感覺疼痛或不舒服，那是在警告我們有某種失衡或危

險。這類警告僅是症狀，不是肇因。如果你家裡的煙霧感應器響了，解決辦法不是拿鐵鎚「敲壞」它，找出哪裡失火不是才比較明智嗎？

用這個比喻更進一步延伸，一面關掉警報、按掉聲音，一面尋找煙從哪裡來，往往才是妥善做法。對抗療法通常能有效緩解急性疼痛。不幸的是，眼前的疼痛舒緩後，很多人就忘記繼續「尋找火源」了。

藥草有用嗎？

本書所介紹的方法，是提供讀者經驗證有效的療方，以自然療法加強並鞏固神經系統的健康。整體療法（holistic treatments）可以搭配常規的對抗療法來幫助生命各層級的療癒：生理、情緒、心理、精神。在整體治療的大圈子裡，所有系統都是整體的一部分，應適時予以運用。

神經系統愈健康，就愈有能力提供感覺輸入和提供運動反應，並促進生命的最佳品質。藥草與自然療法在神經系統的健康與健全上，具有至關重要的作用。藥草不僅有營養與藥用上的重要性，也是與直覺及更高智慧的直接連結。

藥草不僅是「綠色物質」，更有傳送生命能量、連上體內需要療癒的「失聯」部位的內在能力。藥草含有的化學物質，對植物的生命過程沒有顯著功能，然而正是這些化學物質對人體有直接與正面的影響。這裡是否存在著某種神聖計畫？也許人類最古老的醫學系統確實能提供超越物理的治療形式，將我們直接連上更高意識。

藥草有許多從身體下手的方法，能幫助到神經系統。由於藥草被當成全身能量與活力的來源，因此藥草照料神經系統時，也對整個身體有益。忙了一天後，喝下一杯溫熱的洋甘菊茶，確實是能放鬆全身的一種簡單有效的方法。壓力大的時候，泡一個溫暖的熱水澡，也很能舒緩身心。長時間運用藥草來紓解慢性壓力問題，能帶來長期的益處。有很多藥草與藥草配方功效絕佳，能用來舒緩

西元前一二○○年的一位古代醫師說：「先用言語，接著用藥草，最後才動刀。」這句金玉良言，如今依舊成立。

壓力、焦慮與心理緊張。

雖然在治療急性疼痛上，藥草不如正統醫學有效，但透過調理與滋養患處，藥草有助於舒緩並緩解疼痛。讓使用藥草成為日常習慣，是維持神經系統健康、強健的絕佳方法。如此一來，藥草便能成為預防性的「醫藥」──確實是良藥中的良藥。

居家常備藥草

有幾種出色的藥草能減輕壓力與焦慮，直接為神經系統帶來益處。這類藥草通常稱為安神藥草。治療神經系統失調的常規藥物會使神經反應麻木或無效，不同於常規藥物，安神藥草往往具有調理與／或適應原（協助身體適應壓力）的功效，為神經系統帶來滋養。它們能重建體內的神經渠道，溫和地刺激或「重新喚醒」這類渠道，加強神經系統，讓神經系統更能妥善因應疼痛。基本上，安神藥草療法能增加我們應對日常壓力的能力。

以下的分類有助於界定藥草對神經系統的功效。這些分類有大幅重疊，但分類藥草多少能使我們界定它們是如何發揮作用、為身體帶來哪些功效。安神藥草大多不操縱體內的生命能量，而是與之和諧共處。那些強力到足以透過操縱來改變生命能量模式的藥草，多半是藥廠在實驗室合成的植物性物質，大多不是能在無處方的情況下合法取得的藥物。

滋補神經藥草

滋養、調理、重建、加強神經系統的藥草，又稱滋補神經藥草。這類藥草能強化或鞏固神經組織，通常富含鈣、鎂、B 群、蛋白質。雖然非常有效，但大多性質溫和，可以長期服用。每個治療神經系統失調的配方都會納入這個範疇的藥草。

滋補神經藥草的例子包括：燕麥稈、黃芩、藥水蘇（wood betony）、洋甘菊、纈草、啤酒花、香蜂草等。

鎮定神經藥草

這類藥草能直接使神經系統放鬆，有助於減輕疼痛、舒緩緊張、幫助睡眠。不同於對抗療法藥物，這類藥草不是以麻木神經末梢的方式來達到放鬆與舒緩，而是藉由溫和的作用，紓解並滋養末梢神經及肌肉組織。

鎮定神經藥草包括：花菱草、西番蓮、聖約翰草、貓薄荷、纈草、香蜂草、啤酒花、北美山梗菜、黃芩、歐洲荚蒾等。舒緩肌肉痙攣與抽筋的解痙藥草也屬於鎮定神經藥草。

安神緩和藥草

這類藥草能為受刺激與發炎的神經末梢帶來舒緩與療癒。緩和藥草有一種膠狀的濃稠度，能為神經末梢覆上保護層。它們的作用是全身的，並不特別針對神經系統，但所有安神緩和處方都會納入這些藥草，讓它發揮舒緩、療癒的功效並帶來營養。

滑榆皮、燕麥、大麥、亞麻籽、藥蜀葵根是安神緩和藥草的好例子。

提振精神藥草

一般不太建議以我們常想到的那類興奮劑來治療神經系統失調的問題。你感覺備受壓力、沮喪、疲憊不堪時，最不該做的就是以富含咖啡因的食物、糖或藥物來刺激你的系統──這些都是對抗憂鬱的常見「療方」。相反地，較適合這種時候的是溫性藥草，能帶來和緩但確實的滋養，使系統產生活力。它們能增加循環、提供營養、提升活力與熱情，進而活化神經末梢。這類藥草不會刺激或煽動系統。

如果你需要一點興奮劑，請試試香蜂草、胡椒薄荷、銀杏、雷公根、綠薄荷、冬青（wintergreen）、辣椒、薑、蜂花粉、刺五加、人參、螺旋藻、迷迭香、鼠尾草等。

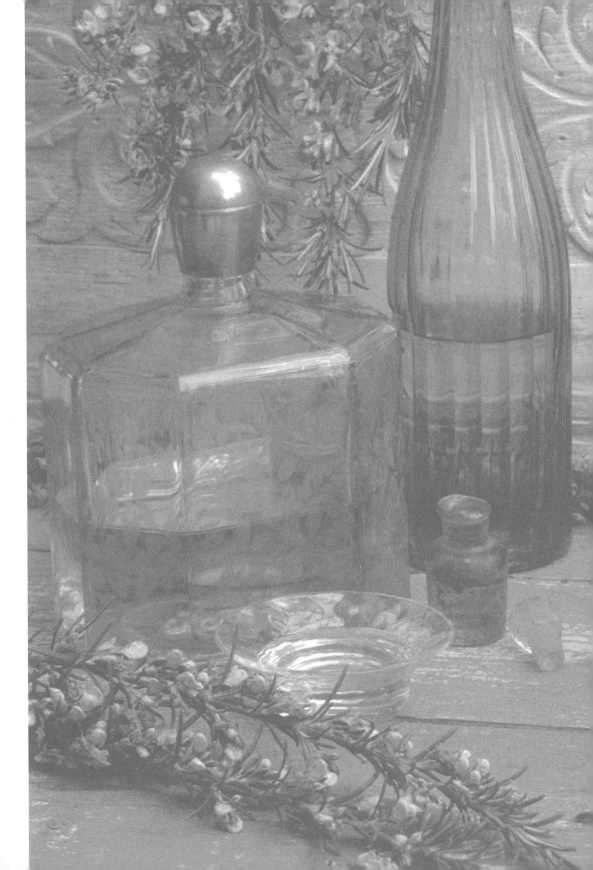

強化神經系統的藥草處方

　　我偏好以下列的藥草處方來因應神經系統問題。其中有些具鎮定或舒緩疼痛的功能，其他則能溫和地提供能量，帶來活力。但本節中提到的藥草都能提供營養，協助加強並支持這個非凡的系統。

　　如同大多數的自然療法，持續穩定地服用這類處方是健康與幸福的關鍵。藥草與天然療方並不總是能如對抗療法的藥物般，迅速緩解疼痛與神經壓力，而對抗療法的目的就是迅速有效地阻斷感官知覺。但持續使用自然療法一段時間，能重建你的神經連結，創造出源源不絕的充沛能量。因應神經系統失調的自然療法，多半是以營養、藥草、運動、重新評估生活方式為基礎。

❧ 纈草綜合茶

　　纈草綜合茶是一種強身、放鬆的茶，以下是其中味道最佳的一種配方：

半份光果甘草根

兩份香蜂草

一份纈草根

　　請依第 397 頁的指示，煎煮光果甘草根十五分鐘。關火後加入香蜂草與纈草根，浸泡四十五分鐘。濾出藥草後飲用，只要需要就可以喝。

❧ 養神滋補配方 #1

　　請為神經系統每日飲用這種能讓全身回春的飲料，持續兩到三個月。你會感覺壓力一掃而空。

三份香蜂草

一份洋甘菊

一份燕麥

半份菊花

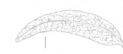

半份玫瑰花瓣

四分之一份薰衣草花

調味用的甜菊（可不用）

混合上述藥草，依第 397 頁的指示泡成茶飲。每天喝三或四次，一次一杯。

🍁 養神滋補配方 #2

這種藥草根飲料能讓你精力充沛與恢復活力。

兩份西洋蒲公英根

兩份刺五加

一份黃耆

一份牛蒡根

一份肉桂

一份光果甘草根

半份小豆蔻籽

半份薑

半份人參根，切片

混合上述藥草，依第 397 頁的指示煎煮成汁。每天三次，一次喝一杯。

🍁 高鈣茶

高鈣茶能舒緩並鎮定神經。連續喝三、四個月效果最佳。

一份馬尾草

一份蕁麻

一份燕麥與燕麥稈

混合上述藥草，依第 397 頁的指示泡成茶飲。每天喝三到四杯。

花精：最璀璨的大自然療方

花精是療癒大師愛德華・巴赫（Edward Bach）博士「發現」予以推廣並蔚為風潮的。巴赫是二十世紀初的一位著名英國醫師，對現代醫學的常規療法不滿，所以返回兒時老家的田野。他在那裡發現了花朵隱含的療癒力，於是研發了一套非常簡單、安全、有效的花卉療癒系統，針對身體問題背後的情緒根源來治療各種疑難雜症。他的系統了不起的地方是在，它簡單歸簡單，功效卻大得驚人。雖然很多人不太相信花精具有藥效，但數千個有紀錄的病例證實了花精在治療身體病痛上的效用。

巴赫在一九五〇年代早期過世後，許多人繼承其志業，開發出了數千種花精來治療各式各樣的失調問題。但最重要的是，花朵改善了疾病的核心及潛藏在底下的肇因與情緒根源。

由於我對巴赫博士的療方再熟悉不過，所以也持續運用至今。不過我相信，取自北美植物的精華與居住在這片大陸上的人有特殊緣分。不論你選用哪種花精，務必確定其萃取方式合乎道德。花精是強效藥物，有力但微妙地在療癒的各振動層次上運作；製藥的方法極為重要。

花精在國內各地的天然食品店都買得到。事實上，在世界上大多數國家都找得到花精，這證明了它們的功效。花精是液態萃取液，可以和任何其他治療系統或藥物一起運用，而不會產生任何有害的副作用。你只需要將一兩滴你選取的精華滴到舌下，一天數次即可。花精無香無味，可以立即被身體吸收，一經消化，便能展開其療癒工作。

森林精華：更勝一籌

經營「森林精華」（Woodland Essence）公司的好友凱特・吉爾黛（Kate Gilday）與唐・巴比諾（Don Babineau）一直在製作瀕危植物的花精。他們將花朵輕輕放到泉水下，或以水噴灑花朵，藉以捕捉其藥性，而又不損害植物。經證實，這些妙方對罕見與不尋常的疾病有極其珍貴的療效。

有幾種花精對創傷、焦慮、壓力和其他神經統失調問題特別有效。下表列出了其中幾種最常見的花精療方的使用指南。

治療壓力與焦慮的花精使用指南

花精	用途
白楊（aspen）	用於對未知事物的恐懼、隱約的焦慮與憂心、各種潛伏的恐懼、噩夢
歐洲荊豆（gorse）	用於頹喪、絕望、無奈感
鵝耳櫪（hornbeam）	用於疲勞、倦怠，或日常生活成為不堪負荷的重擔時
鳳仙花（impatiens）	不耐煩、焦躁、緊張、容忍度變低時建議使用
溝酸漿（mimulus）	用於各種已知的日常恐懼與膽怯
芥末（mustard）	用於抑鬱、消沉、絕望、無明顯原因的一般性憂鬱
橄欖（olive）	特別有益於長時間搏鬥所造成的身心透支
急救花精（rescue remedy，又稱五花花精〔five-flower remedy〕）	所有花精中最著名的花精，結合五種花卉，特別適合用來因應創傷與壓力情境
岩薔薇（Rock Rose）	建議用於深沉的恐懼、驚恐、恐慌發作、對死亡或毀滅的恐懼
伯利恆之星（Star of Bethlehem）	可用於（無論是最近或過往的）震驚或創傷；需要來自精神世界的慰藉與安撫時亦可使用
馬鞭草（Vervain）	建議用於因操勞過度造成的神經衰弱
白栗花（White Chestnut）	可用於容易憂心忡忡、思慮過度「想太多」
野玫瑰（Wild Rose）	用於無奈、缺乏希望或久病不癒的感覺

如何維持心智的平衡狀態

我們都渴望感覺平衡、和諧、與周圍環境和睦相處。但我們往往因為這世界

的混沌而分心，於是期待能「搭快車」回到自己心中的那片平靜之地。這可能不容易。幸好我們有各種方法能讓自己充分活在當下，參與混沌的世界，同時心平氣和、平靜沉穩，並保持內在環境的和睦和諧。

我發現即使是在最繁忙的生活型態中，要維持自己渴望的這片內心平靜並不難，但要長久維持那種感受，就要履行基本的常識做法與維護計畫。了解我們的神經系統與環境有何關聯是有幫助的；了解哪些食物能滋養並增強我們的神經系統，也是有幫助的；同樣重要的是要意識到，是什麼讓我們身在暴風圈中卻感到平靜。

支持神經系統健康與活力的自然療法很多。結合藥草、飲食、全天然食品補充品的簡單實踐，有助於指引你找到那個完美的平靜之地。結合其他神經系統失調的療法一起進行，更特別有效。

強健神經系統的飲食

飲食不均衡和不健康的飲食模式，造成了神經系統失調的諸多問題，尤其是與壓力及焦慮有關的毛病。同樣的，完美均衡的飲食則能支持並加強神經系統的健康。

增進神經系統健康的飲食，應該著重於新鮮豆芽、高品質蛋白質、全穀類、綠葉蔬菜、根菜類、發酵乳製品（如優格、克非爾、酪乳等）、檸檬與葡萄柚、果仁與堅果等鹼性飲食。另外，也應納入第二章提及的那類賦予活力與心理均衡的超級食物：螺旋藻、蜂花粉、營養酵母。

將鈣加入飲食中

鈣以其建立強健骨骼與牙齒的作用而著稱，也是保持神經功能健康的基本要素。適量的血鈣能預防緊張、焦躁、肌肉痙攣、肌肉抽筋、過動、失眠等。幸運的是，我們的飲食中含有豐富的鈣，也可以從海藻、優格與其他發酵乳製品，還有菠菜、莙薘菜、青花菜、大頭菜葉、羽衣甘藍、甜菜葉、巴西利等大多數深綠色蔬菜中，發現容易吸收的鈣。杏仁、芝麻中也有大量的鈣。雖然奶類號稱是吸收鈣的好來源，但其實含量不高，也不盡然是身體所需要的那種鈣。

海藻含有的鈣特別豐富。海藻在世界上多個地方是主要食物來源之一，但美國飲食往往忽略了這種高鈣食物。做個比較：一百公克牛奶含有一百一十八毫克的鈣，而相同分量的羊栖菜（一種口味溫和的海藻）則含有一千四百毫克的鈣，海帶含有一千零九十三毫克的鈣，裙帶菜含有一千三百毫克的鈣。

除了食用高鈣食物，你可能也希望在高壓或焦慮時，或治療神經系統失調問題期間，在飲食中加入鈣補充劑，請尋找生物螯合（biochelated）的補充劑，較易吸收。也請考慮每日飲用高鈣茶（見第 65 頁的食譜）。

有很多藥草是含有優質鈣的良好來源，包括：

- 莧菜（amaranth）
- 繁縷
- 西洋蒲公英葉
- 馬尾草
- 芥末葉
- 蕁麻
- 燕麥
- 西洋菜（watercress）

避開造成神經系統壓力的食物

本章提出的雖然只是基本的飲食建議，但保證能加強你的神經系統健康。但如果你想達到巔峰健康狀態，就必須避開某些食物。本書不複述陳腔濫調（人們大多清楚這些食物是潛在的麻煩製造者），僅列出以下食物來稍微提醒讀者，從它們引起的麻煩來看，這些食物終究不值得你食用。

巧克力。 發現並首次食用巧克力的人將它稱為「上帝的食物」，從過去到現在，巧克力一直是「神聖」的食物。如同大多數被奉為神聖的物質，巧克力不該是經常食用的食物，更別說每天吃。巧克力中原本並不加糖。事實上，過去在巧克力中加糖，可能會遭人嫌棄。最常加入巧克力的是其他苦味藥草，佐以一點辣椒，做成香醇美味的飲料。就我的標準來看，最早的配方才是有趣且美味得多的飲料。

咖啡與其他富含咖啡因的食物。興奮劑在神經系統失衡的大多數相關病例中是禁忌，尤其要避免富含咖啡因的食物。咖啡因不僅會過度刺激已然疲憊的系統，還會進一步干擾腎上腺，造成腎上腺疲勞、倦怠、憂鬱。腎上腺疲勞是諸多神經系統相關問題底下的根源，在憂鬱和焦慮失調症中具有重要作用。

作為藥方開治療用劑量時，咖啡與其他富含咖啡因的食物能有效改善偏頭痛（在早期徵兆出現時服用）。它們也是出色的「緊急能量」，協助人因應夜間開車等情境。當然，咖啡因上癮與戒斷症狀，是神經系統激躁的主要根源。要戒除這種最常見的成癮，基本上會推薦兩種方法：立刻戒掉，或是採用漸進、穩定的方式戒除。

精緻加工食品。大型雜貨超市的商品充斥著這類加工食物，也大量占據著人們的廚房櫃子。我們在歷史上才不過一會兒功夫，就從幾乎完全天然、仰賴大地簡單寶藏（演化了多個世紀，以配合我們的基因組成）的飲食，轉變成充斥食物著色劑、農藥、合成激素和（近年來）基改食品的飲食。我們讓身體每日經歷的這場化學洗浴，已經造成了負擔。要完整討論人類飲食模式變化帶來的效應，我建議閱讀兩本佳作：莎莉・法隆（Sally Fallon）的《滋補傳統》（*Nourishing Traditions*，暫譯）與保羅・皮奇弗德（Paul Pitchford）的《全天然食物的療癒》（*Healing with Whole Foods*，暫譯）。如果你相信飲食對你健不健康沒有影響，請遵循安德魯・威爾（Andrew Weil）在《八週完全健康術》（*8 Weeks to Optimum Health*）的指引。如果你照他建議的養生法進行八週後仍沒有感覺好轉，那你應該是罕見的不受食物影響的人。

糖與甜食。各式各樣的糖能迅速提供高效能量給身體。問題是，那種能量會消耗得很快，往往會在事後令你感覺比以前更累。美國人對糖的大量消耗——每人每年一百二十六磅（五十七公斤）以上——與憂鬱、焦慮、人格障礙在美國的比例高得異常的關係，可能比我們所以為的更直接。

除了提供短期能量，糖也會迫使身體為消化糖而耗盡珍貴的鈣，進而使神經系統衰弱。神經系統要靠大量的血鈣來發揮其最大潛能。糖會奪走這些鈣。無怪乎你大吃特吃糖一陣子後，反而會感覺焦躁、易怒或憂鬱！吸收糖時會降低鈣量，使神經末梢（還有你）感覺焦躁。

酒精。你的神經系統失調時，即使是少量酒精也會令你暈頭轉向。人在感到壓力與憂鬱時，往往會靠杯中物來安慰自己，但酒精其實會使全身陷入深淵，非但不會改善情況，反而使其每況愈下。對某些人來說，酒精是很容易上癮的物質；奇怪的是，最不需要酒精的人，卻往往是最容易出現酒癮的人。酗酒和所有類型的成癮一樣，說好聽點是帶來挑戰，說難聽點是具毀滅性的。沒有歷經一番失去，並運用鐵打的意志力，是很難脫離它的掌控。

酒精就像糖，其消化過程要用到鈣，因此會奪走神經系統需要的珍貴營養素。飽受神經系統失調之苦時，你最好完全不要碰酒，或僅適量地喝。如果對酒精敏感的程度提高，容易憂鬱、焦慮或恐慌發作，請看成這事關生死，別沾酒精。它確實可能致命。請別飲用以酒精為基底的酊劑，改喝以甘油或醋製作的酊劑，或改服用藥草膠囊、喝藥草茶。

藥草浴重新賦予你的活力

許多人的壓力是集中於腦部，也就是說，壓力卡在他們的精神層面。這也許正是為什麼壓力往往會導致頭痛與心理失調。雖然無論何時泡藥草熱水浴都令人舒暢，但我特別推薦頭痛與有心理壓力的人泡藥草浴。藥草浴能由內而外地令你放鬆、準備方便，對腦部緊繃是極佳的療方。

泡澡確實比吞阿斯匹靈花時間，但其結果將令你真心滿意，且效果持久。

溫水足浴是我忙了一整天，或感覺焦慮、有壓力時，最喜愛用來放鬆的方式之一。全身上下的神經都會經過足部與手部，所以手足是我們內在的地圖。足浴能刺激良好的循環、擴張足部血管，使血流遠離頭部向下流，往往能因此緩解壓力引起的陣陣頭痛。事實上，一面拿冷敷袋敷頭部，一面將雙腳浸泡在熱水中，通常能讓偏頭痛停止。

🌿 藥草足浴

這是一種舒緩又芬芳的配方，但當然你可以任意組合手邊的藥草來放鬆自己。芥末粉、薑、鼠尾草、迷迭香，都是很好的足浴藥草。燕麥片也極佳，只要一小撮就夠了。

兩份薰衣草

一份啤酒花

一份鼠尾草

半份迷迭香

幾滴薰衣草精油（可不用）

1. 將藥草放進盛水的大鍋，蓋緊後以小火慢煮五到十分鐘。然後將藥草水倒進大盆子裡，以冷水調整溫度。足浴的水要很熱，這點很重要。水要熱到幾乎會讓你感覺不舒服，但又不致燙傷腳的程度。

2. 坐在最舒服柔軟的椅子上。緩緩將雙腳浸入水中。拿厚毛巾蓋住盆子保溫。請朋友幫你按摩雙腳、頭部、肩部很有幫助。水冷掉後，添入熱藥草茶湯。播放寧靜、放鬆的背景音樂，或聆聽四周的寂靜。泡足浴時，可以啜飲一杯洋甘菊茶或小白菊加薰衣草茶。

定期按摩

按摩是我紓解壓力的最愛方式之一。許多神經系統造成的心理緊繃會留在身體中，訓練有素的按摩師不僅有能力紓解眼前的緊繃所帶來的疼痛與難受，還能在過程中訓練身體如何釋放即將累積的緊繃。

許多人認為按摩是一種享受不起的奢侈，但在神經壓力與生活起伏不定的時候，按摩往往是善用時間與金錢的最佳方式。從溫和的瑞典式按摩到深層組織按摩，按摩的類別很多。就和大多數療法一樣，你可能必須多方嘗試、鑽研不同類別，再來決定哪種最適合你。

按摩不僅能協助舒緩肌肉緊張的身體症狀，也能影響你的內在狀況──紓解深藏在身體深處的壓力。痛苦的回憶就和實際的傷害一樣，有可能變成壓力與身體疼痛的原因。創傷、恐懼、恐慌發作、嚴重憂鬱等，在身體工作師（bodyworker）的觸摸技巧下通常會有所反應。

幾年前，我出了一場不小的車禍。雖然車裡的三個人基本上毫髮無傷，但過程中車子滾了幾圈。我的肩膀受了點傷，但當時不認為這值得大驚小怪。我們

決定不搭救護車到當地醫院，而是使用了一點「急救花精」，並決定到當地的熱水浴場泡一泡，以為這就是洗去疼痛與恐懼的所需療方。

幾週後，我的肩膀開始劇烈發痛，我認為一方面是因為車禍的壓力，一方面則是因為肌肉傷害。我試著拉伸、休息、活動、撐持肩膀，最後決定打電話給我最愛的按摩師雷森夫婦（Matthias and Andrea Reisen）。這兩位治療師是執業多年的身體工作師，專精於顱底按摩，這種身體工作形式能讓能量運行全身，協助解開造成種種堵塞的久遠記憶與模式。在三節顱底按摩後，我的肩膀不再受創傷所苦，而能解放任何殘餘的疼痛了。

要運動！

身體運動是紓解身心壓力與緊繃的一種最佳方法。如同按摩療法與泡浴，運動能幫助我們將心理的障礙與緊繃轉化到肉體上，讓肉體將它當成能量，釋放到宇宙中。

運動能確保血液順暢地流經全身各部位，有助於我們擺脫卡在頭部的諸多壓力，釋放頭部。運動是治療任何神經系統障礙時寶貴的一部分。你發現自己面對著人生變化或動盪，或備感壓力時，請務必增加自己的運動量。

從戶外運動到看電視跳有氧舞蹈、從瑜伽與伸展操到進附近健身房舉重，今日可採用的運動方式林林總總。每種身體、年齡、條件都有適合的運動計畫。你的責任是找出最適合自己的運動類型，讓你在人生中多照顧自己的那段時期，享受在你眼前展開的變化。

幾年前經歷離婚的波折時，我開始跑步。我永遠跑在同一條森林小路上，熟悉的景色令我放心。在跑步帶來的身體益處之外，我也察覺到跑步後心裡會平靜許多。但最大的好處，是我在路上結交了許多好友。我會經過同樣的植物、同樣的大樹。我每天都會停下來，和一棵巨大的古老黃樺樹說話，把我的煩惱、我當天做什麼事告訴它，運動是有幫助的，但大自然是我跑步時的夥伴，給我的協助甚至更多。

珍惜睡眠時光

在極為緊繃或神經系統出現障礙的時期，有些人會發現自己睡不好。就算睡著了，也會翻來覆去，頻頻醒來。對其他人來說，情況恰恰相反；他們會幾度陷入熟睡，似乎永遠無法完全醒來。這兩種問題都同樣起源於神經系統失衡，兩者都可以適當的營養與自然藥草療方來矯正。適量的休息與放鬆，對神經系統的健康與平衡極為重要。

每三名美國人中，就有一名曾在某段時期失眠。失眠可能是壓力、焦慮、憂鬱、心理障礙引起的，失眠會使神經系統障礙惡化，反之亦然。雖然身體僅需要幾個小時的休息就能重新充電，腦部與神經系統若如果沒有夜裡的六到八小時睡眠，就會因此受罪。

如果你失眠，以下步驟能協助你治療這個問題。但要記得，失眠僅是失衡的一個症狀，重要的是綜觀全局，找出根源矯正。

步驟一：從就寢前四個小時起，每小時飲用一次纈草加黃芩酊劑，每次四分之一茶匙。此外，也請服用鈣鎂補充劑，或喝一杯高鈣茶（見第 65 頁的食譜）。

步驟二：在睡前二十分鐘左右泡薰衣草精油浴，或到戶外走走舒暢身心。如果你走在草地上，請暫

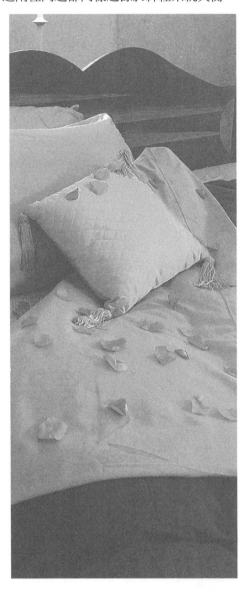

且脫掉鞋子，赤腳接觸大地。

　　步驟三：上床前一刻，喝一杯加了肉桂與蜂蜜的溫牛奶（或豆奶、杏仁奶、米漿），用來取代純牛奶，其他奶類沒有像牛奶那麼多色胺酸，但美味又撫慰人心。請將纈草加黃芩酊劑擺在床邊。然後上床睡覺。

　　步驟四：如果你夜裡醒來了，不要試著強迫自己回去睡。那是讓人身心俱疲的過程，而且沒什麼用。不如起身喝半茶匙到一茶匙的纈草加黃芩酊劑。讀一本枯燥的書，或泡三十分鐘左右的藥草熱水澡，並在泡澡時啜飲一點強力安神茶。

　　如果你長期失眠，請遵循本章建議強化你的神經系統，包括按摩、手浴、足浴、薰衣草精油浴、每日運動。請特別為你的床製作睡枕，並開始進行「治療失眠的神經處方」（見下頁）、當成日常的睡前補充劑。

睡枕

　　我最喜歡使用啤酒花的一種方式，是把它縫成一顆小香包，塞進枕頭裡。這類枕頭又稱睡枕或夢枕，數百年來都用來協助人香甜舒服地入睡。在以下的配方中，薰衣草精油能加強其他藥草的放鬆功效，並增添甜美的氣味。如果你希望夢境生動，可以再加入一份艾草。

　　一份乾洋甘菊

　　一份乾啤酒花

　　一份乾薰衣草

　　一份乾玫瑰

　　一或兩滴薰衣草精油

> **開發覺知**
> 暫時的失眠可以做為開發靈力覺知的工具。那些不尋常的清醒時刻，是寫日誌、祈禱、做一些「內在」功課的絕佳時光，白天你可能很難有餘暇做這些事。然而，如果你持續失眠，那會令你的心靈疲憊，休息仍是神經系統保持健康的要件。

混合上述藥草後，填進小枕頭或小香包中。將小香包塞進枕頭，然後入睡。

♦ 治療失眠的神經處方

在睡前飲用這種藥草飲數次極為有效。啤酒花會讓它喝起來有苦味，為了好入口，也許可以做成酊劑，但要增加其中啤酒花與纈草的分量。

三份洋甘菊

一份燕麥

一份西番蓮

一份纈草

半份啤酒花

混合上述藥草，依第 397 頁的指示泡成茶飲，睡前約三小時前起，少量多次地喝。

減少焦慮與恐慌發作

人生中總有某些時候，會因為想到自己恐懼的事而感到焦慮，不論恐懼的是真實事物還是想像事物。在一群人面前講話、第一次約會、車子直衝著你來──這些都能成為焦慮的原因。偶爾擔憂是正常的，有時更是對某個情境再清醒不過的反應；但經常感覺焦慮就是另一回事了。身體症狀包括心跳加快、呼吸加快、心神不寧、無法集中精神等。焦慮之後幾乎每每是恐慌的發作。生活在持續憂慮的狀態下，是神經系統遭受重大壓力的一個徵兆，必須盡早處理。

極端、不能掌控的恐懼，往往帶有某種懼曠症（agoraphobic）的性質，是恐慌發作的特徵。這種恐懼經常是沒有來由的。恐慌發作是在這瘋狂世界中對生活的清醒反應，身體試圖以此大聲發出清楚的警報。不幸的是，恐慌發作對人造成的傷害往往比好處多，它會侵蝕人的自信、使人顫慄、害怕、恐懼下一次的發作。

恐慌發作前的那段時間，人通常會感覺有壓力、失眠，或飲食習慣不佳。面對恐慌，最要緊的是要去找出背後的原因，對症下藥，從根本矯正問題。

如何因應焦慮與恐慌

要紓解慢性焦慮並預防恐慌發作，你必須嚴格遵循照料神經系統健康的飲食方針。要避開所有刺激神經系統的食物，尤其是興奮劑。聚焦於花菱草、啤酒花、卡瓦胡椒、香蜂草、燕麥尖、纈草等安神滋補與鎮靜的藥草。每日喝三到四杯放鬆茶。如果你感覺特別憂心忡忡，請每小時喝一次纈草酊劑，直到焦慮消退。

花精是紓解焦慮的良藥。如果你容易感到無比焦慮，請隨身攜帶適合的花精（見第 67 頁的建議）。在焦慮的徵兆冒出來時飲用。恐慌發作時，請使用「急救花精」。

高分貝的噪音往往會加強恐懼與心神不定的感受。請盡量讓自己置身於平靜的環境當中。泡溫水澡、聽舒緩身心的音樂、保持安靜，往往就是緩解過度焦慮的最佳處方。

請留意孩童的焦慮症狀，並以和成人相同的處方與療法治療；只要稍加調整劑量即可（見第 182 頁）。

❧ 香蜂草綜合茶

蜜蜂草或稱香蜂草是一種令人徹底放鬆又稍具興奮效果的藥草。它能協助解開能量堵塞與壓力，進而增加體內能量。

三份香蜂草

一份琉璃苣的花葉（可取得的話）

一份洋甘菊

一份檸檬馬鞭草

一份聖約翰草

混合上述藥草，依第397頁的指示泡成茶飲。只要需要可以隨時並大量飲用。

🌿 花菱草綜合茶

這是非常撫慰人心的安神茶，是嬰兒與兒童的完美飲品，能協助撫慰白天的憂慮。

一份花菱草的花和／或籽

一份洋甘菊

一份燕麥，取其奶綠色麥尖部分

半份藥蜀葵根

混合上述藥草，依第 397 頁的指示泡成茶飲。這是非常溫和的配方，只要需要就可大量並時時飲用。

🌿 洋甘菊茶

洋甘菊茶是放鬆身心、美味好喝的晚間飲品，能溫和舒緩焦躁的神經末梢，撫平白天的緊繃狀態。

四份洋甘菊花

三份玫瑰果

兩份香蜂草

一份琉璃苣的花葉（可取得的話）

混合上述藥草，依第 397 頁的指示泡成茶飲。只要需要即可大量並時時飲用。

克服憂鬱

憂鬱的特徵是極度悲傷，有一股絕望與死心感。這種感受是各種「缺乏因子」造成的，包括缺乏睡眠、缺乏營養、缺乏光、缺乏愛。腎上腺疲勞、體內的寒冷與溼氣、荷爾蒙與化學失衡也會造成憂鬱。

憂鬱的特徵是不同程度的失眠或嗜睡、食欲不正常（體重暴增或暴減）、失去能量，伴隨著疲勞感、思考能力下降、對生活失去興趣等。雖然憂鬱有很多

活出夢想

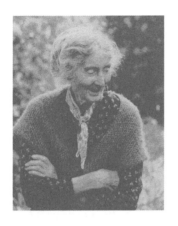

　　塔莎‧杜朵（Tasha Tudor）絕對是我遇過最啟發人心的人。她是聞名全球的插畫家與作者，不僅是藝術家，也把人生活得像藝術品一般。我相信塔莎生不逢時，所以她回到了更適合她的時代，也就是十八世紀末。她在自己身邊創造出了一個獨一無二的世界，充滿魔力與愉悅，令很有福氣獲邀踏入其中的人著迷不已。

　　我剛搬到新英格蘭不過幾年，還是那裡的新住民時，有一天收到了一個大箱子。裡面是一個裝滿各種乾花草的籃子，和塔莎邀我去喝茶的一張字條。我當然欣喜不已。時值隆冬，世界厚厚覆上了雪，我開車前往佛蒙特南部，首度拜訪她家。我記得當時以為自己走錯了時代，踏進一個截然不同的世界。眼前是一個如孩子般活潑敏捷的迷人長者。我們用她祖母或曾祖母的杯子喝茶，在火爐邊享受友誼的溫暖。喝完茶後，我們穿過那座偌大的老房子，來到溫室，走進羊舍，參觀鴿棚，再回到屋內，根本不必踏出屋外。我記得最清楚的是溫室；在嚴冬的皚皚白雪中，溫室裡充滿了綠色的生氣和植物的甜美氣息。

　　在塔莎的諸多熱情（她對許多事都很有熱情）中，最值得一提的是園藝。我認為她的鄉間住宅四周的花園，是全新英格蘭最美的花園。經過三十多年的耕耘、規劃、栽種，這些花園反映出這位啟發人心的女性是如何辛勤、懷抱著何種願景。我夢想自己在其中迷失，走出花園時，來到另一個時空。

　　這位老婦人仍自己撿柴薪、在田裡種亞麻、將亞麻編染成織物，再做成自己穿的衣服。她養了一小群羊，每天擠奶，她的羊乳起士與冰淇淋是我嚐過最可口的。雖然她自己不提，但在我的界定中，塔莎是個技藝高超的藥草師。我們在她的廚房分享了許多歡樂的下午，她那裡的藥草製品多得令人目不暇給。

　　我喜愛塔莎的精神、慷慨、精力、創造力、意志力，還有她無可挑剔的反傳統姿態。雖然很多書本、雜誌、電視節目都會提到塔莎，但她的精神比它們描繪的形象要燦爛百倍。我經常聽她引用梭羅的話：「如果人帶著自信朝夢想邁進，努力活出夢想中的人生，那他遲早會獲得出乎意料的成功。」她活出了自己的夢想，也成為其他想活出自我人生者的靈感。

複雜的原因，但藥草與充足的營養有助於改善所有類型的憂鬱。事實上，在支持性質的心理諮商外，營養支援與對生物胺（又稱單胺）的強力著重，已逐漸成為治療憂鬱症最有效的方法之一。

生物胺的假設，是將憂鬱等的生物化學失常連上體內微妙生態系統的胺基酸失衡。胺基酸是神經傳遞物質健康組成的要素，而神經傳遞物質是神經細胞之間的溝通環節。許多治療師已成功結合生物胺與其他整體療法來治療憂鬱症，成果可期。關於治療憂鬱症的生物胺療法，更深入的討論請見麥可·莫瑞（Michael T. Murray）與約瑟夫·皮佐諾（Joseph E. Pizzorno）合著的《自然醫學百科》（*Encyclopedia of Natural Medicine*）。

有時憂鬱只是因為一連串令人傷心欲絕、衝擊或威脅生命的事件所造成。憂鬱有如煙霧感應器，它是症狀而非肇因，顯示著諸事不順。所幸有助於緩解憂鬱的療法並不少。

擁抱生命與愛

在憂鬱時，我們能為自己做的最好事情就是擁抱自己，就像父母給心愛的孩子的那種充滿愛的擁抱。請在生命中創造愛，不論是愛人、愛書，甚至愛園藝、健行、駕船都可以。在萬分憂鬱的時候，與大自然連結極為重要。請盡力找出愛自己和任何人的理由。一般而言，能愛他人的人，就能獲得他人的愛。

我懷疑憂鬱是某種喚醒人的鬧鐘，表示我們正好好活著，試著清醒地回應眼

閱讀治療

憂鬱的時候可以讀這本了不起的書：湯瑪斯·摩爾（Thomas Moore）的《傾聽靈魂的聲音》（*Care of the Soul: A Guide to Cultivating Depth and Sacredness in Everyday Life*）。我發現摩爾的文字不可思議地能振奮人心。雖然這本書確實不是專門談憂鬱，但本質上是要協助人發揮靈魂的本性生活在紛擾世間的指南─是給受困精神的靈魂食糧。但請別僅止於讀一本書，任何能振奮精神、安撫靈魂的文學著作，都可拿來閱讀。

前的瘋狂情境。我發現自己最憂鬱的時候，就是我不再聆聽內心深處那首生物的神聖之歌的時候。說得簡單一點，你明白自己應該行動的時候，就要停止抗拒，立刻行動。請跟著你的心走，那是通往靈魂的路徑。

聖約翰草補充劑

聖約翰草是最有潛力治療憂鬱的藥草。雖然在市面上，它被包裝得像是近

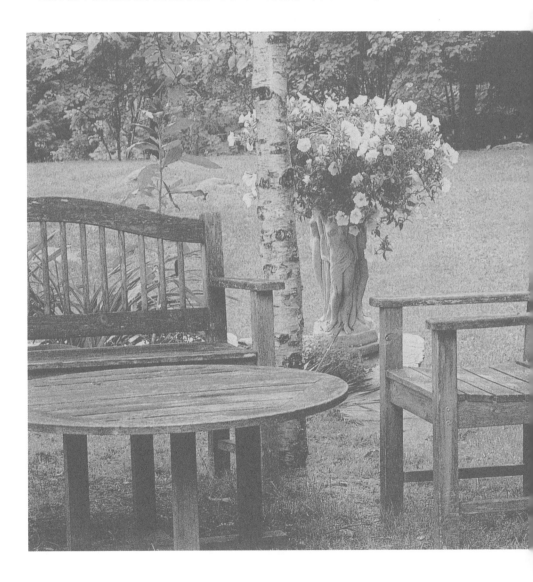

年新發現的藥草，但其實人們用聖約翰草治療憂鬱、焦慮、神經傷害已有多個世紀。有趣的是，美國大眾醒悟並發現聖約翰草的同時，他們也像吃糖般大量服用著當紅的抗憂鬱藥。至少這種藥草對選擇以不同方法面對神經壓力的人來說，是一種有效的另類療方。

聖約翰草對輕微憂鬱的人最有效，但也能做為飲食、心理諮商、運動等整體計畫的一環，用來治療臨床病例。請每日三到四次、每次服用半茶匙的酊劑，或每日服用三次、每次兩顆膠囊。許多人推薦使用標準化為〇‧三％的金絲桃素[4]萃取液，但我發現只要製作得宜，全株植物的萃取液效用一樣出色。聖約翰草確實有掃除烏雲的能力，但無法立即生效；請使用三到四週後再來評判它是否有效。

鞏固並加強神經系統

要打破憂鬱狀態，你必須強化神經系統，讓神經系統成為能量的絕佳接收與散播者，那正是它的功能。請參見「促進健康安適的超級食物」一節（第30頁），在飲食中著重攝取更多鈣與B群。每日飲用三杯高鈣茶（第65頁）、養神滋補配方#1或#2（第64、65頁），或是三杯治療憂鬱的神經配方（下頁）。

請聚焦於可治療憂鬱與悲傷的藥草，例如薰衣草、香蜂草、燕麥、聖約翰草。聖約翰草抗憂鬱的盛名，使其他重要的安神藥草相形失色，但燕麥（葉尖、莖、燕麥片）其實也是可治療憂鬱與焦慮的神奇藥草。這類藥草能緩慢但穩定地鞏固神經髓鞘，減輕壓力與焦躁。西番蓮是另一種可治療神經緊張的藥草，能加強並調理整個神經系統。請混合香蜂草、燕麥、聖約翰草，泡一杯絕佳的抗憂鬱茶。纈草有助於調節睡眠，南非醉茄、黃耆、人參、光果甘草則能深入細胞，由內而外地賦予系統活力。

請在晚上泡薰衣草與香蜂草浴。如果你的庭院有種植，請採一些玫瑰與琉璃苣花放進泡澡水中。藥草浴能撫慰疲憊的靈魂。你甚至可以考慮在庭院中擺一個戶外浴缸。浸泡在撒滿花瓣的浴缸，置身於庭院的花草中，你很難一直憂鬱

---

4. 聖約翰草屬於金絲桃屬植物。

下去。無論時間有多短，這類從俗世紛擾中的偷閒，能帶來怡人的舒緩功效。

🌿 治療憂鬱的神經配方

二份洋甘菊

一份琉璃苣（可取得的話）

一份香蜂草

半份薰衣草花

半份玫瑰

混合上述藥草，依第 397 頁的指示泡成茶飲。每天喝三次，一次一杯。

實行全身保健計畫

憂鬱雖然往往與失落及情緒連在一起，但也許和體內的化學失衡更息息相關，可以用各種藥草、補充劑、休息、飲食、運動來改善。適當的飲食能帶來莫大的改變；在憂鬱與焦慮的時期，請尋找整體療法從業人員，請他幫助你打造一個營養補充計畫，支持你度過這個疾病的關鍵階段。

每個治療憂鬱的計畫都少不了運動。請找出你能持之以恆的習慣。雖然上健身房運動很好，但沒有什麼比與大自然互動更能振奮你的精神：請在大自然中散步、健行、騎單車、划小舟。將你的煩心事帶給大地之母和偉大的大自然療癒之靈。

請讓按摩成為你的每日習慣。有時接受外界的款待也有助於治療問題的根源。

使用花精

花精有治療憂鬱的強力功效，即使你不確定問題的核心在哪裡，它也能直抵源頭。請找出你所在地區的花精專家，預約諮詢，或找一本出色著作，跟著其中的步驟找出你需要的花精。請見第 67 頁的花精清單，了解哪些是治療神經系統障礙最獲推崇的藥草。

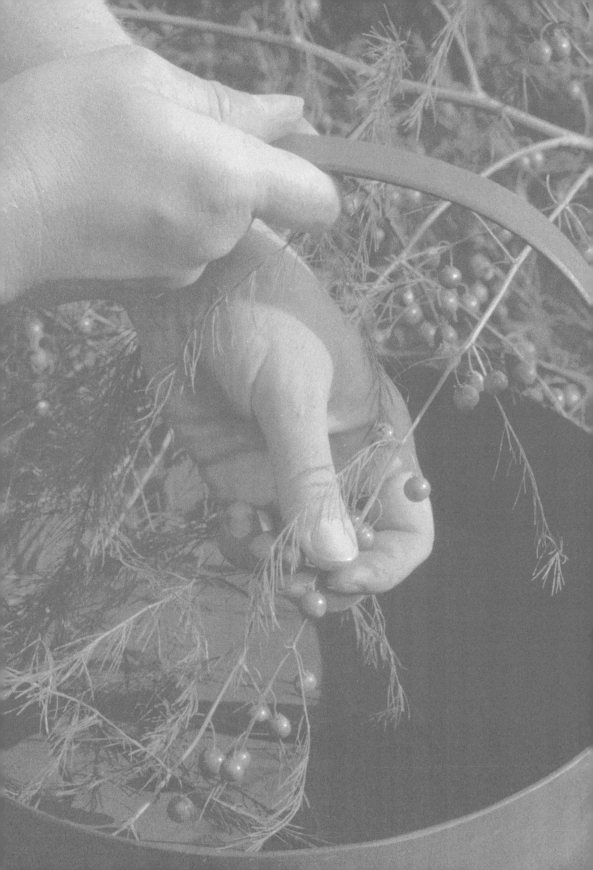

第 4 章　日常病痛的居家療法

Home Remedies for Everyday Ailments

在過去，受傷與疾病如果不是由家裡的人處理，就是由社區的治療師或藥草師治療。然而，今日要在令人眼花撩亂的保健傳統、技術、型態中做選擇，可能並不容易。當你或家人生病或受傷，最負責、明智的行動是什麼？應該上醫院嗎？致電給整體療法從業人員請益？還是先看看居家護理有何效果再說？當然，每次的情況不同。有時抗生素和就醫可能較適當，有時藥草療法與居家照護可能才是最負責的做法。但要如何判別？

我的原則是：如果你祖母在家裡處理了這個問題，那麼你也可以這麼做。我了解這麼說很籠統，其中當然有許多例外。不過，如果清楚如何運用，藥草確實可提供我們驚人的療癒效果。雖然藥草可有效治療複雜、有時甚至威脅生命的健康狀況，也確實有人這麼做，但藥草在居家照顧系統中才最能發光發熱。你鑽研並與植物結緣後，便能仰賴植物和自己來因應你與家人遇到的大多數病痛。

藥草療法 vs. 對抗療法

藥草療法與西方對抗醫學往往看似水火不容，但其實是互補的，可以天衣無縫地彼此配合，增加達到並維持身心安康的可能性。雖然有些效力最強的藥草不應與對抗療法的藥物合併使用，但藥草大多並不干擾藥物的作用，可以用來支持或加強對抗療法的治療。

對抗療法的藥物能積極殺死細菌與病毒，藥草則能增強並修復身體系統。對抗療法一般有特定療程，藥草則是透過複雜的生物化學過程，周詳考量人的全身上下，增強你的全身功能。如果方法正確，藥草不會干擾身體的內在和諧感，所以可說副作用少之又少，甚至毫無副作用。事實上，把藥草療法當成化學藥

物的補充療法來進行，往往能協助消除或減輕藥物的副作用。

　　藥草醫學不同於對抗醫學，是一種預防永遠大於治療的醫學。藥草能鞏固並加強身體的天然免疫力與防禦機制。藥草能深入細胞，由內而外地滋養全身的內在生態環境。

　　人體能辨認並善用植物的藥性，是因為我們已和植物一起在這星球上演化了幾百萬年，我們每分每秒都呼吸著它們的氣息，享用它們提供的食物，汲取它們在我們身邊創造的美。

何時使用藥草

　　每種需要醫療的情況都是不同的。但以下是辨認藥草療法較對抗療法好的一些指引：

　　做為預防性藥物。藥草鞏固並加強身體自然免疫力與防禦機制的功效，是無與倫比的。藥草也是強力適應原，能增加人體適應不斷變化的環境與日益沉重的生活壓力的能力。我們的身體很熟悉藥草，能辨認藥草並有效率地運用。每日使用藥草能預防病痛發生。

　　在大多數非緊急醫療情況使用。瘀傷、發炎、扭傷、割傷、傷風、低燒、燒燙傷等日常問題，對藥草療法的反應甚佳。在無法取得醫療協助或等候醫療協助期間，藥草也能成為緊急情況的有效急救療法。

　　做為治療性藥物。罹患如癌症、愛滋病與其他自體免疫失調疾病等重病，而你選擇接受較激進的療法時，草藥可做為出色的次要治療用藥，它能支持並補充你的生命能量。藥草與對抗療法藥物在這類重大情況中可相輔相成，相得益彰。

藥草與藥物並用

如果你有在服用任何形式的處方藥，請先諮詢醫療從業人員（熟悉自然療法者較佳）再使用藥草。有些藥草功效甚強，與處方藥同時使用時可能會造成不良反應。

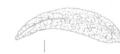

何時尋求協助

　　我在本書中提出的，是我發現對影響人類的常見疾病效果最佳的療方。大多數的病症、失衡與傷害，對營養、休息及這類溫和的自然療法反應良好。如果你的身體並未做出適當反應，或在這類情況下對自然療法的反應不夠迅速，請諮詢執業醫師，最好是對整體療法有興趣與知識的醫師。當然，在緊急或威脅生命的情況下，請盡快就醫看診或掛急診。

足癬

　　足癬是指腳受真菌感染，往往很癢，還可能擴散到手上。要治療足癬，保持雙腳乾燥、襪子乾淨很重要，盡量不要常穿鞋，或盡量穿涼鞋，讓雙腳通風。

　　這類常見感染有幾種治療方法。請將茶樹精油直接噴灑在患部看看。一週中可抽出幾晚，將腳泡入浸有木餾油灌木與茶樹精油的熱水中。或是試試以下配方。

❧ 抗真菌粉

　　這是一種有效且製作容易的藥粉。請僅使用有機栽種的金印草，如果找不到，請從配方中拿掉。

半杯化妝品等級高嶺土或葛粉

一大匙木餾油灌木粉

一大匙黑胡桃殼

一茶匙有機栽種的金印草粉

一茶匙茶樹精油

　　混合各種藥草粉，滴入茶樹精油並充分攪勻。待溶液變乾後放進搖搖瓶，置於陰涼處。一天塗抹一到兩次。

🍁 抗真菌軟膏

這是專門治療足癬的藥膏，對乾裂部位、病變、龜裂特別有效。我已經用這種軟膏治好了其他真菌感染，對動物身上的疥癬也很有效。如果你找不到有機栽種的金印草，直接從配方中拿掉就可以了。

兩份木餾油灌木

兩份黑胡桃殼

一份有機栽種的金印草

一份沒藥

一份紫錐菊

幾滴茶樹精油

請按第 401 頁的指示製作藥膏。每天早晚各塗一次。

燒燙傷

火、陽光、化學藥劑都可能造成燒燙傷。一、二級的燒燙傷通常在家就能有效治療，但你務必保持傷口乾淨，以免感染。如果有感染的情形，請尋求醫療諮詢。三級燒燙傷請務必尋求醫療協助。

要治療燒燙傷，請先冷卻傷口，才能「滅火」。將燒燙傷的部位浸入冰水中，或將沾滿蘋果醋的紗布敷在傷口上三十分鐘以上。接著，請選擇以下一或多種方法治療：

●將兩、三滴胡椒薄荷精油滴入四分之一杯蜂蜜中，做成冰涼的消毒藥膏後，塗抹在傷口上。

●塗抹蘆薈凝膠，因為它清涼、可消毒並治療燒燙傷。

●飲用纈草酊劑以協助緩解疼痛（見第 395 頁的劑量指南）。

●上顎被食物燙傷時，以滑榆、蜂蜜做成的藥丸（見第 403 頁的指示）來治療燙傷並緩解疼痛。

●塗抹聖約翰草軟膏（請見次頁配方），有助於治療任何種類的神經末梢

損傷。

☘ 聖約翰草軟膏

局部塗抹聖約翰草軟膏或聖約翰草油，特別有助於治療燒燙傷。這種特別的軟膏也是疹子、割傷、外傷的絕佳萬用軟膏。我在一九七四年首度製作這種配方，因為十分有效，所以時而製作至今。

一份金盞花的花

一份康復力葉

一份聖約翰草（花葉）

請依第 401 頁的指示製作藥膏。每天塗抹患部兩、三次。

感冒與流感

傷風感冒是指上呼吸道受感染，往往影響著喉嚨。眼睛、鼻子和頭部。臥床休息永遠是治療這類疾病的良方，但也不是永遠管用，還有其他許多隨手可得又平價的療法。

要從傷風感冒中康復，請吃清淡一點，避開所有乳製品和會導致體內產生更多分泌物的食物，例如糖和橘子汁。飲食要簡單、溫熱。熱清湯是治療感冒的

用途多樣的蘆薈

新鮮蘆薈凝膠很容易收集。請從植物體小心切下肉質葉片（切口處會釋出透明凝膠，幾小時後便會自行乾燥）。縱切葉片（僅取你一次使用的蘆薈凝膠量）挖出葉片內的凝膠後，將表皮刮乾淨。蘆薈凝膠可直接塗抹於任何燒燙傷、外傷或發疹部位。如果你用不完整段葉片，請拿保鮮膜將剩下的部分包起來，放進冰箱貯藏，可保存數個月。

請注意：千萬不要塗抹蘆薈凝膠在感染葡萄球菌的部位，它會鎖住細菌，製造出完美的培養環境，助長葡萄球菌增生。

不二選擇，請一天中時時飲用。湯中請加入黃耆與紫錐菊等藥草。當然也要多吃洋蔥與大蒜，那是大自然治療傷風感冒的最佳良藥。傳統咖哩混合了薑黃與辣椒等藥草，能刺激並活化免疫系統。炒洋蔥片、整瓣大蒜，加上許多咖哩粉，味道將如珍饈，不僅能清鼻竇，更能有效克服感冒或流感病毒。

請一天喝幾杯西洋蓍草、胡椒薄荷、接骨木泡成的茶（古老的羅姆人配方），或薑磨泥後加入蜂蜜、檸檬泡成的熱薑茶。要多來點活力，通常我會加一點辣椒到薑茶裡。兩種配方都有助於出汗驅寒。

🍁 衝冠蘋果醋

這是另一個我偏愛的配方，有效、容易製作、可口，但不適合心臟虛弱的人。請在季節轉涼前做好一定分量。

> 三十克醋
>
> 一顆洋蔥、切碎
>
> 一顆大蒜、剝皮切碎
>
> 四分之一杯刨成絲的新鮮辣根
>
> 兩大匙薑黃粉
>
> 辣椒
>
> 一杯蜂蜜（多少加一點調味）

1. 混合醋、辣根、洋蔥、大蒜、薑黃、一兩撮辣椒。蓋上蓋子後，放在溫暖的地方靜置三到四週。
2. 濾出殘渣，加入蜂蜜，倒回瓶中冷藏。一有感冒徵兆就服用一到兩大匙，並持續一整天（每兩、三小時左右喝一次），直到症狀緩解。

驅寒配方

請在季節轉涼前自製紫錐菊酊劑（見第 401 頁的指示）。要以紫錐菊防寒，你必須在有染病徵兆一開始，每三十分鐘就喝半茶匙酊劑。如果你已經感冒了，那請每兩小時喝一茶匙酊劑。

結膜炎

結膜炎是一種傳染性很強的炎症，會導致眼睛紅腫發癢。人們通常會因為癢而揉眼睛，又不假思索地去揉另一隻眼睛，導致雙眼均受感染。

結膜炎往往發生在免疫系統較差的人身上。請使用紫錐菊酊劑來加強天然免疫力。每小時服用半茶匙到一茶匙，症狀緩解後就減少劑量。

如果嚴重發癢發炎，請拿等量的洋甘菊、薰衣草、香蜂草泡成茶；一天喝數杯。一天喝數次繢草酊劑、每次一茶匙，可加強其舒緩與解痛功效。

✿ 藥草洗眼液

請使用這種洗眼液來治療結膜炎，不用抗生素。務必將液體過濾乾淨，你不會希望藥草的碎渣留在水中。如果喜歡，你也可以將下列藥草加少量溫水攪成糊，塗抹在紗布上，再拿來敷眼睛。

一大匙康復力根（comfrey root，聚合草）粉

一茶匙有機栽種的金印草粉

一杯沸水

1. 混合上述藥草與水後，用兩三層細棉布或細咖啡濾紙濾掉藥草。將洗眼液置於常溫下冷卻。
2. 使用洗眼杯或滴管，每日以洗眼液洗眼數次，直到症狀緩解。通常四、五天便可見效。

便祕

藥草是排便次數不多或困難時的最佳療方。我不建議以對抗療法來治療便祕；對抗療法的目的不是要矯正病況，而是治療症狀。如果你是長期便祕，請諮詢整體療法從業人員。

如果你沒有每天至少固定排便一次，那就是有便祕。你必須盡力排除可能導

致這個問題的飲食因素。起士、義大利麵、麵包，僅是其中幾樣經常引起便祕的食物。對許多人來說，壓力與緊繃是便祕的主因；運動永遠有助於紓解這類情況。脫水也可能導致便祕；請每天喝六到八杯純水。

可每日服用的一種良方，是將一大匙車前子籽、一茶匙亞麻籽磨碎混合，加入穀物、沙拉或其他食物中。食用這兩種種子時，請每天務必喝數杯的水。

🍂 皺葉酸模便祕療方

我發現皺葉酸模是治療便祕的上選，不會造成任何依賴問題。

兩份皺葉酸模根

一份西洋蒲公英根

一份光果甘草根

混合上述藥草，依第 397 頁的指示煎煮成汁。一天喝三杯。

🍂 急救便祕療方

偶爾你需要一個好療方來讓排便更順暢時，請試試這種療方。不過請別定期使用，因為番瀉葉與美鼠李效力頗強，太常使用可能會造成依賴。

四份茴香籽

三份光果甘草根

兩份皺葉酸模根

一份美鼠李

一份車前子籽

一份番瀉葉

混合上述藥草，依第 397 頁的指示煎煮成汁。先喝一兩杯試試，需要的話再增加劑量。

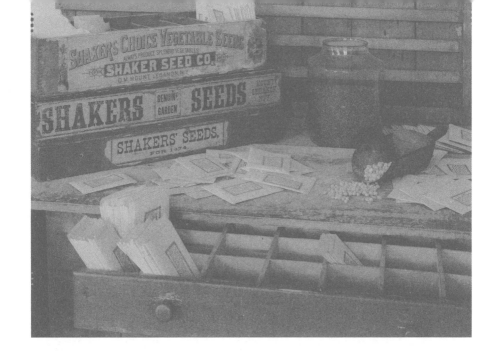

割傷與其他外傷

雖然不總是如此，但病變、開放傷口、表皮割傷往往會伴隨著流血與疼痛。很大或很深的傷口需要醫療協助，但小割傷在家治療即可。

請以金縷梅、茶樹精油製作的抗菌溶液（每杯金縷梅精使用六到八滴茶樹精油）來清洗所有切口與傷口。必要時，可以克羅斯消毒搽劑（見次頁配方）來消毒傷口。

要止血，請拿敷劑或紗布蓋住傷口，直到不再流血。薺菜與西洋蓍草的止血功效一流，乾淨的蜘蛛網也是（不論你相不相信）。只要將蜘蛛網當成敷布使用即可，但務必先移開網上的任何蜘蛛。

如果傷口裡有碎片，請將傷部浸入泡有硫酸鎂（瀉鹽）的水中，或直接將一包礦泥（綠礦泥或紅礦泥）厚敷在傷部。一天中更換一兩次，直到能輕易除去碎片為止。然後，以克羅斯消毒搽劑或類似處方來消毒該部位。

妥善清理好傷口、周圍部位也消毒過後，請塗抹聖約翰草軟膏（見第 89 頁配方）。拿紗布繃帶或棉絨布包紮傷口，以保持其清潔。如果傷口很痛，可以喝一杯香蜂草、纈草、洋甘菊泡成的茶或酊劑，有助於舒緩神經。

🍃 克羅斯消毒搽劑

這是一種非常古老、效力很強的配方，也是你手邊所能擁有最好的消毒劑。這種搽劑最早是由著名的老藥草師傑斯羅・克羅斯（Jethro Kloss）博士所調製，能有效減輕肌肉發炎、清理傷口、舒緩蟲咬的不適。

如果你找不到有機栽種的金印草，請以木餾油灌木或奧勒岡葡萄根來替代。

三十克紫錐菊粉

三十克有機栽種的金印草粉

三十克沒藥粉

七克辣椒粉

四百七十毫升消毒用酒精

1. 將上述藥粉放進瓶子，倒進消毒用酒精（可食用等級的酒精亦可，但消毒用酒精似乎效果最佳），要溢出藥粉五公分之多。蓋緊密封蓋。將消毒水放在溫暖的地方，靜置四個禮拜。
2. 濾出藥草並倒回瓶子。在瓶外清楚標示「僅供外用」。

🍃 金印草軟膏

這種軟膏在需要止血、消毒時很有用，也能用來當成潤膚劑。如果無法取得有機種植的金印草，請以木餾油灌木替代。

一份有機栽種的金印草

一份沒藥膠

依第 401 頁的指示製作藥膏。

腹瀉

腹瀉是最常見的毛病之一，特徵是排出不成形的稀糞。感染、飲食不均衡、甚至壓力，都可能導致腹瀉。雖然每個人或多或少都腹瀉過，但如果你長期拉

肚子，就應尋求醫師協助。

治療腹瀉的天然療方如下：

● **黑莓根酊劑**。黑莓根酊劑是我因應腹瀉的最愛處方。一有腹瀉徵兆，就請每三十分鐘喝半茶匙酊劑，直到症狀緩解。你可能必須自行製作這種酊劑，因為藥草店很少販售；請依第 401 頁的指示製作酊劑。

● **止血藥草**。如果你無法取得黑莓根，可以換成白橡樹皮、金縷梅樹皮（非藥草店賣的金縷梅精）或覆盆子葉等強力止血藥草。一撮紅茶也有用。

● **膠質藥草**。使用藥蜀葵、光果甘草、滑榆等膠質藥草來做酊劑，可舒緩腸躁現象。使用兩份黑莓根、一份光果甘草根來泡茶，可加強酊劑功效。每天喝三到四杯。如果腹瀉仍不止，請將木餾油灌木或有機栽種的金印草加入茶中。你也可以將滑榆混入燕麥片粥，做成舒緩、不刺激又可食用的療方。

腹瀉時要喝足量的水，這是基本要件，不然很容易脫水，使問題惡化。請特別小心拉肚子的孩童，務必確保他們喝的水量足夠（除了藥茶之外，一天還要喝數杯水）。

耳痛

耳痛是耳朵內外受到感染所致，特徵是疼痛、發紅，有時外耳四周會發癢。如果疼痛嚴重或持續不斷，請諮詢醫師，最好是熟悉自然療法的醫師。

一般而言，耳痛會伴隨著傷風感冒。請治療相關症狀（見第 89 頁），避開會使耳膜充血的食物，乳製品、糖、柑橘類產品（檸檬與葡萄柚除外）是主要禍首。接著，請試試以下療方：

● **熱洋蔥袋**。熱洋蔥袋是一種確實有效的古早療方。請將炒過的熱洋蔥包在絨布裡，直接覆於雙耳上（也可以一次一耳）。需要的話就再度加熱。請敷在耳上三十到四十五分鐘，盡可能敷久一點。

● **熱鹽袋**。如果洋蔥袋不管用，請取一些鹽放進鑄鐵鍋中加熱；鹽熱到燙手時，將它倒進洗碗布或棉布裡。小心摺疊，以免燙傷自己。使用其他布巾來隔熱，然後敷在耳朵上起碼三十分鐘。請兩耳都敷。

●**紫錐菊**。一天飲用數次半茶匙到一茶匙的紫錐菊酊劑,可活化免疫系統。治療兒童耳痛的更多資訊,請見第 196 頁。

治療游泳耳（外耳炎）

游泳耳是一種耳膜進水造成的耳部感染。這種病症對油類療方的反應不佳。所以請取茶樹或薰衣草精油各數滴,滴入四分之一杯的消毒用酒精。搖勻後,拿滴管滴進耳裡,兩耳各幾滴。然後按摩外耳。一天重複數次,直到症狀緩解。熱鹽袋也有幫助。

♣ 大蒜－毛蕊花油

這是治療耳朵感染的絕佳妙方,能紓解疼痛,協助清除感染。毛蕊花的花朵不容易買到,所以夏秋時節請採集數朵,大多數天然食品店也會賣現成的大蒜－毛蕊花油。

兩到三大匙切碎的大蒜

兩到三大匙毛蕊花

特級初榨橄欖油

1. 將大蒜與毛蕊花放進雙層鍋或小平底鍋,倒入剛好淹過藥草的橄欖油。以微火加熱二十或三十分鐘。
2. 仔細濾掉殘渣;通常我會拿製乳酪紗布鋪在細金屬網篩上過濾。然後將油倒進玻璃密封罐,放進冰箱貯藏。
3. 使用時,拿茶匙舀油,在燭火或瓦斯爐上加熱。只要熱到和體溫一樣高(和常溫差不多)即可。
4. 以滴管吸油,滴三、四滴到耳裡。然後按摩外耳與底部四周。
5. 每三十分鐘滴用這種溫藥草油一次,若有需要,頻繁使用亦無妨。多餘的油幾分鐘內會自行流出。

發燒

　　攝氏三十七度是人類的理想體溫,只要體溫高於這個溫度,就可視為發燒。發燒是免疫系統阻止感染與疾病的自然防禦反應。然而,高燒可能有危險,應由你的家庭醫師來治療。低燒則可自行在家治療。

　　保溫。請泡一大壺薑加檸檬茶,或混合胡椒薄荷、接骨木、西洋蓍草等泡茶;請在冒著熱氣時喝幾杯。接著把自己裹進毯子裡,蓋上被單,出汗之後,感染就會痊癒。

　　喝水。發燒時要喝大量液體,避開會脫水的飲食,例如咖啡、紅茶、汽水等。

　　紫錐菊。喝半茶匙到一茶匙的紫錐菊酊劑,一天數次,以增強免疫系統。

　　貓薄荷灌腸劑。貓薄荷灌腸劑是退燒與補充全身水分的最佳技巧之一,對兒童尤其如此。你需要一只大小適中的灌腸袋,管上附有壓力調節器。對嬰兒與兒童,請務必使用相應尺寸的灌腸袋。使用灌腸劑前請先諮詢醫療從業人員,且只在無法吸收液體的極端情況下才使用。請見第 199 頁的指示。

　　冷毛巾。在浸過冷水的幾條毛巾上滴幾滴薰衣草精油,將額頭與腳裹在毛巾裡。

　　冷敷被墊。冷敷被墊是治療發燒的最佳方法之一,可為全身補水,並改善循環。

　　冷敷被墊要鋪在床上,所以要加塑膠布防護。請將床單泡進一大池冷水或微溫的水中。在水中滴入或在床單上噴灑薰衣草、尤加利、茶樹、白千層(cajeput)、松樹、雪松精油,以促進冷敷的治療功效。把整張床單扭乾,擺在塑膠布上。請病人躺在床單中央,從脖子到腳趾統統裹起來——只留頭露在外面。再將微溫的溼布擺在額頭上。

　　這種療法應僅進行十五到二十分鐘就好。請勿讓病人受涼,務必使室內保持

何時該就診

成人如果發燒到攝氏四十度以上,兒童發燒數天不退或燒到三十八・三度以上,便應就醫。

暖和。結束後，請給病人一大杯暖呼呼的薑茶，讓他直接窩進溫暖舒服的床鋪。

頭痛

頭痛公認是人類最常見的病痛之一。單是在美國，治療頭痛每年就要花費十億美元醫藥費。頭痛是許多問題的結果，包括低血糖、便祕、血液中的毒性、過敏、睡眠不足、眼壓、心理壓力、情緒緊繃等。在罕見情況下，頭痛也顯示著更深層的問題，例如腦部腫瘤等，但在大多數情況下，頭痛僅是身體對心理壓力過大做出的不滿反應。雖然市面上有幾百種藥物保證能立即緩解頭痛，但仍必須找出頭痛的肇因，才能治標也治本。

頭痛分成三大範疇：血管性頭痛，是頭部血管擴張造成的；緊張性頭痛，是頭皮、頸部、頭部肌肉的收縮或緊繃造成的；混合型頭痛，結合了血管性與緊張性頭痛兩種。

血管性頭痛

血管性頭痛一般來說是吃太多冷食、體內條件過酸所致，冰淇淋、冷飲、酒精、甜食等，都容易激發血管性頭痛。

要擺脫血管性頭痛，請迅速以含鹽、收縮血管的食物如紫蘇梅（在天然食品店與一般商店、大賣場都買得到）、鹽醃橄欖、一杯味噌湯，或一杯強力的鹼性茶飲等，增添食物中的鹽。只要妥善治療，血管性頭痛可在十五到六分鐘內緩解。

🍃 治療血管性頭痛的鹼性藥草飲

三份西洋蒲公英根

兩份牛蒡根

一份皺葉酸模根

黃芩或纈草酊劑

混合上述藥草，依第 397 頁的指示煎煮成汁。四分之一杯的茶配上四分之一茶匙的黃芩或纈草酊劑，每三十分鐘喝一次，直到症狀緩解。

緊張性頭痛

緊張性頭痛通常是壓力、緊繃、熱、缺少液體或食物、低血糖、食物過鹹、用腦過度等導致。下次你有頭痛時，請試著辨認你出現頭痛症狀前，最後是吃了什麼，或從事什麼活動，這有助於你判定採用什麼療法最好。

治療緊張性頭痛可能比血管性頭痛更花時間，有時要二十四小時才有反應。治療方法包括以冷飲與涼、甜、酸的食物來平衡體內收縮血管的條件。這類食物包括蘋果汁加上檸檬汁、不加糖的蔓越莓汁、蘋果醬加上檸檬汁，還有常溫藥草茶如洋甘菊茶、香蜂草茶加檸檬等。

改變活動型態，是治療緊張性頭痛最有效的居家療法之一。如果頭痛是在久坐活動中產生的，例如開好幾個小時的車、坐在電腦前工作、長時間開會等，請在休息時多多走動。請快走、慢跑，或找出其他能積極活動身體的方法。

一般頭痛療方

無論是血管性或緊張性頭痛，頭痛大多能在簡單的照料下改善。請試試以下任一種或全部方法來治療。

薰衣草油浴。 泡澡能舒緩身心，請將薰衣草精油滴入泡澡水中，能加強鎮靜效果。如果沒辦法全身泡澡，請使用薰衣草精油或第 71 頁的配方進行熱水

反覆頭痛是一種警訊

反覆頭痛表示你有深層的健康問題要解決。請先檢視自己的生活型態。過敏也可能是造成反覆頭痛的原因。是不是你吃的食物引起了體內的化學反應？你是否對花粉、黴菌、草或其他自然物質過敏？消化不良或腸道感染在敏感的人身上會造成頭痛。你的飲食健康嗎？你有規律排便嗎？你的消化系統運作正常嗎？如果頭痛持續或反覆發作，請諮詢你的醫師。

藥草足浴。如果能請人在你泡腳時按摩你的肩膀，那你很快就能告別頭痛。你也可以拿冷毛巾噴上薰衣草精油，把頭包起來，同時喝一杯溫安神茶，例如黃芩、小白菊、洋甘菊泡成的茶飲。

纈草酊劑。纈草酊劑治療與壓力相關的頭痛效果絕佳。請每三十分鐘服用四分之一茶匙的酊劑，直到症狀緩解。如果你偏好稀釋酊劑，請將四分之一茶匙的纈草酊劑倒入溫洋甘菊茶或水中飲用。

菸鹼醯胺。這種維生素 B 對許多頭痛的人非常有效。請每天服用三次，每次一百毫克。

藥草茶。飲用藥草茶治頭痛，不僅能使你獲得藥草的療效，還有助於為全身補水──脫水是頭痛的首要肇因之一。

🍂 頭痛茶

這是我用來治療頭痛時最喜歡泡的茶。也可以做成很好的酊劑。搭配薰衣草精油熱水浴來使用，功效尤佳。

> 兩份香蜂草
>
> 一份小白菊
>
> 一份薰衣草

混合上述藥草，依第 397 頁的指示泡成茶飲。每三十分鐘喝四分之一杯，直到頭痛消退。

要製作酊劑，請混合上述藥草，依第 401 頁的指示製作。每日三次、一次喝四分之一茶匙的酊劑。

🍂 治療頭痛的神經配方

單是喝一杯溫茶往往就能舒緩頭痛。飲用以下的茶，能讓你感覺更舒暢。洋甘菊與香蜂草能舒緩神經系統，黃芩能放鬆你過於焦慮的心，西番蓮則能使精神平靜。

三份洋甘菊

三份香蜂草

一份西番蓮

一份黃芩

混合上述藥草，依第397頁的指示泡成茶飲。每小時喝半杯，直到症狀緩解。

🍂 黃芩頭痛緩解茶

黃芩是治療頭痛、紓解神經壓力的絕佳藥草。

兩份香蜂草

兩份黃芩

一份洋甘菊

一份小白菊

混合上述藥草，依第397頁的指示泡成茶飲。每三十分鐘至少喝四分之一杯，直到頭痛症狀消除。

🍂 克羅斯的著名解痙酊劑

以下的頭痛處方是二十世紀初著名藥草醫師克羅斯的最愛療方。

一份黑升麻根

一顆北美山梗菜籽或一片葉

一份沒藥樹脂

一份美黃芩葉

一份臭菘葉（skunk cabbage leaf，地湧金蓮葉）

一份纈草根

四分之一份辣椒

白蘭地或伏特加（酒精濃度 40%）

1. 混合上述藥草，放進廣口夸脫瓶。倒入白蘭地或伏特加，淹過藥草三到五公分。蓋上密封蓋後，將瓶子放在溫暖陰涼處四到六週。期間偶爾搖一搖瓶子，以免藥草黏在底部。
2. 濾掉藥草後，將液體裝回瓶子。使用時，取四分之一茶匙的酊劑加溫水或茶稀釋，每三十分鐘喝一次（更常飲用亦可），直到症狀緩解。

偏頭痛

　　偏頭痛類似緊張性頭痛，因為它也是血管收縮造成的，同樣是因為失衡導致，但偏頭痛嚴重得多，且往往會反覆發作，所以也較難改善。偏頭痛是身體給腦部的信號，表示它已經忍耐到極限；通常是發生在自我要求高的人身上。

　　偏頭痛與遺傳組成有關，但更常是過敏、緊繃、免疫抑制或上述因素結合的結果。在過敏的病例中，造成過敏的食物也許不是造成偏頭痛的直接原因，因為症狀通常要到數小時後才會出現。營養（或缺乏營養）在偏頭痛的發生與治療中也有著重要作用，請依緩解緊張性頭痛的飲食建議來緩解。

　　雖然偏頭痛也有分類別，但其症狀與肇因相近，治療方法也多半相同。許多因應偏頭痛的市售成藥也許有有害的副作用，雖然能暫時紓解，但無法治癒偏頭痛。一般只能透過認真而長期地改變致病的生活模式，才能改善這個毛病。

以小白菊治療偏頭痛

小白菊是解除偏頭痛成功率最高的藥草。它無法「迅速搞定」頭痛；與其說能治療偏頭痛的各活躍階段，小白菊的預防較治療功效更佳。

如果你有種植小白菊，請每天吃一兩片葉子。你也可以把小白菊晒乾後泡茶，每天喝一兩杯。我推薦你搭配薰衣草，將兩者製成酊劑，每天喝一茶匙，便可預防偏頭痛。

要讓小白菊生效，你必須連續使用三個月以上，且小白菊的品質必須要好。可能的話，請使用有機栽種的小白菊。

小白菊通常沒有副作用，但孕婦不應服用。如果經期來時服用小白菊有經痛或經血過多的情形，就應停止服用。

結合上述紓解緊張性頭痛的諸多建議，將有助於改善問題。此外，請將以下的維生素療方納入你的治療計畫：一有偏頭痛徵兆，就開始服用菸鹼醯胺，每日三百毫克；維生素 B_6，每日兩百毫克；蘆丁，每日兩百毫克。將劑量分裝好，白天時分兩、三次服用。

在症狀出現時服用 Alacer 品牌的益滿喜（Emergen-C，大多數天然食品店都找得到），也十分有助於預防偏頭痛的發生，請一天沖泡兩包（共兩千毫克）。

某些類型的偏頭痛對有效劑量的咖啡因，反應出奇地好。在緊張性頭痛中，血管會收縮，壓力累積在頭部；咖啡因能擴張微血管，促使血液衝過血管。我曾數次見證這種療方的強力效果。你感覺偏頭痛快出現時，請將半茶匙的瓜拿納（富含咖啡因的藥草）混入兩包 Alacer 的益滿喜中。有必要的話便重複使用。如果無法取得瓜拿納，請喝大量咖啡。你可能會因此精神亢奮，但通常能避免頭痛。

胃灼熱

這種位在胸骨後方的不快灼熱感（有時伴隨著口裡的硫磺味）是食道或上胃部痙攣與激躁造成。胃灼熱是你以某種方式造成胃部不適的清楚徵兆。壓力、吃太多、吃得太油膩，都是造成胃灼熱的常見原因。

治療胃灼熱的最佳藥草，是能安撫神經系統、又能有效幫助消化的安神藥草，如洋甘菊、啤酒花、香蜂草。藥蜀葵、光果甘草、滑榆等，則能舒緩激躁的胃壁。

要避免胃灼熱，請試試以下方法：

● 在吃飯前後三十分鐘，飲用以一份光果甘草、一份洋甘菊、兩份香蜂草泡成的茶，以避免胃灼熱。

● 每餐飲用幫助消化的苦茶，例如瑞典苦茶（可在藥草與天然食品店買到），以及／或啤酒花酊劑。

● 用餐前後飲用胡椒薄荷茶。試著滴入一兩滴胡椒薄荷精油到開水裡，用餐時小口啜飲。

●用餐時和用餐後要放鬆。試著深呼吸，用餐前祈禱，細嚼慢嚥，數數自己咀嚼了幾下。生氣時勿進食，反而應該去散步。

疱疹

疱疹是一種疼痛、可能會盤據神經末梢多年的病毒感染，近年有暴增的趨勢，生殖器疱疹已成為美國第二種最常見的性病。很少人從未得過任何一種形式的疱疹，不論是唇疱疹、帶狀疱疹、單純疱疹第一型或第二型。我見過兒童身上疱疹滿布整個臀部的嚴重例子，也見過疱疹爆發在美女的臉上，使她整張臉疼痛不已。

疱疹第二型、生殖器疱疹、疱疹第一型、較不疼痛但更常見的唇疱疹與面疱疹等，是由壓力、緊繃、免疫系統虛弱、含糖量高的飲食引起的。神經系統的整體療法已成功治癒了許多例子，不僅提供暫時擺脫病毒的舒緩，還有長期的效果。

以下的疱疹預防與治療建議，對治療帶狀疱疹也有效，這種非常疼痛的疱疹最常侵襲老年人的身體。

阻止疱疹爆發

如果你學著留意身體與「你的」疱疹傳遞給你的獨特信號，往往能預防它的爆發。只要我們願意留心，身體會大聲、清楚地傳送一連串「煙霧警報」給你，如果沒有，那就太不尋常了。

要避免疱疹爆發，請依循以下指引：

●依據第三章的建議強健神經系統。

●一天喝幾杯苦茶，能清肝解熱，例如奧勒岡葡萄根、西洋蒲公英根、皺葉酸模根。它們能幫助你抵禦感染、使體內鹼化。

●將靈芝、舞菇、香菇納入你的飲食。這些菇類都能治療病毒感染，有助於強健免疫系統的功能。香菇是一種美味滑嫩的食物，應該納入你每週的膳食中。靈芝與舞菇最常使用的形式是酊劑（在天然食品店大多買得到），不

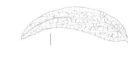

過也可以煮湯，一週內上桌數次。

● 飲用紫錐菊酊劑（每日兩或三次、每次四分之一茶匙，一週五天），持續三個月，以鞏固並加強免疫健康。要加強並滋補免疫系統，可混合紫錐菊與黃耆酊劑飲用。

● 每日在飲食中補充五百毫克的離胺酸，持續三個月。離胺酸是一種胺基酸，有助於抗體與酶的生產及受損組織的癒合。

治療爆發的疱疹

一有疱疹爆發的徵兆，請依循以下指引：

留心飲食。 避開所有糖類與甜食，尤其是巧克力。疱疹在富含糖、酸的身體中最是猖獗。也要避開富含精胺酸的食物，這種胺基酸在疱疹患者身上的量往往過高。富含精胺酸的食物包括花生、花生醬、巧克力，請在飲食中納入富含鈣、B 群的食物。

請在飲食中加入富含離胺酸的食物，例如營養酵母、蛋、奶、豆類。許多人覺得服用離胺酸補充劑有益：在爆發期間一天服用三片、每片五百毫克的離胺酸。然而，這種高劑量離胺酸的做法最多維持幾天就好。

強化免疫系統。 白天每隔一小時，就飲用四分之一茶匙的紫錐菊酊劑一次。

強化神經系統。 在疱疹爆發期間飲用各種安神藥草茶：西番蓮、美黃芩、洋甘菊、香蜂草、薰衣草等。請善待自己。通常疱疹會爆發，就表示你「飽受

疱疹的最佳療方：光果甘草根

光果甘草根萃取物或酊劑始終是我清除疱疹第一、二型最有效的療方。光果甘草能抑制兩者的生長及疱疹破壞細胞的效應。醫術精湛的藥草師與好友阿曼達・麥夸德・克勞佛（Amanda McQuade Crawford）幾年前和我分享了這個療方，自那時以來，我也多次推薦給他人使用。一出現疱疹徵兆，請立即以棉球或棉花棒，將光果甘草精或酊劑塗抹在患部，一天數次。我自己也用它來治療面疱疹，兩天內疱疹就消失無蹤了。

壓力」，所以請減輕你的負擔，不要再加重負擔了。

治療患部。有幾種簡單的療法可以舒緩皮膚病變，有助於迅速痊癒。包括：

● **冰敷**。請將冰袋直接敷在患部上，一天內重複數次，直到所有症狀緩解。

● **蘆薈**。蘆薈凝膠能帶來清涼的舒緩效果，有助於溫和地收乾疱疹。請每日塗抹數次。

● **抗病毒藥草**。光果甘草是一種非凡的抗病毒藥草，請將光果甘草根酊劑塗抹於患部。其他也能用來因應疱疹的抗病毒藥草還有：香蜂草（尤其是精油）、茶樹精油、佛手柑（有可能造成對光敏感，所以要小心）、聖約翰草（有助於減輕疱疹的疼痛感）等。結合聖約翰草、光果甘草、金盞花的酊劑，是一種很好的療方。請混合等量的上述藥草酊劑，一天中數次，輕輕地以棉球或棉花棒塗抹或拍進患部。你也應同時內服這種綜合酊劑，每日服用半茶匙到一茶匙，一天三次。

● **克羅斯消毒搽劑**。在患部塗抹克羅斯的金印草軟膏（見第 94 頁配方）。把香蜂草精油與光果甘草根精加入消毒搽劑中，可加強抗病毒效果。

● **乳酸菌**。混合優格與乳酸菌塗抹在生殖器疱疹上，有助於治療，不過一開始可能會感覺有點刺。

消化不良

　　無法消化食物會造成排泄不順、脹氣、營養吸收不良。雖然缺乏消化酶或腸道菌群也會導致消化不良，但消化不良、腹部疼痛與脹氣，通常是飲食習慣不佳、食物品質不好、壓力等造成的結果。因此，改變生活型態能改善消化不良的問題。

改變生活型態

　　攝取補充劑與藥草來防範消化不良前，請先試試以下幾個簡單的建議：

● 在餐前祈禱，對你將要食用的食物表示敬意。仔細想想這一餐耗費了多少人力與犧牲，對此表示感謝。

- 細嚼慢嚥，專心咀嚼。如果你邊吃飯邊與人交談，請輕聲細語，並保持平和的對話。

- 不要狼吞虎嚥。請慢慢品嚐味道、氣味、擺盤。想像這是你的最後一餐，好好享用吃進嘴裡的每一口食物。

- 不要喝冷飲配飯。事實上，餐前或餐後最好都不要馬上喝飲料。

- 開始留意你在三餐中的食物組合，以及那個特定組合對你的消化有何影響。如果依照美國人普遍建議的飲食計畫，在飲食中結合碳水化合物與蛋白質，體內一定會產生腸氣與腐敗。可向你的家庭醫師或營養諮詢師請教如何搭配食物，才能加強而非妨礙消化。關於搭配飲食的技巧，市面上有幾本佳作，請到附近的圖書館或書店查詢。

簡單居家療法

除了改變生活習慣，還可參考以下做法：

- 每餐的餐前與餐後三十分鐘，喝一杯胡椒薄荷或洋甘菊茶。

- 購買現成的助消化苦茶，如瑞典苦茶（在健康食品專賣店買得到），或自製一些「助消化苦酊劑」。

- 在食物裡加入薑與辣椒，或吃飯時配薑加辣椒泡成的溫茶。請使用現磨的薑，辣椒只要一小撮就夠了。

- 隨餐服用木瓜酵素（健康食品專賣店大多買得到），以幫助消化。

- 每日服用乳酸菌補充劑。這項產品會加強你的腸道菌群，每間天然食品店都買得到。

- 混合有驅風功效的種子類，如八角、小豆蔻、孜然、蒔蘿、茴香等，在三餐之間與用餐時咀嚼，非常有助於減少脹氣與腹脹。

⚘ 助消化苦酊劑

兩份茴香

一份朝鮮薊葉

一份西洋蒲公英根

一份有機栽種的歐洲黃龍膽

半份薑

混合上述藥草，依第 401 頁的指示製作酊劑。三餐餐前與餐後飲用半茶匙到一茶匙。

喉炎與喉嚨痛

雖然喉嚨痛與喉炎嚴格來說不是同一種病，但可用相同的方式治療。喉炎是喉嚨發炎，造成聲音沙啞，往往（並非總是）會造成喉嚨痛，通常是感染或聲帶緊繃的結果。會喉嚨痛是因為受感染所致，但不一定會演變成喉炎。

治療喉炎最好的方法，是讓聲帶休息。我通常會建議使用藥用鼠尾草，請把它泡成茶並做成漱喉劑。此外，請試試藥草喉嚨噴劑。有幾間藥草公司出品的喉嚨噴劑很好，結合了紫錐菊、光果甘草、滑榆和其他特別能舒緩聲帶不適的藥草。你也可以自行製作。

🌿 三倍效力喉嚨噴劑

一茶匙紫錐菊

一茶匙光果甘草

一茶匙鼠尾草

一杯水

幾滴茶樹精油或尤加利精油

請依第 397 頁的指示，將上述藥草製成浸劑，再加入幾滴精油。倒入噴罐或噴霧瓶中，需要時就朝喉嚨後壁噴一下。

🌿 潤喉球

這種可口的藥草糖是治療喉嚨痛或鏈球菌咽喉炎的絕佳療方。如果無法取得有機栽種的金印草，請換成奧勒岡葡萄根。

一份光果甘草根粉

一份滑榆或藥蜀葵粉

半份紫錐菊粉

四分之一份有機栽種的金印草粉

幾滴胡椒薄荷精油

角豆粉

請依第 399 頁的指示製作藥草糖。使用充分的角豆粉使其濃稠，並調整成自己喜歡的風味。請每天吃三到四顆彈珠大小的藥草糖。

🌿 潤喉茶

這種茶能加強聲帶、舒緩喉嚨不適。

兩份光果甘草根

一份肉桂

一份紫錐菊

一份藥蜀葵根

八分之一份薑

請依第 397 頁的指示煎煮上述藥草。一天喝數杯。

🌿 喉嚨痛漱喉水

這是我最喜歡拿來治療喉嚨痛與喉炎的漱喉水；不過，我首先要承認，這不是最好入口的配方。

一杯蘋果醋

一杯強力（三倍效力）鼠尾草茶

兩到三茶匙鹽

一小撮辣椒

混合上述材料，在一天中時時拿來漱喉。

🌿 止咳潤喉糖漿

這種止住喉嚨疼痛與發炎的糖漿，較前一種喉嚨痛漱喉水好入口得多。

四份茴香籽

兩份光果甘草根

兩份滑榆皮

兩份纈草

兩份野櫻桃樹皮

一份肉桂樹皮

半份薑根

八分之一份橘皮

請依第 399 頁的指示製作糖漿。一天中每小時飲用一到兩茶匙，或每當咳嗽發作時飲用。

神經痛

疼痛是疾病的結果，不是肇因。疼痛是身體傳送給腦部，表示某處不對勁的感受或感覺。雖然疼痛的問題根源要解決，但疼痛本身也要立即處置。

對抗療法確實提供了林林總總能迅速止痛的有效藥物。你需要馬上止痛時，這類藥物較藥草療方好。它們會藉由削弱給神經系統的信號來止痛，有時這是紓解劇痛的必要手段。然而，疼痛往往是可以管理的，事實上它可以成為治療過程的寶貴一環。

有時我們非使用這種迅速生效的止痛藥不可，但在今日社會中，止痛藥已經使用得太多，往往變成濫用了。以下的建議能提供可靠的另類選項。雖然這些藥草最常用來紓解輕微到中度的疼痛，但增加劑量與使用頻率，對因應劇痛也有效。

聖約翰草。聖約翰草浸油（見次頁配方；這種油在大多數天然食品店也買得到）與聖約翰草酊劑對舒緩疼痛很有效。請外用浸油，內服酊劑，一天數次，

或需要的話就頻繁使用。

🌱 聖約翰草油

這種油一般用來紓解局部神經損傷、疼痛、腫脹、瘀傷及其他種類的皮膚創傷。但我也喜歡內服聖約翰草。我會將它加入沙拉醬或用來炒菜，甚至也會加入飼料中，讓我的動物在感覺特別緊張或焦慮時食用。

聖約翰草的花與葉
特級初榨橄欖油

1. 將聖約翰草放進廣口瓶，倒入足量的橄欖油，使其淹過藥草三至五公分。蓋緊密封蓋，將瓶子放在溫暖有陽光的地方，靜置四到六週。
2. 拿細網篩子篩掉藥草後，將油倒回瓶子。此時油應該呈深紅色，顏色愈紅愈好。局部塗抹在扭傷、瘀傷、外傷、紅腫與其他組織創傷處。

繡草。繡草酊劑是有效的鎮痛劑，對肌肉與骨骼組織的疼痛有特殊功效。請時時使用這種酊劑，直到疼痛緩解。我曾以大劑量的酊劑成功止住了二級燙傷帶來的劇痛。在十五分鐘內，疼痛就變得可以忍受——不過，如果做為酊劑基底的白蘭地品質更好，效果會更佳！

採收聖約翰草

聖約翰草一開花就可以採收花朵。捏下花苞時，血一般的油會噴出，一下子就會把手指染得通紅。傳統上，人們會在六月二十四日採收聖約翰草，這是施洗約翰被砍頭的紀念日。

雖然聖約翰草的花較好，但採一些葉子也很有用；通常我建議使用七成左右的花，配上三成左右的葉。花苞成熟度要看天氣狀況與地方而定。請將花苞放在溫暖無日晒的地方風乾幾個小時。雖然不是每次都要風乾，但這樣做能讓溼氣蒸發，最重要的是，這是讓任何居住於花朵中的小生物有機會逃走的一種禮貌。

富含水楊酸的藥草。如柳樹皮、冬青、繡線菊（meadowsweet，旋果蚊子草）等，在過去數世紀以來皆用來紓解發炎與發燒的疼痛。這類藥草是阿斯匹靈的原始有效成分，可以磨成粉做成膠囊，或泡成茶或酊劑飲用。我喜歡拿這類藥草與纈草、野生萵苣等其他鎮痛藥草混合使用。

藥草鎮靜劑（見第 62 頁）。對緩解疼痛很有效，應少量多次服用。例如每十五到三十分鐘飲用四分之一茶匙，直到疼痛緩解。

花菱草。效力雖然遠遠不及其東方近親鴉片罌粟，但仍有高效力的止痛功能。它還能助眠與減輕疼痛。

毒橡木與毒藤

接觸這類美麗的森林藤本植物會起又痛又癢的疹子；造成這類疹子的禍首，在西海岸是毒橡木，在東海岸則是毒藤。這類接觸性皮膚炎在某些人身上可能會很嚴重。以下有幾個簡單有效的居家療法，可因應這種痛癢的疹子。

止癢療方。我因應毒橡木／毒藤的最愛療方是一款含有綠礦泥、鹽、水、胡椒薄荷油的法國製牙膏。這家公司已經關門大吉，但牙膏的配方很簡單。

🌿 蘿絲瑪莉的止癢療方

請將這種神奇的治療乳霜放進密封蓋玻璃容器裡。如果乾掉了，請加水保溼。

> **如何止癢**
>
> 有時刺癢令人難耐，這時請飲用大量的卡瓦胡椒和／或纈草酊劑。讀一本好小說或看幾集引人入勝的影集，也有助於分心。如果你有夜裡不自覺抓疹子搔癢的傾向（很常見），請像父母給小嬰兒做的那樣：將雙手套上襪子再就寢。痛癢每況愈下時，要記得一切都會過去。種種折磨終究會結束。

一杯綠色火山泥

水或金縷梅精

兩大匙鹽

胡椒薄荷精油

1. 混合火山泥與足夠的水或金縷梅精，製成乳糊狀。加入鹽與幾滴胡椒薄荷精油；這時糊的味道應該很強烈，抹到皮膚上會感覺很涼。

2. 將糊直接塗抹在患部上，待其全乾。要洗掉時，請拿毛巾浸過金縷梅精或水，再輕輕擦掉。請不要用力搓擦皮膚，以免皮膚因刺激變得更癢。

清涼藥草。由於疹子會使身體產生「熱」，使用清涼的藥草有助於因應這類症狀。建議使用牛筋草、繁縷、牛蒡、西洋蒲公英等藥草泡茶，一天喝數杯。同樣的，請不要吃辣的食物，因為會刺激體溫升高，使你癢上加癢。

克羅斯消毒搽劑。我從個人經驗中發現，克羅斯消毒搽劑（見第94頁配方）是止癢並阻止毒橡木與毒藤效應擴散的絕佳處方。請以水或金縷梅精稀釋消毒油，才不會感覺灼熱，不過會刺刺的。

紫錐菊。請服用紫錐菊酊劑來協助身體癒合。一天中每兩小時飲用一茶匙。

優格。在無法使用克羅斯消毒搽劑或乾泥的敏感部位（如生殖器或眼部），請改用不加糖的優格。這是我小時候因為毒橡木起疹子時（這類事件並不少見），祖母最愛使用的療法。她會拿她的美國酸優格塗在疹子上，等它乾透。感覺有點不舒服，但確實有用。

冷水。雖然你可能會想泡熱水澡或淋熱水浴，讓疹子暫且感覺好一點，但熱水泡久了會使癢痛加劇。請避開熱水澡、熱水浴、桑拿、蒸汗室，僅以微溫的水泡澡就好。在洗澡水中加入一兩滴胡椒薄荷精油（一兩滴就夠了，不然你還沒泡到澡，就想跳出浴缸了！）有助於疹子冷卻，暫時紓解那種癢與灼熱感。

鹽水。海水是這類疹子的最佳療方之一，既能舒緩刺激，又能促進癒合。如果你不是住在海邊，沒辦法每天泡進海水裡，請在浴缸裡仿製海水：在浴缸中注滿冷水，加入海帶、泡打粉、海鹽就成了。

牙痛

　　壓力或焦慮也會引起牙痛，但牙痛通常是細菌感染牙根組織造成的。這種痛是神經受刺激後，為表示不對勁而傳送的信號。

　　牙齒開始發痛時，請馬上預約牙醫。在這同時，你可以製作藥草敷劑（見下方配方）直接塗敷受感染的部位，以緩解、甚至往往能治癒牙痛。局部塗抹丁香精油也有止痛功效。高劑量的纈草酊劑（每半小時飲用半茶匙），也能舒緩疼痛。此外，也可直接將茶樹精油塗抹於患部。

🌿 牙痛敷劑

如果找不到有機栽種的金印草，請將配方中的金印草換成木餾油灌木。

　　一份有機栽種的金印草粉

　　一份沒藥粉

　　一份金鈕扣（spilanthes）粉（可取得的話）

　　一份薑黃粉

　　一滴丁香精油

混合上述藥草與丁香油，加入足夠的水攪成濃稠糊狀。捏出小圓柱型的敷劑，直接敷在牙齒上。

🌿 療癒漱口水

這種漱口水已幫助我減少去看牙醫的次數。

　　四分之三杯水

　　四分之一杯伏特加

　　兩根滴管的金盞花酊劑

　　兩根滴管的有機金印草或木餾油灌木酊劑

　　一根滴管的沒藥酊劑

　　一或兩滴胡椒薄荷精油

混合水與伏特加，加入上述酊劑與精油後搖勻。舀出幾大匙後，以十五克的水稀釋，當成漱口水使用。

泌尿道感染與膀胱炎

膀胱炎是指膀胱與泌尿道系統受感染，症狀包括排尿不順、有灼熱感、有尿意但無法排尿、精神不濟，有時還會發燒。這種感染是有危險的，所以要留意並立刻治療。

膀胱炎通常能以居家療法輕易治療。請在一出現感染徵兆時就開始治療：排尿時略有灼熱感或無法完全排空膀胱。即使你僅遵循以下建議的其中幾項，膀胱炎也能在一兩天內解決。如果狀況持續一週以上沒有改善，請諮詢整體療法從業人員。

休息。臥床休息永遠是建議做法。你的身體想擊退感染，所以請放慢生活步調。

蔓越莓汁。蔓越莓汁能預防細菌附著在腎臟與尿道上，是泌尿道感染的最佳預防與療方。一天請喝數杯蔓越莓汁。雖然不加糖的蔓越莓汁最好（味道很酸，所以你可能會想加一點茶或蘋果汁稀釋），但蔓越莓雞尾酒也很有效。

適合泌尿系統的藥草。請使用對膀胱炎特別有效的藥草，例如熊果（Uva-ursi）、傘形喜冬草（繖形冬青）、布枯、牛筋草、繁縷、蕁麻、西洋蒲公英葉等。混合其中兩種以上的藥草泡茶；一天喝數杯。每日飲用幾茶匙的紫錐菊酊劑來增強你的抵抗力。

✦ 膀胱炎療方

以下是克服感染的絕佳處方。

> **注意事項**
> 泌尿道受感染時不要進行性行為。它不會傳染，但性行為會使病情加劇。

兩份牛筋草

兩份新鮮或乾蔓越莓

兩份熊果

一份繁縷

一份藥蜀葵根

混合上述藥草，依第 397 頁的指示泡成茶飲。每日喝四杯，一次喝四分之一杯。

水。患膀胱炎時，請喝足夠的水。在約一公升容量的瓶中裝滿水，添加一兩種檸檬類的果汁，再滴進一點熊果酊劑後飲用。

保暖。保持腎臟部位暖和，不要暴露在冷水或冷空氣中。夜裡擺一個熱水袋在腎臟部位，每當你坐起來，就拿熱水袋保暖。如果你得去上班，也請帶著熱水袋。穿能遮住腎臟部位的長毛衣。

飲食。食用大量優格與味噌或雞湯。避開酒精與含糖食物，否則會使膀胱炎惡化。

疣

疣是一種病毒感染，在皮膚上呈小而硬的結節狀突起。雖然疣不好看又惱人，但絕少變成嚴重問題。

疣是所有病痛中最神祕的一種——從把一塊牛排扔過左肩，到以化學藥劑燒掉，它對諸多方法都有反應。有時疣也會無緣無故消失。多年來，我聽過各式各樣的有效療法，以下列出我發現最有效的療法。

●**香蕉皮**。卡薩德·安德森·蓋勒（Cascade Anderson Geller）與大衛·溫斯頓（David Winston）兩位著名藥草師推薦的療方，是以成熟香蕉皮的裡側來局部塗敷患部。請將香蕉皮用膠帶貼在疣上，每日更換數次。可能要持續兩到三週，但他們打包票這麼做很有效。

●**白屈菜（celandine）汁液**。新鮮白屈菜汁是擺脫疣的絕佳選擇。請將

新鮮白屈菜搗碎敷在疣上，每日更換數次。

● **抗疣酊劑。**如果你的疣屬於會擴散的那種，請以等量的黑胡桃、紫錐菊、風鈴木（pau-d'arco）製作酊劑；每日三次、每次飲用半茶匙，同時塗抹在疣上。

● **精油。**將茶樹、白千層、側柏（thuja）等抗病毒精油塗抹在疣上，持續數週，能發揮若干功效。

● **克羅斯消毒搽劑。**將克羅斯消毒搽劑（見第 94 頁配方）與辣椒包直接塗抹在疣上，對我來說很有用。

當然，你也可以試試我親身實證過的治療疣的方法。我十三歲時是個笨手笨腳、留著深色長髮的瘦小女孩。你可以想見我的下巴長出疣時，多令我困窘。我每天盯著鏡中的疣，逼視著它，叫它走開。七天後，它真的消失了。

唾手可得的急救

要治療日常的小病痛，就要去留意那些在日常生活中隨處可見的治療藥草。在家裡內外，我們都受大自然的療方包圍。我們吃的食物、用來調味的香料，距離家門口僅咫尺的草地，森林、沼澤的植物，在在透露著大自然的全盤計畫。請思考一下毒藤。觸摸它會讓你起可怕又很癢的疹子。如何治療？用水金鳳（jewelweed），它正好就生長在一團團的毒藤周圍。

你當然能善用大自然的這份慷慨禮物，填滿自家的醫藥櫃，但如果你發現自己處於受傷、生病或莫名不舒服的狀態，卻找不到現成療方來一解疼痛，那你可以環顧四周。你所需要的療方很可能就在指尖。

神奇的野花雜草

無論你到哪兒，你的每一步腳下、路邊、空曠的城市空地、鄉村田野、高速公路的大拱橋下，都茂盛生長著珍貴的藥草，等待你發現。這些植物生生不息地散布在北美的大部分地區。這些神奇的野生藥草，正是用途多樣又有效的藥草。請與它們為友！

● **牛蒡。**牛蒡富含多種維生素與礦物質，對皮膚很好，也有清血管的極佳功效。

● **繁縷**。繁縷富含鈣、鉀、鐵，有柔軟與緩和功效。它是出色的敷用藥草，對平撫皮膚刺激與眼部發炎有絕佳功效。繁縷也是溫和安全的利尿劑。

● **牛筋草**。牛筋草是另一種溫和、安全的利尿劑，可用來調理並舒緩腎臟與泌尿道的激躁不適，對清淋巴也有非凡效用。

● **款冬**。款冬是一種抗氣喘、祛痰的藥草，對治療咳嗽、傷風、支氣管阻塞極為有效，有助於擴張支氣管並祛痰。

● **西洋蒲公英**。這種常見野花是絕佳的滋補藥草、珍貴的助消化苦味劑、最有效而安全的利尿藥草之一，也是出色的維生素與礦物質來源，富含鈣、鎂、鐵、維生素 A 與 C。

● **毛蕊花**。毛蕊花對呼吸道感染、支氣管感染、氣喘等很有效。葉有治療腺體失衡的超群功效；花則可製成油，是治療耳朵感染的良藥。

● **蕁麻**。蕁麻是優秀的滋補藥草，富含鐵、鈣、鉀、矽、鎂、錳、鋅、鉻及多種其他維生素與礦物質。蕁麻能帶給毛髮與頭皮良好的滋養，出色地滋補男女兩性的生殖力，對泌尿生殖系統有非凡功效，對治療肝臟問題、過敏、花粉熱也極有助益。

● **大車前草**。除了是營養豐富的食物，大車前草也是最出色的藥草敷劑之一。它是我治療血液中毒的最愛藥草之一，可外用於患部，也可泡茶內服。種子則富含黏質，具有膨脹性緩瀉作用，因此常做為通便劑成分。大車前草對治療肝功能不良與消化道發炎也很有效。

● **紅花苜蓿**。紅花苜蓿是最佳解毒與呼吸道滋補藥草之一，能有效因應兒童的長期胸腔問題，如咳嗽、傷寒、支氣管炎等。紅花苜蓿富含各種礦物質，最主要的是鈣、氮、鐵。

● **聖約翰草**。聖約翰草是著名的提神草，也以其對如燒燙傷、神經痛、外傷等神經末梢損傷的療效，而廣受推崇。它對舒緩壓力、焦慮、憂鬱、季節性情緒障礙、慢性疲勞等也非常有效。

● **野生覆盆子**。覆盆子是一種十分有助於生殖系統、營養豐富的滋補藥草，提供能調理並加強泌尿生殖系統的各種營養素。覆盆子含有的鐵高得不可思議，也是菸鹼素與錳的良好來源，錳是身體生產如骨基質、軟骨等健康結締

組織所需的微量礦物質。

●**西洋蓍草**。西洋蓍草是一種出色的發汗劑，常用來泡茶喝，以促進發汗，協助退燒。西洋蓍草可內服，也可外用來止血，對舒緩經痛與胃痙攣很有效，也經常因為對心肺的益處而廣獲推薦。

●**皺葉酸模**。皺葉酸模是對消化系統最有益的藥草之一，對肝臟也很好。含有生物螯合鐵，能有效治療貧血與疲勞。皺葉酸模對於女性的經前症候群與荷爾蒙失調，特別有幫助。

廚房的好幫手

我喜歡的藥草多半在香料女神的引進下，透過廚房門偷偷溜進了家裡，其療癒靈力隱身在料理的外表下。人們喜愛的香草調味料大多有療癒的盛名，受各文化世世代代的尊崇，其中多數仍被做為有效療方使用，甚至是使用在藥物製劑中。

●**羅勒**。羅勒是治療憂鬱與與情緒低落的最佳滋補藥草，含有強力解痙功效，使其成為舒緩頭痛的有效藥草。人們常以羅勒治療壓力引起的失眠與緊繃，以及神經性消化不良，它也是著名的春藥。

●**黑胡椒**。傳統中醫將黑胡椒看成是最佳補藥之一，性溫熱，能補充活力、帶來刺激，是流行性感冒、咳嗽、傷風、循環不良、消化不良等「冷底」（虛寒）問題的療方。

●**小豆蔻**。小豆蔻香氣濃烈辛辣，和薑屬於同一科，能刺激大腦，喚醒感官。長久以來，小豆蔻就被認為是一種壯陽藥，一部分是因為它的味道令人難以抗拒，且具有興奮作用。在阿育吠陀醫學中，小豆蔻是最有助消化的療方之一，往往會加入抗黏膜炎處方，用於治療肺部。

●**辣椒**。這種藥草不僅能使料理香辣誘人，也因其藥效廣受推崇。辣椒是心臟的上乘滋補藥草，歷來皆用來改善循環不良、心跳不規則或偏弱等問題。它治療傷風感冒特別有效，能極力促進循環，改善消化與腸胃蠕動。除了內用，也能外用止血。

●**韭菜**。雖然效力沒有大蒜那麼強，但韭菜也具有大蒜的殺菌功效。韭菜

有助於我們消化油膩食物，保護呼吸系統。對大蒜敏感的人可多吃韭菜，以享受其藥效與美味。

●**肉桂**。傳統中醫十分推崇肉桂，認為它是一種性溫熱的藥草，可用來鞏固元氣、刺激循環、清瘀等。肉桂是一種備受尊崇的助消化劑，也有強力的殺菌功效，可用來治療消化不良、流感、感冒等，也常用在其他藥方中，為其他味道較差的藥草增添風味。

●**丁香**。丁香油最常用來做為止牙痛的藥草，但將整株丁香花苞磨成粉，直接抹在牙齦上也很有效。除了鎮痛功效，丁香也有興奮效果，能暖身並提神。丁香也能用來改善消化不良與噁心等狀況。

●**蒔蘿**。在古代英國療方中，蒔蘿是治療嬰兒腸絞痛最著名的藥草。兒童聽的童謠，也會唱到蒔蘿。蒔蘿性溫熱，有舒緩功效，能治療脹氣與消化性絞痛。

●**大蒜**。如果我的廚房裡只能放一種藥草，那我一定選大蒜。沒有什麼比大蒜更能增加食物風味、改善健康的了。大蒜是治療流感、感冒、喉嚨痛、消化不良的首選藥草，能刺激免疫系統，改善循環，降低膽固醇。大蒜長久以來以料理用途著稱，但其做為藥用植物的名聲更悠久。有「臭玫瑰」惡名的大蒜，可能是世上最好的藥物之一。

●**薑**。薑在我心目中的地位僅次於大蒜，是治療噁心、晨吐、動暈症的最佳藥草之一。薑性溫熱去瘀，可用來治療虛寒的體內失衡，如循環不良、喉嚨痛、流感、感冒、瘀血等。這是促進男女生殖系統的絕佳藥草，常成為治療痙攣與經前症候群的處方成分。如果這還不夠，那薑的風味也甚佳。

●**辣根**。還有什麼療方比辣根更能治療鼻竇充血和傷風感冒？它是我在這方面的首選。辣根富含二氧化矽等礦物質、維生素 C 等多種維生素，性溫熱，具殺菌功效，使其成為治療氣喘、黏膜炎、肺部感染的首選藥草。人們也推崇辣根的助消化功效，攝取多肉高油脂的食物時特別有用。

●**馬鬱蘭與牛至**。馬鬱蘭與牛至皆是具有安撫與舒緩功效的藥草，能治療因緊繃與焦慮造成的緊張、激躁不適、失眠等。不論是結合其他藥草還是單飲，泡成茶喝特別有助於舒緩神經，解除胃部不適。這類可口藥草也有解痙

功效，可用來改善消化問題與肌肉痙攣。

●**薄荷（胡椒薄荷、綠薄荷、香蜂草）**。富含維生素 C、β-胡蘿蔔素、葉綠素的薄荷，能刺激大腦，創造「清醒」狀態。幾滴精油，甚至有時拿來泡茶，就能讓你保持清醒與意識，因此開車、念書、壓力大的時候都很有效。薄荷也有出色的解痙功效，能治療抽筋與痙攣。薄荷有治療噁心的驚人妙用，能用來克服暈車與幾種晨吐。它也是兒童與成人肚子痛的良藥。薄荷的氣味能使味覺清新，一陣嘔吐後可用來清洗口腔。

●**巴西利**。這種絕妙的餐盤裝飾，絕對不該因放在盤子邊而被小看。事實上，它可能是整個盤子裡最有營養的食物。巴西利（洋香菜）富含鐵、β-胡蘿蔔素、葉綠素，可用來因應血中缺鐵、貧血、疲勞等問題。它能加強免疫力，很適合容易受感染的人。巴西利也是膀胱與腎臟問題的首選藥草，是安全有效的利尿劑。巴西利可幫助母親在小孩斷奶過程中退奶，有乳腺炎或乳房腫脹時敷用也很有效。同樣道理，哺乳時你不應大量食用巴西利，不然會減緩乳汁流出。

●**芝麻菜**。芝麻菜（火箭菜）是我最喜歡的沙拉用綠葉蔬菜，你可以想像我發現芝麻菜時有多欣喜。它還是一種著名的性欲刺激與滋補藥草，我不確定自己是該多吃還是節制一點。

●**迷迭香**。迷迭香的俗名和我同名，所以我必須承認自己對迷迭香多少有些偏愛。迷迭香是傳奇性的大腦滋補與刺激藥草。對伴隨著記性不佳、失去嗅覺、視力不良、緊繃、神經緊張等產生的衰弱狀態很有效，能加強細胞的氧攝取量。迷迭香還具有紓解呼吸道阻塞、維持肝臟功能與消化的功效。

●**鼠尾草**。鼠尾草是另一種出色的料理藥草。它能幫助消化多油脂的肉類、降低膽固醇，也能滋補肝臟。它有殺菌功效，可協助紓解傷風、喉嚨痛、耳朵感染。鼠尾草是喉炎與喉嚨痛的最佳療方，常做成噴劑或漱喉水使用。

●**百里香**。百里香是刺激胸腺（免疫系統的主要腺體）的最佳藥草，也是精神不振時的良好提神劑，具有抗痙攣功效，對因應肺部問題、百日咳等痙攣性咳嗽很有效。百里香是治療喉嚨痛（加上鼠尾草）、感冒（加上辣根）、與受寒有關的僵硬等的絕佳療方，也有助於刺激身體的天然防禦，結合紫錐

菊使用可增強免疫系統。

●**薑黃**。薑黃是最有益於免疫健康的藥草，由於紫錐菊大受歡迎，所以人們經常忽略薑黃。但幾世紀以來，薑黃能有效促進免疫健康的盛名不墜，其抗腫瘤與抗菌效果也獲得高度推崇。東印度醫學尊崇薑黃清血管與促進新陳代謝的效用，可用來調節經期、舒緩抽筋、退燒、改善循環、緩解皮膚不適。薑黃是治療疔瘡、燒燙傷、扭傷、腫脹、瘀青等甚獲推崇的急救藥草。

製作急救箱

你或許也和其他人一樣，藥草已經成為你的偏好。它們緩慢而穩定地占據了整間屋子，起先僅在浴室壁櫃占一小塊地方，後來廚房的櫥櫃也被攻陷，漸漸地整個地下室都堆滿了藥草產品，你家的車子也只能停在路邊，因為車庫已經塞滿了奇奇怪怪的瓶瓶罐罐。大概是這時，你的家人會告訴你「夠了」。但我們假設這一切早已過去，現在你只想打理好一小箱有用的藥草療方。

請先評估自己和家人的需要，以及可能會出現哪些需要急救的情況。你有幼小的孩子嗎？你的家人經常出現哪些病症？一個良好的急救箱應包含可因應各種需要的物品。

請將你的藥草急救箱放在定點，方便你和家人隨時取得。籃子、縫紉盒、小皮箱、旅行包、化妝包、釣魚工具箱等，都是可做為急救箱的好容器。請務必清楚標示每樣物品，方便大家取用。

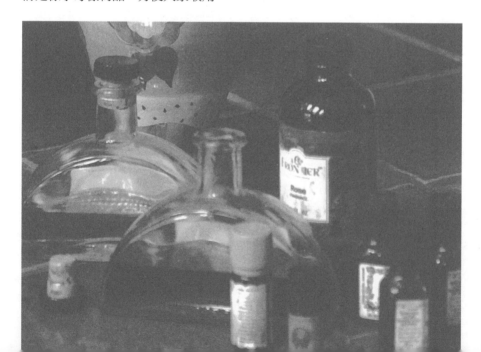

天然急救箱

有許多藥草可善加因應並不嚴重的緊急情況。下方列出用途最廣的藥草與製劑。除了這些與你偏愛的藥草茶，也請貯備各種藥草粉，以便拿來混合成敷劑，或在需要時做成膠囊。

項目	形式	用途
萬用／燒燙傷藥膏	藥膏	割傷、外傷、燒燙傷、晒傷
蘆薈	凝膠	割傷、各種外傷、燒燙傷
抗黴菌藥膏	藥膏	割傷、外傷、燒燙傷、晒傷
感冒膠囊	膠囊	感冒、消化不良、感染
紫錐菊	酊劑	感冒、流行性感冒、感染、免疫系統虛弱
尤加利	精油	充血（蒸氣精油）、肌肉痛、驅蟲、割傷與擦傷、疣、唇疱疹
大蒜	油	耳朵感染、寄生蟲、感冒
綠礦泥	粉	碎片扎傷、傷口消毒、毒橡木／毒藤敷劑、皮膚感染
克羅斯消毒搽劑	酊劑／搽劑	碎片扎傷、毒橡木／毒藤。僅供外用。見第94頁配方
薰衣草	精油	頭痛、小燙傷與晒傷、蟲咬、充血
光果甘草根	酊劑	喉嚨痛、支氣管發炎、疱疹第一、二型
毛蕊花	油	耳朵感染、疼痛
胡椒薄荷	精油	消化問題、燒燙傷、漱口水、興奮劑
急救花精	花精	情緒與生理創傷；成人、兒童、寵物皆可外用內服
聖約翰草	油	傷燙傷、腫脹、疼痛、瘀青、晒傷、肌肉痛
聖約翰草	酊劑	燒燙傷、疼痛、神經損傷、憂鬱、焦慮
茶樹	精油	充血（蒸氣精油）、肌肉痛、割傷與擦傷、疣、唇疱疹、牙痛
纈草	酊劑	疼痛、失眠、壓力與神經緊繃、肌肉痛

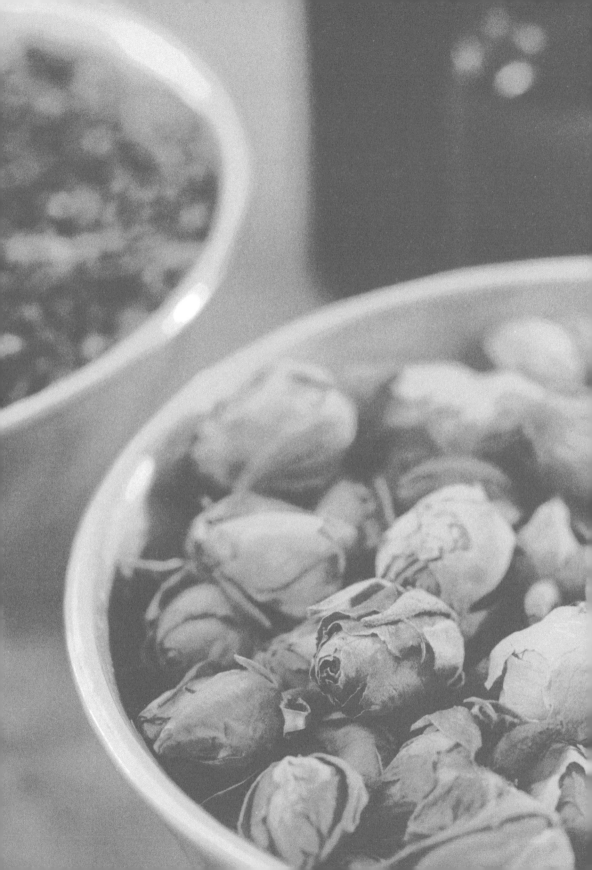

第 5 章　　煥發美麗光彩的療方

Recipes for Radiant Beauty

　　柯斯莫絲（Cosmeos）是希臘神話中的女神，其名字有和諧與平衡的意涵，她給予人類藥草與其他簡單的小樂趣，來滋養身體與靈魂。她體現著從和諧與平衡的核心流淌、煥發活力的健康。柯斯莫絲從不掩飾自己的本貌與本色，反而以永恆的大地禮物滋養其內在火焰。他的美就如生長於山腰的野花般富饒，也如構成山脊的花崗岩般強而有力。

　　現代英語中的「化妝」（cosmetic）一詞來自希臘字「*kosmeticos*」，意指「有技巧地裝飾」，這正是柯斯莫絲的本性，她從未意圖掩飾，而是以其造物來烘托其本貌。她是我最愛的女神，我想像她是一種野外的森林造物，和身為藥草師的妹妹阿提米絲（Artemis）一起在林間自由自在地奔跑，阿提米絲的名字也在一種植物的名字中化為不朽。

　　雖然在現代美的世界中，柯斯莫絲深受誤解，但她仍渴望在每個人心中盛開。她的生命力存在於那種罕見、獨一無二的內在美，存在於她那炯炯有神的雙眼與光彩照人的皮膚中。她教給人類的不是如何以化妝品塗臉，或如何畫出眉形，而是充滿植物、健康、玩心的知識功課。

學習女神的功課

　　柯斯莫絲多年來一直是我的特別導師。她教會了我如何「慢慢嗅聞花朵」，不僅如此，還教會我如何將花朵的蜜汁塗滿全身！我從她身上學到，不要將藥草功課看得太嚴肅，醫學有形形色色的表達。最溫和的茶，往往能為最難纏的醫學病例帶來強力療方。她向我顯示，以美好的藥草浴與藥草油滋養自己，往往和吞下各種酊劑與藥丸有一樣療效。最重要的是，她教會我了解，美就和山腰的野花一樣，茂盛而朵朵不同。

你在庭院或野外都不可能發現醜陋的花。我們有奇花異卉，有瘋狂而誇張的花、明亮或黯淡的花、顯眼或羞怯的花。但我從未發現花叢中有哪朵花較其他遜色。每朵花都是獨一無二、完美體現其自身神聖之美的。我們為何看不見彼此身上這種獨特的美呢？

不計代價也要美？

美與化妝品的飄渺概念，創造了時下怪異的時尚產業，美在其中意味著自我操縱，以時尚之名讓自己餓得半死，為了迎合別人眼中的時尚感，實際動手術重新打造身體。美的豐富含意已不再能帶來任何滿足，反而變成了一種亟欲追求空中樓閣的幻夢。

我們將「情人眼中出西施」這簡單古老的真相，替換成了「不計代價也要美」這句新格言。不論那種代價是稀有與珍貴資源的耗竭或毀滅，還是不人道的對動物進行化妝品測試，似乎都不再重要。但美是無法單獨存在的，它要有平衡與和諧才能真正展現並持之以恆，那正是柯斯莫絲的天賦。

美的療癒力

我在父母的加州農場中度過童年，小時候我經常走進原野，躺在抽高的草叢中。我會脫掉衣服，讓身體直接躺在地上，感受底下的大地。大地滋養了我，使我深深感受到美。我會望向藍天，祈求大自然的美能反映在自己身上，這樣一來，人們看著我時，就會看見原野與野花，還有我眼中的天空深處。多年來啟發我並使我沉浸的美，就是由此而來。

雖然我身為社區藥草師的工作，主要是以藥草處方協助人們治療疾病，但我總是會設法將「美的道理」灌輸到醫療工作中，希冀柯斯莫絲助我一臂之力！

清晨我泡藥草茶時，總是有幾種藥草是「僅為了美」而添加的。同樣的，我的酊劑與漿液嚐起來會較甜，那是以美來補充療效的方法。我為大型藥草合作社「邊界」（Frontier）所提出的所有藥方，都充滿了審美的意念。我堅信美有助於療癒，事實上美是最有效的療方之一。美能引誘並促使人重返安適，重返平衡與和諧之地，那是生命的精髓所在。沒有美，你還會想要健康起來嗎？

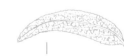

花朵、新鮮空氣、流水、關心我們的人所表現的愛心——這些在在展現了生命之美，滋養著靈魂，引導其重返健全。

多年來，我都很享受製作效果絕佳的「全天然」化妝品與護膚產品，為我製作藥草處方提供了有趣的喘息空間，因為親友發現了植物的療癒力後，病患圈便日益擴大。我會在晚上玩心大發地試驗各種藥草面膜、浴水、洗髮精、乳液，並精益求精，再和他人分享這些配方。我們舉行「作臉派對」，邀朋友們共聚一堂，為彼此進行藥草手足浴、蒸臉、敷面膜。在種種「功課」結束後，再以我最愛的面霜來輕輕按摩臉部。真是天堂般的享受！

我常會把這場秀隨身帶著走，把一籃籃材料包好帶去工作坊。我會把材料分給工作坊的每個人——不用說，那些課的出席率都很高。我剛搬到新英格蘭時，里克·史卡佐（Rick Scalzo）邀請我到「蓋亞藥草座談會」（Gaia Herbal Symposium）演講，當時我提出了化妝工作坊的想法。里克很猶豫，他不敢保證在以藥草為主題的大會上，會有人對化妝品感興趣。但我覺得就算只有小貓兩三隻來參加也很值得。化妝工作坊就此成為大會的一部分，只是里克仍認為感興趣的人可能不多，所以給了我一個小房間開課。但時間一到，顯然我們必須趕快隨機應變，因為來參加的人已超過了一百五十人。

我常認為，如果我的藥草工作沒有那麼忙，就可以開一間專門兼顧健康與療癒的天然美容中心，迎接所有生病、渾身疼痛的人。我會以沐浴鹽治療他們，讓他們浸泡在芬芳的藥草浴中，再以噴過雅緻精油的被單將他們裹起來。我會在庭園中為他們奉上香醇的茶與健康的食物。我甚至會用指甲花為他們染髮，

安適與美的希望

你實驗並試用本章的各種處方時，也許可以邀親友加入，但願你們都能透過分享柯斯莫絲的禮物，體驗到豐富的生命。常言道，要抓住一個人的心，要先抓住他的胃，但我認為唯有觸摸的藝術才能真正觸動人心。請使用以下受大地啟發的處方來輕輕觸摸所愛之人的心，它們都是大自然給予人類的禮物。這是實行療癒藝術的絕佳方法，你的孩子、伴侶與其他親愛的人會因此更深愛你。

因為如果正確運用指甲花，連大病的人都能因此好轉。我會以我的第一間草藥店的名字來命名這間小店：蘿絲瑪莉的大地喜悅花園（Rosemary's Garden of Earthly Delights），這家店已成立二十五年，目前仍活躍於北加州。

製作自己的美容水

以下的配方是我的最愛，大多是我自己一手創造，有幾種則經過他人的創意指教而加強。這些配方多半誕生於我置身花海時靈光一閃的片刻，其他則是我長久研發精確比例與效應的成果。其中有一些是學生提供的，他們往往在接受我簡單的建議後，自行加上完美無比的成分，創造出了絕佳聖品。

我的許多配方早已遠近馳名。我在他人的著作中看到過它們的蹤影，也在全國各地的工藝市集與花草博覽會中發現過這類商品。這讓我感覺心滿意足！

備齊成分

事先將所有需要的成分與用具準備好，是較明智的做法。有時我也未遵循這個小忠告，所以往往進行到一半，就發現需要的成分用完了。有時這會造成大麻煩，有時則是小小的不便，無論如何總是很惱人。

就和任何配方一樣，你可以更換成分並試驗如何做出更有個人風格的產品，但請務必了解配方中的某個特定成分「效果」何在，你才能以有類似功效的產品來替換；否則結果可能不如你所願。請詢問自己以下幾個基本問題：這個成分有乳化劑功能嗎？它能使產品變得濃稠嗎？它能增加溼度嗎？舉例來說，如果你將第 143 頁乳霜配方中的固態油換成液態油，乳霜可能會變得比你以為的還溼滑。

在這些配方中，通常有很多可發揮創意的空間。我是會為要抓對精確比例

人體內流著多條聖河，有太陽與月亮，還有朝聖之處。我從未遇過比自己的身體更福氣的廟宇。

——撒哈拉（Sahara）

吃足苦頭的那種人。我最常拿咖啡杯當量杯，勺子則是從銀器抽屜中選一根來用。添加精油時，我往往在第四、五滴後就忘了已經幾滴，所以僅憑香味與常識來判斷。我的世界中沒有什麼是精確的，不用說，我手中的成品也並不總是一模一樣。但我學會了照直覺走，通常它會帶領我完成這段創造過程。使用常識而非精準的測量，往往能產生鬼斧神工的結果。

然而，如果你是必須遵循精準指示的人，別擔心！以下的配方都經過我的仔細調配，各位可以放心地跟著一步步進行。我強烈建議你前幾次遵照配方指示來做，等自己能掌握如何發展以後，再試著添加自己喜歡的香味，替換其中的蔬菜油或使用不同藥草。務必寫下每種材料與比例，下次你才能重現這種配方。請不要犯下那種常見錯誤，以為自己會記得。我曾多次因為製作出完美成品，卻想不起在水中添加了哪些香氣或哪種比例的油，而懊悔不已。

所有這些護膚療程與配方，都充分遵守著柯斯莫絲的精神。但願它們能促進你的內在和諧感，希望你能沉浸於自己獨一無二、光彩照人的美。

實用的廚房工具

要創造本書提到的任何神奇化妝品，不需要特別的工具。一間廚房和普通的常備器具，就能滿足你大部分的需要，配方所使用的成分，在超市或天然食品店大多買得到。如果你在附近的雜貨藥草店買不到，也可以透過郵購資源輕鬆購得。雖然做天然美容產品時，不需要很多特定器具，但以下工具在製作配方時很有用：

- 果汁機——製作身體乳液與乳霜不可或缺的工具
- 細網篩
- 專門用來刨蜂蠟的手動刨絲器（蜂蠟可食，但要把蠟除掉幾乎是天方夜譚）
- 各種大小的玻璃瓶罐
- 不鏽鋼或玻璃攪拌碗
- 量杯

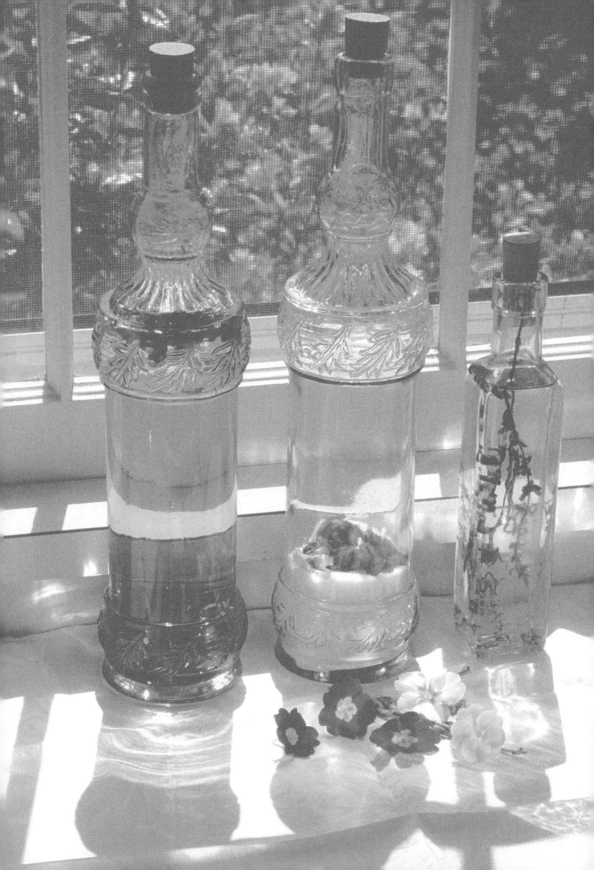

選用材料

下方列出一些最受歡迎的美容材料及其用途，這些知識不僅實用，也能提升你自行研發配方的能力。

如果你熟悉每種成分在配方中會產生哪種效果，就可以其他材料來替換。在你用完或不想用某個特定成分時，這類知識就很能派上用場。

杏仁油

說明：這類以杏仁製成的甜油，是護膚產品中用途最廣的油類。

用途：杏仁油是液態油，味道清淡，大多數皮膚種類皆適用，聞起來也很香。

在哪裡買：可在天然食品店找到。

蘆薈

說明：蘆薈是非洲原生種，但後來廣泛見於世界各地，是家庭常備的實用植物。

用途：蘆薈的肉質大葉片可用來治療並舒緩燒燙傷、皮膚粗糙不適、各種外傷等。蘆薈是極佳的潤膚劑，還能使皮膚緊實有致，是許多天然化妝產品的常見成分。

在哪裡買：蘆薈膠與蘆薈露在天然食品店和某些藥房就可輕易買到。我家有蘆薈盆栽，需要新鮮蘆薈凝膠時，它就在手邊。雖然新鮮蘆薈很適合用來做出幾天就會用完的產品，但如果你希望庫藏期限長一些，請使用含有至少百分之一檸檬酸的蘆薈凝膠，檸檬酸是天然防腐劑。

注意：千萬不要把蘆薈凝膠塗在葡萄球菌感染的部位，它會鎖住感染區域，讓情況變得更糟。

杏核仁油

說明：杏核仁油（apricot kernel oil）是以冷壓方式榨取杏核（apricot pit）的油，為用途廣泛的滋潤油。

用途：杏核仁油也是一種完美無香的液態油，極適合用於護膚產品。它是溫和的潤膚劑，適用於大多數膚質。

在哪裡買：可在天然食品店買到。

硼砂

說明：女性得知她們喜愛的那些美好浴鹽，成分竟和熱門家事皂「20 Mule Team Borax」一樣時，可以想見會很驚訝。硼砂在化妝品代理商那裡更常見的稱呼是四硼酸鈉，它是一種天然礦物，世上只有幾個地方有這種礦物。

用途：這種礦物能使水軟化，是一種清洗劑，具有使皂分子浮上水面的獨特能力，這些分子就不會附著於皮膚或堵塞毛細孔。皮膚會因此變得較乾淨柔軟。

在哪裡買：硼砂在一般藥局幾乎都買得到。如果你家附近藥局沒有貨，可以請店家替你訂購。

蓖麻油

說明：蓖麻油（castor oil）是萃取自蓖麻毒仁的一種黏稠的油，不用於烹飪，但在藥用油中聲名遠播。蓖麻油以其淨化功效著稱，具有溶解囊腫與腫瘤的能力。

用途：這種油可用來製作具深層潤膚功效的化妝產品，很適合乾燥的成熟肌膚。

在哪裡買：藥房與生活雜貨超市大多買得到。

礦泥

說明：礦泥是另一種來自大地的驚人物質、歷經無數時代而轉變成細粉的山地精華，接受了日出、日落、狂風、暴雨的無數福澤。我們使用礦泥製作化妝品時，也融入了其累積數千年的能量，使其美容功效得以發揮。

歐洲人將礦泥當成藥物與化妝品使用，已有數千年。礦泥浴、礦泥敷臉、礦泥身體護膚產品等，廣受歐洲各國歡迎，而這股風潮才剛掃進美國，今日時髦的美容護膚中心提供了琳瑯滿目的礦泥療程。

用途：礦泥種類很多，每種的用途都不一樣。礦物質的濃度，是決定礦泥色澤與功效的決定因素。

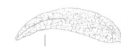

在哪裡買：通常在天然食品店與美容護膚用品店就可買到所有不同種類的礦泥。請尋找以下幾種受歡迎的礦泥。

●皂土。這種黏而柔軟的黏土性質溫和，可用來治療大多數皮膚問題。皂土也能內服，能提供礦物質給有匱乏的人。它有助於結合有毒的礦物質，使其無法溶解，而能輕易去除。

●綠礦泥。高濃度的植物材料與火山泥，使這種礦泥富含礦物質與綠色色澤。它是理想的藥用礦泥，但我發現它也是大多數化妝品的理想材料。綠礦泥相對溫和，適用於大多數膚質。然而，它的綠色不適合做為某些爽身粉。

●紅礦泥。富含鐵的紅礦泥呈鐵鏽色，乾燥與退火效果佳，主要用來做為毒橡木／毒藤、疹子、外傷的藥用製劑。紅礦泥也能有效做為皮膚太油、粉刺或其他皮膚問題的皮膚製劑。

●白礦泥。這是用途最廣、也最常用來製作化妝品的礦泥。由於較溫和，乾燥效果也不像其他礦泥那麼強，所以白礦泥會用來製作面膜、體膜、粉、浴鹽等。普遍用在化妝品中的白礦泥又稱高嶺土，在天然食品店就買得到，但從瓷土供應店面買會便宜得多。

可可脂

說明：可可脂是圍在可可豆周圍的脂肪，無怪乎聞起來香醇可口；事實上，如果你沒留意配方成分，以可可脂製作的一切東西幾乎都有著一股巧克力牛奶味。

用途：可可脂呈濃稠厚重的油膏狀，是市面上最醇厚的油類之一。在僅供皮膚使用的配方中，請少量使用！另一方面，可可脂是可因應乾燥成熟肌膚的上好油類。除了潤膚功效，它也有助於使身體保養產品變得濃稠。如果你的乳霜中有木薯般的小可可仁，這表示你加了太多可可脂到你的基底中。

在哪裡買：可可脂可在大多數天然食品店、部分藥局買到，也可從郵購目錄購買。

椰子油

說明：椰子油可能是最常用來製作化妝品的油類，它的保護潤膚功效備受推崇，熱帶島嶼居民多用來做為美容輔助品。他們會將椰子油大量塗在身上以防乾燥，並用來梳頭，以確保髮辮健康閃亮。

用途：椰子油是醇厚的潤膚劑，沒有可可脂那麼濃郁或那麼多脂肪，較適合大多數膚質。椰子油經常用來做成潤膚霜與髮油。

在哪裡買：在大多數天然食品店、藥草店或某些藥局都買得到，也可透過郵購目錄購買。不過，購買椰子油的最佳來源，是自製椰子油在海邊販售的熱帶島嶼當地人。

葡萄籽油

說明：這種安定或液態的油，是市面上最溫和也最佳的油類。

用途：一般認為葡萄籽油是一種「不油」的油，皮膚可迅速吸收，不留殘油。它是因應油性或暗瘡肌的完美油類，尤其適合青少年的皮膚。葡萄籽油是無味的。

在哪裡買：在天然食品店與某些生活雜貨超市都能輕易買到。

羊毛脂

說明：羊毛脂是羊毛上的保護性油脂，有助於保持羊身暖和，使其皮毛多少能防範天氣變化。

用途：這種濃稠物質是最接近人體油脂的油類，所以是最適合人類使用的潤膚劑之一。

在哪裡買：在藥局可輕易找到水性羊毛脂，無味，但經過層層加工，所以含有大量合成化學成分。

雖然使用起來較困難，但我永遠會建議使用純羊毛脂或無水羊毛脂。請少量使用，不然你製作的所有成品都會瀰漫一股羊味。有些藥局買得到無水羊毛脂，大多數天然食品店也買得到。

玫瑰水

說明：購買玫瑰水時，一定要注意只買百分之百純玫瑰水。在藥局、甚至有些天然食品店買到的玫瑰水，通常是合成的玫瑰油，加了水與防腐劑。純玫

瑰水是玫瑰的蒸餾水，通常是以蒸氣蒸餾法製作，氣味迷人，味道也很可口。

用途：化妝品使用玫瑰水主要是取其迷人香氣，但它也有一點收斂功效。玫瑰水通常是用來做成使皮膚美白、光滑乾爽的化妝水。

在哪裡買：玫瑰水在大多數健康食品專賣店與藥草店都買得到。你在美食商店也常會發現玫瑰水，用來做成希臘糕餅、布丁、蛋糕的調味料。請試著從烘焙食品行或某些化工公司購買，或自行製作（見下方配方）

🍃 玫瑰水，方法 #1

雖然一般而言，蒸餾新鮮玫瑰花瓣就會產生玫瑰水，但以下的方法簡單而有效，每次都能讓你獲得理想的玫瑰水。請務必使用正要綻開的新鮮玫瑰，那時的玫瑰正值巔峰，能產生效果最強的玫瑰水。玫瑰愈香，玫瑰水的味道就愈濃。但要注意，使用噴過殺蟲劑的玫瑰，會讓毒素滲入玫瑰水中。

三份金縷梅精、伏特加或琴酒

一份蒸餾水

新鮮、有機栽種的玫瑰或玫瑰花瓣

1. 混合金縷梅精（或伏特加或琴酒）與蒸餾水。將新鮮玫瑰放入夸脫瓶。倒入酒精加水混合液，多倒一點，讓液體淹過玫瑰五至八公分左右。以密封蓋蓋緊，置於溫暖無日曬的地方，靜置兩到三週。

2. 濾出玫瑰並將液體倒回瓶中，以供取用。玫瑰水不須冷藏，不過儲藏於陰涼處能延長其庫藏期限。

🍃 玫瑰水，方法 #2

這種配方是準備玫瑰水較傳統的方法。雖然較複雜，但過程很有趣，結果很令人驚豔。只要四十分鐘左右，就能做出九百五十毫升的頂級玫瑰水。然而，如果玫瑰燉煮得太久，最後你只會得到蒸餾水，玫瑰精華會被稀釋。你的玫瑰水聞起來會像普通的蒸餾水，不像芬芳的玫瑰。

開始前，請務必準備好一塊磚塊和一只隔熱不鏽鋼或玻璃夸脫碗。

一千九百到兩千八百毫升的玫瑰花瓣

水

冰塊或碎冰

1. 將磚塊放在有圓型鍋蓋的大鍋中央（那種藍色有斑點的圓鍋最理想）。將碗放在磚塊上。將玫瑰放進鍋裡，花瓣要多到與磚塊頂齊高。倒入足以淹過花瓣的水，讓水稍微淹過磚塊一點。

2. 將蓋子倒蓋在鍋上。開火將水煮沸。然後把火關小，以慢火穩定地燉煮，將兩、三盤冰塊（或一袋碎冰）扔到蓋子上。現在你有一個家用蒸餾器了！水沸騰時冒出的蒸氣，會撞擊擺有冰塊的鍋蓋頂，並開始凝結。凝結的玫瑰水會流到蓋子中央，滴進碗裡。

3. 每二十分鐘就迅速掀起蓋子，取出一兩大匙的玫瑰水。累積了一千四百毫升

這不僅是女孩的玩意兒！

請別猶豫，一起和男性友人進行美容療程吧。他們一開始會抗拒，但療程一開始，他們就會愛上的。如果你對某個男人有意思，或你想增加夫妻情趣，可以邀他進入你的藥草美容室。打開紅燈，拿出所有你製作的滑順、芳香的藥草水，將對方當成特別的男性款待。

我剛開始和男友羅伯約會時，對他的印象很深刻。他除了是技巧高超的木匠，自己開了一間工程公司，人又很有魅力、友善，手巧，長得也一表人材。他生日時，我決定給他來點特別的款待，所以邀他下午來我家。他如期而至──可能帶了點疑心。我讓他坐在我屋裡最大、最舒服的躺椅上，接著鬆開他的鞋帶。我將他的雙腳和木匠的大手放進正蒸著一鍋芬芳藥草的水中，再輕輕以保溼礦泥塗抹他的臉，手腳都放進水中的他坐在那裡，閉著雙眼敷臉，然後我開始按摩他的腳、肩膀，最後是頭。老實說，那男人飄飄欲仙──而且自那時以來便時時接受款待。不過，他確實警告我「別告訴我朋友，不然要妳好看！」當然，我從未這麼做……

的水時，水嚐起來已經有濃郁的玫瑰香，這時就要停手了。

金縷梅精

說明： 這是一種取自金縷梅樹皮的古早藥草產品，金縷梅樹原生於北美，是小型灌木般的樹。金縷梅精是以蒸餾法萃取。

用途： 金縷梅精因其具溫和收斂與緊實功效，而被用於許多化妝產品中。金縷梅也有溫和的抗菌功效，使其成為治療粉刺與皮膚問題的出色療方。

在哪裡買： 金縷梅精在大多數藥局與天然食品店都找得到。你可以向藥草專門店購買金縷梅樹皮，將樹皮浸泡在酒精中（外用的金縷梅精使用消毒酒精來萃取，內用的金縷梅精使用伏特加萃取）來自製金縷梅精。然而，市面上可買到的金縷梅精品質甚佳，所以通常我認為用買的最簡單。

我最愛的護膚配方

以下是我不論何時都最喜愛的化妝配方。製作容易、有趣，而且不貴。最棒的是，它們有神奇的功效。所有配方都是以最佳的天然成分調製，每種成分都是最終成品不可或缺的一部分。自製護膚產品的一個驚喜，是你可以用最少的錢做出最高品質，還能掌握產品中和將要敷到臉上的成分是什麼。

請別被市面上護膚產品的諸多「天然」成分糊弄了。這些成分多半只是為了加深消費者印象而添加的（「消費者」是產品製造商給我們的一種稱呼，多少帶有貶義。我正在發起一場小抗爭，要求將我們正名為「有意識的大眾」）。請注意天然成分在成分表中的位置有多下方，位在成分表愈下方，就表示該成分在整個產品中的含量愈少。此外，也請注意列出成分中有多少防腐劑、著色劑、合成香料、化學成分。

確實，不是所有帶有「合成」名稱的化學成分和材料都是有害的，但大多數成分在完全自然的狀態下叫什麼名字，我們都曉得。如果一種自然成分使用了製造商給予的名字，那通常是因為它受到某種操弄，已經不是那麼自然了。我最好的建議是，如果你不清楚某個成分是什麼，或其用途何在，那就不要塗敷到臉上。

重要忠告

在你開始製作以下配方之前，請記得要好好玩耍，享受過程，還有拿出創意！這些配方，都是要你拿出玩心去試驗和更動的。請額外添加一些別的藥草、新的異香、一點這個或那個成分。就像嚴格遵照食譜做菜僅只一次，以後就懂得加入自己些許靈感的好廚子，以下的配方如果能在你的夢想中甦醒，那就太好了。

要對以下的美容護膚配方進行實驗前，幾點忠告如下：

- 拿來做實驗的用量要少，才不會浪費大量珍貴材料。
- 要清楚知道每樣材料在配方中的作用，才能以相近的材料替換。
- 請將自己的最愛配方整理起來，也許可傳給你的子子孫孫，也許某一天它會成為你的寫書材料。
- 除非特別說明，否則以下配方使用的皆是乾燥花草。

潔面粉

潔面粉可以完美地取代肥皂，它溫和、滋養，適合所有膚質，可以每日使用。我試過市面上大多數的潔面粉，有些很好，但我仍然最喜歡自己的簡單配方，又能依自己的需要調製。由於價錢不貴，我還可以當成全身磨砂膏使用。它是可進行生物降解的，甚至嚐起來也很可口——吃下一小口也無妨！

市面上的潔面粉多半太粗糙，感覺像砂紙磨在皮膚上。長粉刺的青少年往往會使用這種粗糙的潔面粉，以為多少能磨掉粉刺。但根本行不通！大多數膚質，尤其是暗瘡肌，需要的是溫和的治療。粗糙的潔面粉只會更刺激發炎。相較之下，以下的輕柔潔面粉是暗瘡肌的最佳療方，能溫和洗淨，分散過多的油脂，去除死去的細胞，並改善循環。

🍁 神奇粉

這種基本配方可再加入許多材料，例如海藻、維生素 A 與 E，以及其他藥草組合。請拿出創意！你可以為你的個人膚質設計出真正獨一無二、又有神奇功效的配方。

你可能會想滴幾滴薰衣草、玫瑰、香蜂草精油來加強香味,促進潔面粉的效果。但你必須使用純精油,不是合成精油;合成精油有可能灼傷或刺激皮膚。

> 兩杯白礦泥
> 一杯磨細的燕麥
> 四分之一杯杏仁細粉
> 八分之一杯薰衣草細粉
> 八分之一杯罌粟籽或藍玉米細粉(可不用)
> 八分之一杯玫瑰細粉

1. 混合上述成分。將潔面粉放入玻璃罐,擺在洗臉槽邊,或放進香料搖搖罐。
2. 使用時,請加水將一到兩匙的潔面粉攪拌成泥後,輕輕按摩臉部。再以溫水洗淨。

❧ 保溼神奇粉

我偏愛乾潔面粉,因為保存容易,通常也較容易包裝成禮物送人;但我個人使用時永遠會加水,上妝後使用起來很輕鬆,還能增添一點美味的成分。

蜂蜜是潔面粉的天然防腐劑,也能增添驚人的保溼效果。雖然蜂蜜看似會使粉變得黏稠,但其實不會。

我通常僅調製夠用一兩週的保溼潔面粉,以免過多放久容易腐壞。如果潔面粉腐壞了,那是因為蒸餾水與蜂蜜的比例不對。加入蒸餾水只是為了使質感滑

潔面粉速成訣竅

你可能會想把神奇粉的成分磨得很細,但記得要保留一點「顆粒」感,才能當成潔面顆粒使用。保留薰衣草和玫瑰的顆粒最不成問題,因為兩者永遠會保有某種粗糙的質感。

我發現以電磨豆機磨碎少量藥草與香料最好用。不過,請勿使用你磨咖啡豆的磨豆機,不然你的花草會有一股咖啡味,咖啡聞起來和喝起來也總有一股玫瑰與薰衣草味。

順，請別加太多。

　神奇潔面粉（見第 139 頁的配方）
　蜂蜜
　純蒸餾玫瑰水（或普通蒸餾水）

1. 混合乾神奇粉與適量蜂蜜及玫瑰水，調製成泥。
2. 輕輕按摩臉部後，以溫水洗淨。

花草蒸臉

　以下是兩種我用來蒸臉的最愛配方。調製自己最愛的蒸臉配方時，我猜人人都是手邊有什麼就拿什麼。但請使用傳統上用來護膚的藥草來調製配方。也請了解一下那些藥草是否有輕微乾燥（收斂）或保溼（黏稠）的效果。請加入花朵來調整顏色與質感；以一鍋冒著蒸氣的玫瑰、萬壽菊、洋甘菊、薰衣草花蒸臉是一種享受。

　蒸臉時，請以大鍋煮沸一千九百到兩千八百毫升的水。扔進大量花草後蓋上蓋子，煮幾分鐘就好。接著將鍋從火上拿開，放到耐熱的平面上，調整高度，讓你能舒舒服服地坐著將臉對著鍋子。傾身面向鍋面，拿一條大而厚的毛巾蓋住你的頭與鍋子，以封住藥草水的蒸氣。這樣一來，毛巾底下會充滿熱氣。要調整熱度，你可以把頭稍微抬高，或掀起毛巾一角，使冷空氣稍微灌入。必要時，可以偶爾把頭伸出來透透氣。請蒸五到八分鐘。

🍁 乾性到正常肌蒸臉

　三份康復力葉
　兩份金盞花
　兩份洋甘菊
　兩份玫瑰
　一份薰衣草

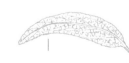

混合上述藥草，依你的膚質調整分量。將藥草貯放在密封玻璃罐中。使用時依前述的指示蒸臉。

✤ 正常到油性肌蒸臉

三份康復力葉

兩份金盞花

一份覆盆子葉

一份鼠尾草

四分之一份迷迭香

混合上述藥草，依你的膚質調整分量。將藥草貯放在密封玻璃罐中。使用時依前述的指示蒸臉。

收斂水

收斂水又稱化妝水，是要用來去除皮膚上的多餘油脂。收斂水通常是在清潔後使用，能去除任何殘餘的清潔物質，達到收斂皮膚毛孔的效果，有助於皮膚做好保溼準備。收斂水特別適合油性肌，但所有膚質皆可從其收斂毛孔的效果中獲益。

✤ 匈牙利女王水

這種絕佳收斂水，被譽為有史以來第一種生產上市的藥草產品。傳說它是早期的羅姆人所調製，並宣稱它是萬靈丹。我不清楚它能否治百病，但我確實知道這是一種出色的臉部收斂水，也是深色頭髮的良好潤絲精。

這是世上最佳的化妝配方之一，技巧高超地結合了溫和的常見藥草，又容易調製，而且功效廣泛，十分萬用。羅姆人拿它來潤髮、漱口、治頭痛、刮鬍子、做足浴，什麼用途都不奇怪！我見過百貨公司販賣這種配方，裝在有異國風味的小瓶子裡，價格不斐。但你用幾株藥草和一瓶醋的價錢，就可以自行製作。

六份香蜂草

四份洋甘菊

四份玫瑰

三份金盞花

三份康復力葉

一份檸檬皮

一份迷迭香

一份鼠尾草

醋（蘋果醋或酒醋，用來淹過花草）

玫瑰水或金縷梅精

薰衣草或玫瑰精油（可不用）

1. 將藥草放進廣口瓶，倒入足量的醋，要高過花草三到五公分以上。蓋緊密封蓋，置於溫暖的地方兩到三週。

2. 濾出藥草。每杯藥草醋水要兌上三分之二到一杯的玫瑰水或金縷梅精。如果你想要的話，可添加一兩滴精油。然後倒回瓶子。女王水不須冷藏，無庫藏期限。

🍁 月桂蘭姆鬍後與收斂水

這種配方是受芳香四溢的月桂樹所啟發，月桂樹大量生長於我在加州海岸山脈的家鄉附近。這種驚人的全天然藥草水是能使人精神一振的收斂水，也是使毛孔緊實的完美鬍後水。當成禮物送人也很棒。

使用新鮮的月桂葉最理想，乾月桂葉多少有一點刺激性。

月桂葉（可能的話，請拿新鮮月桂葉）

多香果（allspice），磨成粉或磨碎

全株丁香

薑，磨成粉或磨碎（磨碎較佳）

蘭姆酒

1. 把月桂葉倒入廣口瓶，頂端留出一些空間。放入適量的多香果、丁香、薑，讓你的成品帶有一點辛辣香氣。倒入足量的蘭姆酒，淹過花草三到五公分左右。蓋緊密封蓋，擺在溫暖的地方靜置三到四週。
2. 濾出花草，將液體倒回瓶子。你可能會想添加一兩滴月桂精油來加強香味，尤其如果你是用乾月桂葉來做收斂水的話。

面霜

以下的配方可做出我親身體驗過效果最棒的面霜。多年來，我都是以這種面霜的不同版本來撫平身上的每一寸皮膚，我的皮膚（如今正逼近六十大關）仍如兒童的皮膚般柔軟有彈性（好吧，可能有點言過其實，但摸起來觸感仍然很好！）。

這種面霜富含天然成分，能深入保溼，為皮膚提供營養與水分。同樣重要的是，它的製作費用相對平價。基本配方本身已經功效非凡，但你還可以投入自己的創意，可發揮的空間還很大，請盡情揮灑。

✿ 蘿絲瑪莉的完美乳霜

這種配方看似容易，但製作起來有一點難度。你得將水與油混合起來，但水油通常是不相容的。請仔細照著以下步驟進行。如果第一次不成功，別氣餒，再試一次，這種迷人的乳霜值得你投入時間與心力。

請以玻璃罐裝乳霜，不需要冷藏。

水
三分之二杯蒸餾水（或玫瑰水）
三分之一杯蘆薈凝膠
一兩滴任選的精油
維生素 A 與 E（想要的話）
油
四分之三杯杏（apricot）、杏仁或葡萄籽油

三分之一杯椰子油或可可脂

四分之一茶匙羊毛脂

十五到三十克磨碎的蜂蠟

1. 將各種水倒入玻璃量杯中混合（也可以自來水取代蒸餾水，但有時會產生細菌，也容易滋長黴菌）。靜置一旁。

2. 以小火隔水加熱各種油，使其剛好可融化。

3. 將油倒入果汁機，在室溫下待其冷卻。此時油會逐漸變得濃稠，呈半固體的乳狀，出現乳脂般的色澤。放入冰箱能更快冷卻，但過程中要時時留意才不會變得過硬。

4. 待油冷卻後，轉開果汁機以最高速運轉，將1的水倒入運轉中的油渦流中央。

5. 將一半以上的水倒進油裡後，傾聽果汁機的動靜，看乳霜攪動得如何。當果汁機攪動變慢、乳霜變得濃稠，呈奶油霜的白色時，請關掉果汁機。你可以緩緩加入更多水，拿湯匙手動攪拌，但可別攪拌得太用力！乳霜凝固時會變稠。

6. 將乳霜倒進乳霜或乳液罐，貯放在陰涼處。

製作並使用完美乳霜的小訣竅

　　多年來，我都是先倒水到果汁機裡，再倒油進去，直到一個學生建議我要先倒油再倒水，從此便不再有油水分離的問題了。這乳霜能如此成功，都要歸功於這類再簡單不過的建議。因此，請隨意試驗配方，告訴我你的發現。

　　不同於市面上只能搽在皮膚表面的多數乳霜，這種乳霜能滲透表皮，滋潤真皮層。由於它濃度極高，所以只要搽一點就能長久生效。請用指尖挖一點乳霜，

「完美」在哪裡？

你的皮膚乾巴巴是因為缺乏水分，所以良好的保濕乳霜含有的水分比例要高。上述配方中的油能覆蓋、保護皮膚，最重要的是，它能鎖住水分。乳霜要完美，水油比例要大致均衡。但因為水油通常不相容，所以要使兩者並存在乳霜中，確實有點不容易。

輕輕按摩臉部。起先你會覺得有點油，但幾分鐘後，皮膚就能迅速吸收乳霜，這時那種油感就消失了。雖然我建議只要塗一點在臉上，但你可以大方款待身體其他部位。

使用這種乳霜唯一真正的「規則」，是塗抹時不要存著任何負面想法。塗這種乳霜來撫平皮膚上的細紋與溝壑時，請帶著愛意進行，彷彿你是以珍貴香膏來為自己塗油淨身。那確實是聖油！這種油的魔法就在這裡。

如果你仔細遵循上述步驟，完美乳霜就能發揮功效。如果油水分離了，最可能的原因是混合兩者的溫度不對；水必須是室溫，油則要完全冷卻。如果水油不融合，你可以將兩者完全分離，重新混合一次。或在你的罐子上貼字條：搖勻後使用。

蘿絲瑪莉的完美乳霜應該永遠不會發黴或腐敗。如果發生上述情況，通常是因為以下的一或多種原因：

蓋子使用過。如果你是拿舊容器來用，請務必拿掉蓋子內的紙片，那是細菌的溫床。

加了食物成分。許多食物會助長細菌孳生。比方說，如果你決定做草莓味的保溼乳霜，於是將新鮮草莓加入乳霜基底中，那麼你的「草莓樂」可能不出幾天就會發黴。

貯放方式不當。請不要將乳霜擺在溫暖的地方。沒用完的乳霜最好貯藏在冰箱或陰涼的食品貯藏室。

定期護膚療程

請遵循以下的定期護膚療程，能培養出漂亮的肌膚。

調出正確比例

抓對比例是成功做出「蘿絲瑪莉的完美乳霜」的基本要件。比例大致應是一份水兌一份油。油大約是每半杯的液態油（如杏仁油、杏油）搭配三分之一杯的固態油（如可可脂、椰子油、蜂蠟、羊毛脂）。

每天一次

- 以潔面粉洗淨
- 以收斂水收縮毛孔
- 以溫和的乳霜按摩
- 最後，噴上薄薄一層玫瑰水或收斂水

每週一次

- 使用適合自己膚質的蜂蜜或礦泥面膜

每月一次

- 款待自己和朋友！請依循以下的五步驟進行療程，讓皮膚煥發光彩！

完美肌膚的五步驟護膚療程

這項效果驚人的療程需時四十五分左右，要獲得最佳效果，請每月進行一到兩次以上。這種簡單又平價的療程，能使你在兩三個月內就擁有更健康、亮麗的肌膚，一定能讓你成為人見人愛的「派對女孩」。邀朋友來場作臉派對吧。帶著你的「作臉工具」去參加派對與家族聚會，永遠能讓你再度成為座上賓。

我的茶會廣受歡迎。我會邀朋友來我家庭園喝茶，如果時機正好，喝完茶並談笑一番後，我就會拿出我的美容用具了。不一會兒，大家就會開始為彼此作臉。這是一種療癒，每個人都會很開心、愉悅，享受著生命的甜美福澤。也讓大家感覺更好。

步驟一：神奇粉

以神奇粉（見第 139 頁的配方）輕輕洗淨你的臉與脖子，輕輕按摩並刺激皮膚。粉能將乾燥、老死的皮膚磨掉，增加臉部表皮的循環，為臉部提供營養的「大餐」。洗淨後，以溫水洗去神奇粉。

步驟二：花草蒸臉

選用最適合你的膚質的藥草來蒸臉（見第 140 頁的配方）。將藥草放進大鍋

水中煮沸，然後把鍋子從爐上拿開，蒸臉五到八分鐘。

蒸臉可能是深層清潔毛孔最好的方式，所使用的每種藥草都富含營養素，能滋養並調理皮膚。植物油的芬芳會在熱氣下釋放，被皮膚吸收。更棒的是，感覺舒服得不得了！

蒸臉結束後，請隨即以冷水洗臉，並以匈牙利女王水（見第 141 頁）或玫瑰水（見第 135 頁）輕拍臉部。把水輕輕拍乾後，你會感覺臉變得平滑，散發著光彩。

保有看見美的能力的人，永遠不會老。

——法蘭茲・卡夫卡（Franz Kafka）

步驟三：作臉

作臉是刺激皮膚循環的極佳方式，能將新鮮血液引至表層。作臉能促進毛孔的深層清潔，有助於治療暗瘡與粉刺。作臉也有助於使皮膚柔嫩緊實。

作臉分成幾種類型。我最喜歡的是以面膜泥為基底來作臉，如果你希望用塗臉後變緊實的方式作臉，這種泥尤其適用。礦泥含有能滋養肌膚的豐富礦物質。更重要的是，其中含有的礦物都有幾千年的歷史。這些獨特的大地礦物見證了百萬次以上的日出與月落，經歷過強風豪雨與雷電灌注。我們在那種礦泥中加一點水，以柯斯莫絲之名敷在臉上，就能享受它強而有力的藥效！

蜂蜜也有魔力，它是我最愛的另一種泥膜。蜂蜜是令人驚嘆的護膚美容輔助

量身訂做的作臉礦泥

要量身訂做自己的作臉礦泥，可以加入許多其他具療效的成分。搗成泥的成熟酪梨、優格、香蕉、少量杏仁油或葡萄籽油等，只是其中幾項建議。每種成分都有自己特別的療效。我開始研究作臉材料時，別人常會發現我包著頭巾，在廚房裡把晚餐材料拿來敷臉。那產生了諸多有趣的反應，但我很快就從這種親身試用的方法中，了解到對我的膚質效果最佳的是哪些材料。

品。這種天然保溼劑既能保溼，又能清潔肌膚。不僅如此，細菌在蜂蜜中無法存活。將蜂蜜敷在臉上可能會弄得有點狼狽，但大忙一場的成果是值得的。

如果想選用礦泥作臉，請將礦泥與分量剛好的水混合，調成理想的糊狀。礦泥加水混合得愈濃稠，就愈有乾燥效果。敷好臉後，請靜待它全乾。你可能不禁想早點洗掉，尤其是它開始變乾的時候，但如果你在它全乾前洗掉，那就無法享受到礦泥的全部好處了。

對付乾燥肌，請選用妝品級的白礦泥。白礦泥雖然略具吸水力，但對皮膚很溫和。要做出更滋養的泥膜，請混入優格或酪梨，或兩者皆用。

對付油性肌，請選用綠礦泥、紅礦泥或黃礦泥。這類礦泥較白礦泥更有乾燥效果，含有的礦物質也更豐富，極適合容易生暗瘡的問題肌。在天然療法中，這類礦泥往往可用來舒緩毒橡木／毒藤、蜂螫蟲咬的不適。

蜂蜜做成的泥膜，則適合所有膚質使用，能讓新鮮血液流向皮膚表面，去除雜質，帶來舒緩與柔軟效果。

如果你選擇使用蜂蜜，請以手指挖取蜂蜜到全乾的皮膚上。如果皮膚溼溼的或冒水氣，那效果就會打折扣。請務必撥開所有髮絲，否則塗滿蜂蜜後會變得黏答答的！請輕輕按摩、拍打、搓揉蜂蜜到皮膚裡，讓感官告訴你如何畫圈按摩。我通常喜歡大力搓揉拍打，但其他人則偏好緩緩拉伸、輕輕拍打。無論你用什麼方法，你的皮膚都會因為活力與刺激，而更加亮麗。請以溫水洗淨蜂蜜，應能很快洗掉，但一定要洗乾淨，否則你一整天都會覺得黏黏的。蜂蜜帶上皮

但願你的身體獲得福佑。

但願你意會到，身體是靈魂忠貞而美麗的朋友。

但願你體認到，感官是神聖的門檻。

但願你理解到，神聖是用心凝視，用心感受，用心聆聽，用心觸摸。

但願你的感官永遠帶領你讚揚宇宙，稱頌你身在此地的神祕與可能性。

但願厄洛斯（Eros）祝福你。

但願你的感官能集中你的心志，帶你返鄉。

——凱爾特祝詞

膚表面的鮮活血液，能由內而外創造出溫暖而持久的肌膚光彩。

步驟四：滋養收斂水

泥膜乾透後，請以溫水洗淨。清洗作臉材料時，請對皮膚溫柔一點。蜂蜜能輕鬆且很快洗掉，但礦泥可能要費力一點。請使用溫和畫圈的動作洗淨。按摩皮膚，不要用力搓。洗掉泥膜後，隨即使用收斂水來調理皮膚，緊縮毛孔。請拿化妝棉使用收斂水，或拿噴罐噴溼皮膚。接著選用以下一種方式調理：

● 乾燥肌請使用玫瑰水，這是一種非常清香、溫和的收斂水。

● 正常與油性肌，請使用「匈牙利女王水」或「月桂蘭姆鬍後與收斂水」（見第 142 頁的配方）。

步驟五：按摩與抹乳霜

最後一步是使用你特別調製的「完美乳霜」（見第 143 頁的配方）輕輕進行細緻的臉部按摩。通常人們最喜歡這一部分，如果可以坐著請別人為你按摩，那更是享受。

將少量乳霜抹在掌心，輕輕在臉部外緣畫圈，請一定要往上、往外畫圈。順著臉部線條，用手指勾畫結構。動作可以放輕，朝上方、臉外畫圈。

美與洗浴

美從洗浴開始。藥草浴是歷時多個世紀的儀式，不僅是舒緩身心的美容，也有重要療效。我曾以藥草浴治療深受嚴重頭痛、壓力、皮膚問題困擾的人，十分成功。我也見過帶狀疱疹狀況嚴重的人，對以燕麥、海鹽、薰衣草精油調製的藥草浴反應良好。

不幸的是，現代人多以迅速方便的淋浴來取代泡浴。雖然淋浴能迅速洗淨身體，但無法取代長時間、奢侈的浸泡。我聽過人們反映，他們不喜歡泡在自己的髒洗澡水中。如果你真有那麼髒，請先把自己洗乾淨再泡澡！但不要捨棄泡澡的樂趣。

創造特別的洗浴空間

除了沒有餘暇，我想人們不允許自己享受泡澡療效的一個主要原因，出在浴缸本身。今日的浴缸是愈變愈小，人體卻變得愈來愈大了。但沒有什麼比古早的貴妃缸泡起來更舒服。今日你在許多車庫拍賣的物品中仍能找到這類浴缸，雖然有點破爛，但仍堪用，那種古早的貴妃缸──或和那一樣古老悠遠的傳統──能使藥草浴成為天賜的樂趣。

如果你有鄉下房屋、甚至在鎮上有個隱蔽的庭院，就可以創造一個戶外的洗浴亭，讓你內在的皇后或國王好好享受。請將貴妃缸擺在院子的隱密處，四周種植會開花的藤蔓，以棚架或格架支撐。如果你想在泡澡時凝望星辰，那就讓整個空間露天。在溫暖的夜晚，你可以在芬芳的植物叢林圍繞下享受冷水浴。天氣變涼後，你可以在浴缸裡注滿幾鍋熱水，泡個舒服的熱水澡，讓肺部享受清新的空氣。請不要告訴太多人你的浴缸在哪裡，不然你自己可能就再也沒有泡澡的機會了。

多年前，我住在太平洋岸公路旁的卡梅爾谷村時，曾遇見一位年長婦人，和她相談甚歡。當時我正要搭便車回「家」（我在卡梅爾河岸的帳篷），她用她的新型大車載我一程。途中告訴我，她年輕時住在卡梅爾的往事。她說以前海岸那裡住著一個老農夫，他的農地上有熱泉。他把幾座古早貴妃缸搬到俯瞰大海的懸崖上，在浴缸中注滿天然的熱礦泉，然後以小時計出租浴缸。那位婦人和朋友們就會約在那裡，在浴缸裡望著日落盡情泡澡。那是早期的伊薩蘭（Esalen），它現在已是大索爾（Big Sur）的著名溫泉勝地。

浴缸中的療癒

藥草浴極具療效。你浸泡在水中時，皮膚毛孔會張開，接受藥草的療效；那

每當我在洗臉臺洗臉、從噴泉潑水、洗澡時，總是會想起這些水滴是源自小溪、河流或海洋。

──斯威沃・布魯克斯（Svevo Brooks）

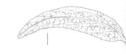

是一種非常有效的治療方法。事實上，有幾位著名的藥草師就偏愛以洗浴的方法進行治療。

　　以下幾頁是我不論何時都最愛的藥草浴配方。請善加使用，讓它們成為你自己獨一無二的配方。好好享受！

放鬆身心的泡澡配方

以下泡澡配方中的成分有助於使心境平和，每當你需要放鬆時就可使用。

兩份洋甘菊

兩份薰衣草

兩份玫瑰

一份康復力葉

1. 混合上述藥草。將一兩大把藥草放進細棉布袋或手帕裡，然後綁在浴缸出水口。
2. 轉開熱水，讓它流過藥草浴袋，使浴缸水化為強力的藥草浸汁。
3. 轉開冷水，把水調至你想要的溫度。

　　注意：如果你是淋浴，請將藥草袋綁在蓮蓬頭口，讓它溼透後取下，做為毛巾使用。淋浴的效果不如藥草泡浴，但必要時可以試試。

振奮精神的泡澡配方

泡藥草浴就像全身浸泡在一只大茶杯中。所有毛孔都會張開，皮膚（身體最大的吸收與排泄器官）會吸收藥草的療癒精華。泡完後整個人會煥然一新，清爽無比。

我偏好使用布袋來裝藥草，泡澡時才能將藥草袋當成毛巾使用。

三份胡椒薄荷

兩份金盞花

一份月桂葉或尤加利葉

一份迷迭香

一份鼠尾草

1. 混合上述藥草。將一兩大把藥草放進細綿布袋或手帕裡，綁在浴缸的出水口。

2. 轉開熱水，讓它流過藥草浴袋，使浴缸水化為強力的藥草浸汁。

3. 轉開冷水，把水調至你想要的溫度。

　　注意：如果你是淋浴，請將藥草袋綁在蓮蓬頭口，讓它溼透後取下，做為毛巾使用。淋浴的效果不如藥草泡浴，但必要時可以試試。

🌿 爽身粉

　　這是我所知道最好的爽身粉配方，滑順如絲，由於具吸收功效，也可當成天然除臭劑。你可以賦予它一或多種氣味。更棒的是，製作起來簡單又便宜。

　　這也是兒童最喜歡動手作的配方。他們會樂得把一切弄得亂七八糟，過程妙趣橫生，最後還能做出很棒的成品（聽起來很像把玩藥草的我！）。

　　請以傳統搖搖粉末罐、搖搖香料罐、漂亮的鐵罐來裝爽身粉。你可以用小羽毛黏成美麗的撒粉棒，在棒子底部綁一條絲帶。如果羽毛不好找，請到釣魚用品店找找，那裡永遠找得到許多奇珍異物。

一杯妝級白礦泥（高嶺土）

兩杯葛粉或玉米澱粉（或混合兩者）

任選一種精油（可不用）

薰衣草與玫瑰（可不用）

1. 拿攪拌器在大碗中攪勻礦泥與葛粉或玉米澱粉。加入精油（由於粉具有吸收力，所以吸水的程度遠超過你的想像。請購買三十克到一百二十克瓶裝的精油。雖然一開始用量看似很多，但其實會省下你不少錢）。

2. 如果你希望把薰衣草與玫瑰加入爽身粉中，可用磨豆機或果仁研磨器把兩者（或其他你選擇的藥草）磨成細粉。篩過後再磨一次。藥草磨得愈細愈好，不然爽身粉會有顆粒感。磨好後將藥草粉加入爽身粉中攪勻。

3. 拿網布蓋住爽身粉，靜置數小時晾乾。然後拿小容器盛裝。

🌿 浴鹽

　　這個簡單、令人愉悅的浴鹽配方，能為泡澡水添加珍貴的微量礦物質，軟化水質，輕輕洗淨皮膚。浴鹽是由各種礦物鹽組成的。人們得知硼砂是大多數浴鹽的主要成分時，大多會感到驚訝，有些人甚至會有點不高興。但硼砂是一種頗奇妙的物質，世上僅有幾個地方有這種天然礦物鹽，而其用途多得不可思議：盒面印著驢隊圖片的大盒裝硼砂，是用來洗滌衣物的；新潮小罐子裝的硼砂，就是美容用的硼砂了。

　　裝在玻璃瓶或漂亮鐵罐中，以圓貝殼為勺子的這類家用浴鹽，當成禮物送人再好不過。以下配方的靈感最早是來自一位親愛的老朋友華倫・雷瑟（Warren Raysor），大家都愛稱呼他是「占星學博士」。華倫是出色的全天然化妝品公司阿布拉卡達布拉（Abracadabra）的創辦人。

> 兩杯硼砂
>
> 八分之一杯海鹽
>
> 八分之一杯白礦泥
>
> 任選一種精油

1. 混合硼砂、鹽與礦泥。使用攪拌器攪勻材料，再加上精油的香味（浴鹽會吸收許多油）。理想的情況是，你的浴鹽香味聞起來應比你從洗澡水中聞到的強一倍。如果你得靠近容器嗅聞一番才覺得：「噢，還滿香的。」那表示味道還不夠強。你應該要覺得「哇，這味道太濃了」才行，因為浴鹽放進洗澡水後，味道會稀釋掉一大半。

2. 拿網布蓋住浴鹽，靜置數小時晾乾。然後再度拿攪拌器攪勻。將四到六大匙浴鹽倒入洗澡水中，讓浴鹽在泡澡前融化。

　　注意：使用浴鹽泡澡是治療肌肉痛、流行性感冒、鼻塞、鼻竇炎一種非常好的古早療方。如果要治療上述問題，請使用含有較濃郁、刺激味道的精油，如尤加利、百里香、松木等。

🌿 磨砂

這項配方簡單無比，好處卻大得驚人。這又是生命的簡單禮物，而簡單往往最好。磨砂是我最愛的去角質配方，能讓皮膚絲滑柔軟，煥然一新，感覺放鬆又清爽。

我頭一次有機會體驗到這種絕佳身體療方，是在俄亥俄州東南部紮營的時候。兩名女性朋友堅持為我去角質，對善意來者不拒的我默默同意了。於是她們開始將鹽與油塗滿我全身，按摩並擦洗，然後再以溫水洗淨，我感覺飄飄欲仙。如果你覺得我誇大其詞，那自己試試看就知道了！

許多知名而昂貴的美容護膚中心，也很喜歡使用類似的配方，但它其實簡單得不得了，價錢也不貴，簡單到應該在家試試看。邀請一位朋友來，以磨砂相互「切磋」一下。在戶外進行最好，這樣你就能洗淨鹽，又不須擔心會弄得到處都是。

兩杯細海鹽
四杯葡萄籽油、杏油或杏仁油
二十五滴任選的精油

1. 將鹽放進廣口瓶，倒入葡萄籽油、杏油或杏仁油覆蓋。滴精油加上香氣。置於陰涼處保存最佳。
2. 使用時，先淋溼全身，接著用雙手或絲瓜沐浴手套大方但溫和地將油鹽混合物抹到皮膚上。從雙腳開始，以畫圈的動作朝上抹。小心避開任何有擦傷或其他外傷的部位。按摩完全身後，以溫水洗淨。最後拿乾毛巾擦乾身體。

我開始思索，大自然是如何積極地四處散布生命的種子，在每個空曠的角落，每個被遺忘的事物與凹處中，大自然都努力灌注生命，將生命注入死寂之處，注入生命本身之中。大自然以廣袤無邊、鋪天蓋地、持續不停、熊熊燃燒的熱忱，創造了生命的騷動。

——亨利・貝斯頓（Henry Beston）

閃亮動人的秀髮

無論你的頭髮是長是短，淺色或深色，粗糙或細軟，它都是一座活生生的花園。頭髮的生長情況，反應著營養素與周圍世界的能量環境。它是一條「天線」、一種與世上的能量相連的管道。

動物有一部分是透過毛髮來表達自己。你見過生氣或驚嚇的貓是如何豎起全身的毛，清楚表示別靠近牠的嗎？漫畫與童話書裡也經常描繪人如何透過頭髮或髮型來表達自己的心情：服貼的直髮表示戰戰兢兢，捲曲的頭髮表示渾身充滿活力。即使是我們偉大的神話也述說著頭髮的威力：參孫（Samson）就很清楚自己的力氣來自哪裡；不幸的是，達利拉（Delilah）也很清楚！[5]

照顧你的頭髮——採用自然方法

從小，我的頭髮也是我的花園。通常我會留長並讓它散開，從肩膀流洩而下。

愈乾淨真的愈好嗎？

二十幾歲的某年夏天，我到太平洋西北岸的奧林匹克國家森林當背包客旅行。當時年輕又瘋狂，自由自在，隨身行李只有一個背包裝了幾樣東西。那裡的河是從白雪覆蓋的奧林匹克山脈直流而下，相當寒冷。雖然我經常游泳，但要在冰河裡洗頭髮可是另一回事。此外，我也不想用肥皂弄汙了清澈的河水。

我就這樣好幾個月沒洗頭髮，或僅偶一為之。這時我留意到一件事。洗頭一個禮拜後，我會開始感覺頭髮油膩骯髒，過去這總是代表要再洗頭了。但這次我等了等。我留意到頭髮會重新吸收自身的油分。它沒有變得更髒、更油膩，反而會「自我清理」。我愈少洗，就愈不會變髒、變油膩。雖然此後我再也沒有在哪個夏天不洗頭，但這段經驗著實讓我有些收穫。我比大多數人更少洗我豐厚光滑的黑髮，頭髮卻似乎比常洗頭的人更不髒。

---

5. 參孫有一頭剛硬的黑髮，而這一頭黑髮從來沒有剪過，是他的力氣來源。達利拉色誘參孫，趁他熟睡時剪去他的頭髮，致使參孫失去神力而被俘。

羅姆人藥草師

雖然茱麗葉‧德‧貝拉克里‧列薇（Juliette de Bairacli Levy）四處為家，和世界各地的羅姆人與農人結伴同行，但我相信過去數十年來，她對美國藥草學的影響勝過任何人。她是著作甚豐的作家、整體獸醫醫學的先驅，也是活到老學到老的學者，她的教誨滲透了藥草學的每個領域。

我是在索諾馬縣立圖書館「遇見」茱麗葉的，在那裡我偶然發現了她的書《旅人之樂》（*Traveler's Joy*），立刻深受其人其書吸引。這位帶著獵犬、一袋袋藥草周遊世界，身邊總是圍著一群孩子的羅姆人學者，究竟是何許人也？我決定寫信給她。

我滿腔熱情地寫那封信時，不過二十二歲。我不記得自己寫了什麼，但我相信自己是說出內心話，與茱麗葉分享了我對大自然界的熱愛。幾個月後，我很驚訝地收到了一封美好的回信。由此展開了持續至今的通信，這段友誼改變了我的人生。

與茱麗葉通信了幾年，並且盡可能地多讀她的著作後，我決定前去拜訪她。我親愛的朋友史威沃‧布魯克斯與我規劃了一場希臘藥草之旅，沿途會停留在茱麗葉的島嶼家鄉基希拉島（Kythera）。但到了出發前幾週，我還未收到她允諾這場拜訪的回信。我緊張起來。此行會造訪許多有趣的地方，但對我和其他許多人來說，重點是和茱麗葉碰面。最後，就在我們出發前兩天，我終於收到了一封手寫著熟悉潦草字體的航空郵件，要來拜訪當然可以啊，她說。

日後我才了解，這就是茱麗葉的行事風格；沒有什麼事是可以一言為定，一切無不是冒險。幾年後，我邀請她擔任一場藥草大會的主講人，她答應了。但隨著時間過去，茱麗葉仍未訂機票。機票錢是我們支付的，但她堅持自己付，這樣她才能決定要哪天動身、哪天返家。我開始擔心起來。最後，由於僅剩下不到兩週大會就要展開、卻仍未收到她的訂票通知，所以我決定打電話給她。

打電話給茱麗葉可不是什麼簡單的事。她喜歡住在偏遠地區，離文明愈遠愈好。她也沒有電話。當時她仍在基希拉島，所以我打電話給前幾次造訪時認識的一位當地的計程車司機泰山（Tarzan，是真名），拜託他去找茱麗葉，把她帶到附近村莊的付費電話亭，我會在幾小時後打電話去。謝天謝地，他答應了。於是我與茱麗葉通上了電話，她用親切、帶倫敦東區的口音向我解釋：「蘿絲瑪莉，我決定不去了，但我會寄幾卷錄音帶給妳，讓妳播放給觀眾聽。裡面都是我最喜歡的

故事，都是很好的故事。」我試著想像當自己告訴迫不及待一睹茱麗葉真面目的六百名大會聽眾，她決定以錄音帶取代親身到場時，場面會變得如何。於是我告訴她：「茱麗葉，打包一下行李吧，我去接妳。」然後我飛到當地，把她帶來美國。

把茱麗葉帶來北美洲，會見崇拜她的人，可能是我歷來做過最好的事。她頭一次有機會感受到自己的生涯對他人所帶來的影響，了解他們如何欣賞她，對她的感激排山倒海。在那場大會和後來的聚會中，人們爭相來訪，有時是扶老攜幼的一家人，手裡拿著頁緣翻到起毛的書本，都是茱麗葉寫的書。我反覆聽到人們說

她的鼠尾草療方如何拯救了他們的寵物、農場動物、孩子和自己。

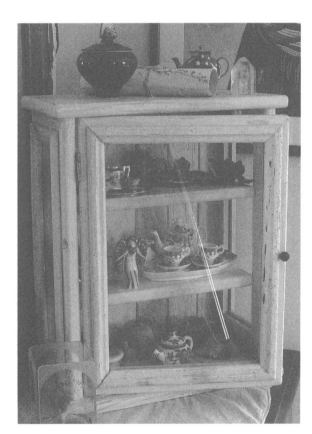

茱麗葉聞名遐邇，國王、女王、農夫、羅姆人都是她的朋友，她確實是這個時代最偉大的藥草師之一。如今她年近九十，住在亞速爾群島（Azores），但仍到世界各地旅行，教導關於動物權與藥草的事，推崇更簡單、清醒的生活方式。她不僅以迴響著詩意的文字教導了我，也許更重要的是，她以自己的人生成為我的導師。她是了不起、美麗、非同一般的女性，也是我最偉大的良師之一。

當我頭髮剪短並做造型，半認真地希望看起來較時髦或年輕的時候，心裡卻會有些失落。儘管我也很喜歡妹妹頭和柔軟的捲髮，但我還是花時間再度留長，毅然決然地讓頭髮像野草般不停蔓長，直洩後背。我從照顧這一大叢頭髮中，學到很多關於頭髮天然護理的知識，也很高興有機會將我的配方傳承下去。

人們對頭髮所犯的最大錯誤是清洗過度。今日市面上有很多優秀的護髮產品，但即使是最好的洗髮精，如果太常使用，也會使你的頭髮變得乾燥。洗掉重要的天然油脂後，事後用再多的潤髮乳也於事無補。

你是否留意過，很少人在年過五十後，還能有一頭閃亮健康的頭髮——你夢

護髮精油

精油	髮質	效果或療效
羅勒	油性	促進生長
洋甘菊	細髮至正常髮	增添亮麗光彩
快樂鼠尾草（clary sage）	所有髮質	去除頭皮屑
薰衣草	正常	止頭皮癢、去頭皮屑，甚至能去除蝨子！
檸檬	油性	增添亮麗光彩；改善乾燥、頭皮屑、生蝨子的頭皮及功能低下的皮脂腺
沒藥	乾性	改善頭皮乾燥、頭皮屑、蝨子、皮脂腺功能低下
廣藿香（patchouli）	油性	頭皮屑護理
胡椒薄荷	乾性	促進頭髮生長
玫瑰	細髮	舒緩頭皮
迷迭香	油性	頭皮屑護理；促進頭髮生長
茶樹	油性	改善頭皮乾燥、頭皮屑、蝨子、皮脂腺功能低下
香水樹（ylang-ylang）	油性	頭皮屑護理

想中的秀髮？這樣的人確實不多。雖然有一部分是因為自然老化使人失去那種豐盈，但色澤與光彩的失去，就不屬於自然過程的一部分了。我們看見的往往不是老得很優雅的頭髮。這類缺乏活力的頭髮幾乎永遠與老化無關，而是與不健康的過度清洗、吹整、使用化學產品如噴霧、髮捲、髮膠等有關。

健康自然的頭髮護理，基本上非常簡單。以下是培養日常習慣的一些訣竅。

● 健康均衡的飲食。良好飲食不僅能增添皮膚的光彩，也能滋養你的頭髮花園。

● 僅使用溫和、非以洗潔劑為基底的洗髮精。下一頁的藥草洗髮精配方是絕佳的溫和洗淨劑。

● 輪流使用兩三種最愛的洗髮精。即使是最好的洗髮精，如果持續使用，多半也會造成失衡。

● 不要太常洗頭，一週一兩次就夠了。起初你可能會覺得不舒服，但我們被教導要達到的那種「乾乾淨淨」的清潔感，其實根本已經讓頭髮失去了自然的保護油脂。

● 每個月以自然的藥草潤絲精（見下方配方）來潤髮。

● 每幾天就徹底按摩頭皮一次，或起碼每週一次。充分按摩頭皮／頭髮幾乎和全身按摩一樣令人通體舒暢，也是一種良好的親子互動儀式。

● 每天頻繁且長時間梳頭。務必保持梳子乾淨，養成每次洗完頭就把梳子洗一遍的好習慣。梳頭就和按摩頭皮一樣，與孩子或伴侶一起互相梳頭能帶來莫大的樂趣。

藥草洗髮精

製作藥草洗髮精再簡單不過，還可依自身需要採用不同成分。你有各式各樣的精油可選擇，看你是希望給秀髮細緻的香味、治療乾燥頭皮，還是促進毛髮生長。

❦ 自製藥草洗髮精

所有成分都可在天然食品店購得。如果你的頭髮異常地油，你可會想將荷荷

芭油（一種不油膩的極佳營養素）換成迷迭香精油。

　　兩百四十毫升蒸餾水

　　三十克花草（從下列組合中擇取）

　　九十克液體橄欖皂

　　四分之一茶匙荷荷芭油

　　二十五滴純精油（見第 158 頁表格）

1. 把水煮沸，加入藥草後加蓋，以小火繼續熬煮十五到二十分鐘。濾出藥草後靜置放涼。

2. 緩緩加入橄欖皂，然後倒入荷荷芭油與精油。完成後貯放在有易開翻蓋的塑膠容器中，放在淋浴間或浴缸邊。使用前要搖一搖。

🌿 金色光澤配方

使用以下配方可突顯頭髮光澤。

　　兩份金盞花

　　一份洋甘菊

　　一份康復力葉

🌿 黑如夜色配方

要加強深色光澤，請使用這個配方。

　　兩份藥用鼠尾草葉

　　一份黑胡桃殼，切成小塊

　　一份康復力葉

🌿 沙漠生機配方

這是因應頭髮乾燥的良方。

一份金盞花

一份藥蜀葵根

一份蕁麻葉

🌿 長髮姑娘配方

頭髮油膩好惱人？請使用這個收斂配方。

一份迷迭香葉

一份金縷梅樹皮（非金縷梅萃取物）

一份西洋蓍草的花葉

潤絲精與潤髮乳

市面上的潤髮乳大多是用來抗糾結，協助「撫平」不聽話的髮絲。不幸的是，大多數潤髮乳，包括健康食品專賣店販售的潤髮乳，都含有甘油。雖然甘油是極佳的天然物質，但會包覆髮幹，在使其變得滑順光亮的同時，也會將空氣中的髒汙與灰塵吸到頭髮上。我比較偏好使用藥草潤絲精或藥草潤絲醋。

我母親的名字與夜晚開花的茉莉花（jasmine）同名，如今快八十歲了，她就擁有著柯斯莫絲的美。她的頭髮雖然夾雜著幾許銀絲，但仍呈藍黑色。她的祕密何在？她體內的那些驚人的亞美尼亞基因——還有她著名的潤絲醋。

🌿 潤絲醋

這種潤絲醋永遠不會變質，所以我一次就做三千七百毫升。醋特別適合油性髮質，不過對乾燥髮質也很有效。蘋果醋通常最適合用來做成洗髮醋，但酒醋較溫和，所以較適合乾燥髮質。潤絲醋對頭皮癢、頭皮屑、髮色暗沉也很有效，有助於恢復頭皮的自然酸性。你可以使用洗髮精這節所列出的任何藥草配方與精油，或自行研發你最愛的配方。如果醋的味道不吸引你，請別煩惱，精油有助於減輕那股刺鼻味，而且那個味道也不會盤旋不去。

任選一種花草組合（見第 160、161 頁）

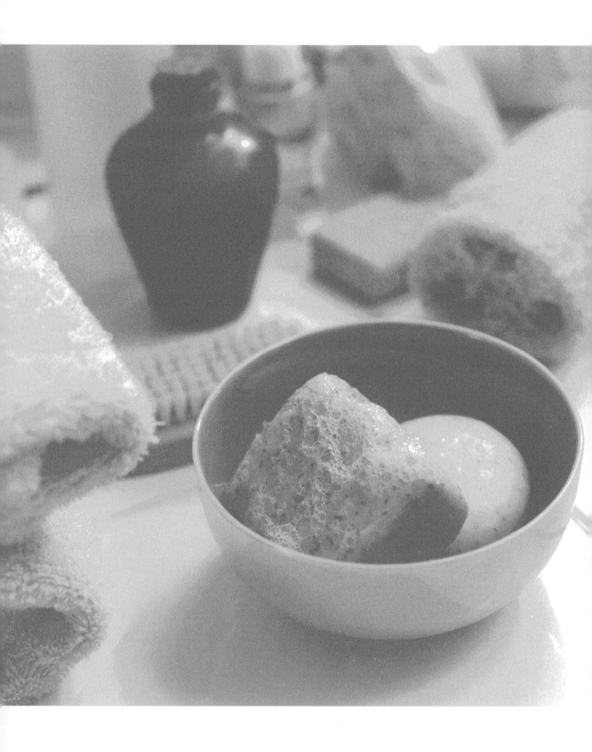

蘋果醋或酒醋

幾滴任選的精油

蒸餾水

1. 以你的藥草組合填滿夸特瓶的一半。拿醋完全淹過花草並蓋緊。將罐子放在溫暖的地方，靜置三到四週。每天拿起來搖一搖，以鬆開藥草。

2. 以雙層的製乳酪紗布或細濾網來濾醋。加入精油後，裝回塑膠瓶，放在浴缸邊或淋浴間。

3. 洗澡前，請先以蒸餾水稀釋潤絲醋。一般而言，油性髮質請以四份水來稀釋一份潤絲醋，乾燥髮質則以六份水來稀釋一份潤絲醋。以洗髮精洗淨頭髮後，緩緩倒一點潤絲醋到髮上，以手將醋按摩到頭皮裡。以溫水洗淨，如果能忍受，再以冷水洗一遍（先用溫水再用冷水洗能刺激頭皮，使頭髮的光澤更閃閃動人）。

藥草潤絲精

最種最古老的潤絲精是以新鮮植物與純水製成。在市面上的時髦新產品層出不窮的今日，我很好奇還有多少人喜歡這類簡單有效的潤絲精。

三十到六十克任選的藥草（從洗髮精這節選取藥草或自行組合）

九百五十毫升水

幾滴任選的精油

1. 以水熬煮花草十五到二十分鐘後，仔細濾出藥草。放涼後，加入一兩滴精油。

2. 以洗髮精洗淨頭髮後，緩緩將放涼的藥草水倒進髮中，按摩到頭皮裡。不要洗淨。

花朵並不刻意散播香氣，香氣遠播是自然而然的。敞開心房，愛就能喚醒並如盛開的花朵般遠播。

——阿姆里特·德賽（Amrit Desai）

🌿 潤髮護理

雖然我很享受藥草潤絲精這類營養的頭髮食糧，但我最喜愛的潤髮方式是熱油護理。這是對付乾燥髮質的最佳方法，不過也能適應油性頭髮的需要。你的頭髮起初可能會比平常油一點，但你的髮絲會樂於迅速吸收多餘的油。這是你進桑拿或蒸氣室前的絕佳護理方式。

少量荷荷芭油、橄欖油或椰子油
任選的花草組合（可不用）
任選的幾種精油（可不用）

1. 隔水將油加熱到攝氏三十七至四十度。如果你想使用藥草與精油，請將兩者倒入。
2. 我通常會在護理前將頭髮打溼，不過大多數人不這麼做。長或多的頭髮會需要一兩茶匙的油。短或細的頭髮則連半茶匙都不需要。一開始，請先將油按摩到頭皮裡，然後順勢按摩到髮絲，直到所有頭髮濕溼為止。戴上浴帽或塑膠袋，再拿毛巾或羊毛帽覆蓋。可能的話，請坐在陽光下或火爐或壁爐邊，讓熱氣加速潤髮過程。請等候一兩個小時，再以洗髮精洗淨並潤絲。

以指甲花增添生活色彩

任何一本談美容與護膚的書，如果沒有提到指甲花就不算完整。指甲花（henna）是最令人驚嘆而奇妙的護膚與護髮聖品。我高中時就愛上了指甲花，這段因緣持續了數十年，所以我對這個主題如數家珍。

指甲花或稱散沫花，是一種歷史豐富而多樣的植物。人類使用指甲花的歷史可追溯到遠古：沒有人確切知道人類是在哪裡或何時開始使用指甲花的。然而，早在五千多年前的文獻就指明，指甲花可用來當成藥物、護身符、儀式用品、染髮，並彩繪身體的化妝品。指甲花最早是在北美、澳洲、亞洲發現，後來傳播並大量生長於世上許多地區，包括美國的亞熱帶地區。

雖然我們一般會將指甲花當成染料，但它有一長串藥用功效，世上仍有多個

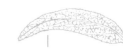

地方將指甲花當成頭痛時的止痛劑、喉嚨痛時的漱喉水，也可治療胃痛與腸胃不適。雖然我主要是將指甲花當成外用的染髮劑，但長久下來，我也懷疑它其實具有強力藥性。

我很早就察覺到，每當我把指甲花用在人們身上，他們的能量就會改變。他們會變得開朗，似乎煥然一新，通體清爽。那和上美容沙龍染髮可不一樣。人們的自我感覺似乎變好了。指甲花確實能舒緩頭部緊繃，似乎也有助於人們放鬆（他們急著看見指甲花洗掉後髮絲會變得多亮麗時，那種短暫的焦慮也許是例外）。

選擇正確的指甲花

尋找良好的指甲花來源是基本要件。品質低劣的指甲花不會像優質產品那樣，帶來令人驚豔的光彩。毫無疑問，有幾個良好的的指甲花品牌我並不認識，但我發現彩虹牌（Rainbow）和波斯牌（Persian）的指甲花產品品質一貫良好（可以在 Frontier Herbs、Wild Weeds、Mountain Rose Herbs 等通路買到）。

指甲花的基本色調是紅色，所有指甲花都帶有一絲紅色色澤。但仔細混合在不同時節下採收的指甲花的不同部位，就能創造出從中間色、金色到最濃豔的紅色，再到黑色的一整套色彩。我喜歡進一步混合這些染劑，創造出特定色彩。這確實需要一點知識，但以下我將與你分享我的發現。

我發現人們第一次試用指甲花染劑時，會對選擇亮眼的色彩有點猶豫，但事後他們往往會希望當初選的顏色亮一點。請相信自己的直覺（和你的美容師，勇敢一點）。

淺金髮

我不建議將指甲花用在金髮上，除非你想染成紅髮。即使你想染紅髮，我也會建議你小心謹慎。因為所有指甲花（連最中間色與金色的色澤也不例外）都隱含著一絲紅色，所以金髮與其他淺髮色都會染上這種紅。所謂的金指甲花未必會使金髮變得更金黃，往往反而會使髮色變紅或變深。所以，如果你的髮色是淺金黃色，請不要期待指甲花會使髮色更亮——儘管包裝上寫著「金色」指

甲花染劑。

中間色或金色指甲花染劑可用來調和金髮的髮色，但往往會使其稍微變深。草莓色染劑則能為金髮增添奇佳的金色、焦紅色、銅色色澤。再說一次，指甲花不會讓頭髮的顏色變淺或「變金」；它不含有任何漂白成分，所以不會讓頭髮失去天然髮色。

深金髮到淺褐髮

如果你想染出淺色，就要小心選擇指甲花染劑，因為頭髮很容易染上指甲花的紅色色澤。如果你只是想突顯你的天然髮色，請選擇最能襯托髮色的色澤。舉例來說，如果你是深金色頭髮，請使用金色染劑。如果你是淺金色頭髮，請

使用淺褐色染劑。人人似乎都喜歡、我也最愛的方式是混合各種色澤，產生一種溫暖的銅亮光澤。我混合的是以下的顏色，但請讀者記得為自己的天然髮色調整：

- 一份中間色指甲花染劑
- 一份淺褐色指甲花染劑
- 兩份銅色指甲花染劑（要使顏色溫和一些，可少量使用）

中等褐髮到深褐髮

這類髮色很有趣，因為你可以大膽一點，比髮色不明顯、偏淺的人更能自由揮灑。請視你的髮色來判定要突顯哪種天然色澤，然後選擇能加強那種天然色澤的指甲花。我發現紅色混合不同的褐色色澤很美。如果髮色偏金與銅色，請使用銅色指甲花染劑。以下是一些建議配方。

希望色澤偏紅時：

- 一份中等褐色
- 一份紅色
- 一份銅色

希望色澤偏銅時：

- 兩份銅色
- 一份中等褐色
- 保守一點就選一份中間色，狂野一點就選兩份紅色！

深褐髮到黑髮

從指甲花的角度來看，黑髮類似金髮。指甲花在黑髮上通常僅能稍微顯色，但無法調和或大量染色。然而，對有深褐色頭髮的人來說，增添鮮紅色光澤的效果令人驚豔。

人們總是會出現「我不想把頭髮染成橘色！」這類反應。我能體會那種心情，但深褐色頭髮永遠不會變成橘色，而是與紅色指甲花染劑混合，產生濃郁的紅褐色、火銅色，以及其他諸多令人眼睛一亮的色澤。市面上有好幾種紅色指甲花染劑，例如勃艮第紅與酒紅色。它們主要是紅色，但閃爍著不同色調的

光澤。請把玩、享受一下各種色調。試驗並找出哪種顏色或哪些顏色的組合最適合你。

你可能會想從單一顏色著手，再試試不同色彩的組合效果。如果你的頭髮是深褐色，請讓指甲花留在頭髮上整整兩個小時。不須擔心顏色會變得太深，不會發生這種事的。指甲花天生就適合深褐色頭髮，能使它豔光四射。要說會有什麼不滿，那就是洗掉染劑時，你會希望顏色再亮一點！

灰髮

書本與「專家們」都不怎麼建議使用指甲花在灰髮或花白的頭髮上。如果方法不對，可能會使你變成一頭嚇人的橘髮。不過，使用得宜，指甲花能連最黯淡的灰髮都轉變為柔和的金色與淺草莓紅色。訣竅是混出正確的色彩，並讓染劑僅留在髮上三十到四十五分鐘。如果你的頭髮以灰色居多，請僅使用中間色混合一點淺褐色與些許銅色，以製造精緻的色澤。一開始先讓染劑留在髮上三十分鐘左右。下次染髮時，你就可以微調色澤，決定自己要不要讓染劑留在髮上的時間久一點。至於還未全變成白髮、仍保有一些原來髮色的灰髮，請混合以下色彩：

- 兩份中間色
- 兩份淺褐色
- 八分之一份銅色或金色

注意：如果你的灰髮偏多，或你希望銅紅色澤少一點，請將銅色減量。

以指甲花染髮的步驟

以指甲花染髮不會立即生效，過程也不乾淨俐落，而是需要時間與耐性的。它也容易沾得到處都是。所以只要可能，我就會在戶外舉行指甲花派對，用水管接有熱水的水龍頭，方便清洗。指甲花是全天然物質，對花園有益，但如果用量太大，對浴室水管就不是那麼好了！

我發現用以下方法來進行最簡單，也最不會弄得亂七八糟，還能讓成果精彩亮眼。

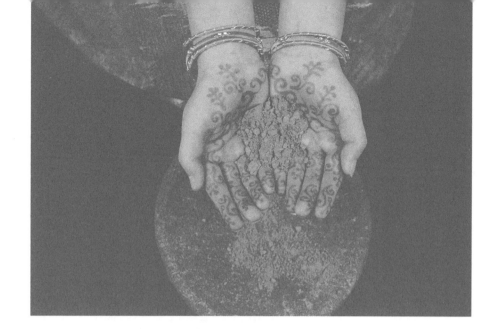

步驟一：調製指甲花染劑

　　拿一根木湯匙或塑膠湯匙，在玻璃、陶瓷或塑膠碗中倒入熱水，調製濃稠的指甲花染劑。完美的指甲花染劑既不要太乾，也不要太溼。太乾不容易上色，會時時剝落，也容易使頭髮變乾燥。太溼則會流到臉上，通常會弄得一塌糊塗。因此，請以調成完美的濃稠度為目標，讓它變成像一碗煮好的燕麥片——既容易塗敷、又不那麼容易流到臉上。一開始要調出正確的濃稠度可能有點困難。請持續加水調製，直到它變成滑順的乳液狀為止。它遠比你以為的還需要水分。

要使用多少染劑？多常染髮？

與其缺染劑，還不如混合一籮筐指甲花染劑來用。所以請多混合一點——還可用來染家裡小狗的尾巴或你丈夫的鬍子。短髮需要三十至九十克指甲花，長髮（肩膀以下）需要一百二十至一百八十克指甲花。我的建議是，每十到十二週以指甲花染一次就夠了。在印度與阿拉伯傳統中，指甲花使用得較頻繁；但以前的人並不頻繁洗髮、整燙並吹乾頭髮。如果是那些遵循西方「傳統」的人經常使用指甲花染髮，頭髮確實容易變得乾燥。

> **欣賞你的指甲花光澤**
>
> 用「指甲花光澤」最能形容以指甲花染色的髮絲。它確實能使髮色在陽光下變亮。但你必須讓頭髮全乾，才會反映出美麗的指甲花光澤。因此，如果你才剛洗掉指甲花，就跑到鏡子前看成果，還別急著失望。你可能只會看見一頭溼答答的頭髮！你必須耐心（或不耐煩地）等到頭髮全乾。這時你再看看效果如何！

步驟二：頭髮的事前準備

上指甲花染劑前不須洗頭，除非你的頭髮很髒。事實上，我奉勸你不要先洗頭，洗得太勤是造成頭髮乾燥不好整理的主因之一。請試試在你要洗頭當天才上染劑。髮絲與頭皮中的天然油脂有助於頭髮保溼，防止毛燥。

洗頭時請完全浸溼頭髮，洗淨後再以毛巾擦乾。拿少許橄欖油或荷荷芭油按摩頭髮，尤其是髮尾。

步驟三：上指甲花染劑

請戴上塑膠手套，不然手會染成橙色，要兩週才會褪色。請將頭髮分區，逐區以指甲花染劑完全塗滿。如果你沒有均勻塗滿所有髮絲，金髮與灰髮髮絲會從中冒出來。短髮比較簡單；長髮則需要時間。兩個人同時一起做會比較快。

所有髮絲都塗滿染劑後，請另外拿一點染劑給頭髮「上油」，厚厚敷上一層！頭髮看起來會像上了一層油，感覺自己的頭殼很厚重。

步驟四：把頭髮包起來

如果你的頭髮很長，請綁成包頭。戴上浴帽、包覆保鮮膜，或套個塑膠袋。然後再拿一條舊毛巾包好，以免散落。

步驟五：留意時間

指甲花染劑留得愈久，色彩就愈濃愈深，也更能持久不掉色。這裡的建議時間僅是做為參考。每個人的髮質不同，需時多寡因人而異。

深色髮（中等褐色、深褐色、黑色）應染髮兩小時左右。

淺色髮（淺褐色、花白或灰白色）應等候三十到六十分鐘。等得愈久，色彩就愈強烈（不一定是你想要的效果！）

灰色居多的頭髮（七成以上自然變灰的髮色）第一次應讓染劑留在頭上三十分鐘左右。灰髮可以染得很美，但慎選顏色與掌握時機是基本要件。

步驟六：洗掉指甲花染劑

洗淨染劑時，你可能會感覺像是要洗掉好幾公斤的泥巴，也許永遠洗不掉。在這同時，洗髮精會將你才剛調好的美好髮色給洗掉了。

我發現洗淨指甲花最好的方式是，像你平常一樣只洗一遍頭髮。如果你通常還會潤絲，那就依你的習慣即可。然後，即使你仍能感覺到頭髮裡帶著染劑，也請讓頭髮自然風乾。頭髮乾了以後，任何留在髮絲裡的指甲花就很容易梳掉了。那樣反而較輕鬆，對頭髮也較好。（我很討厭承認這點，但我花了很多年才領悟到這個小訣竅！）

要記得，等頭髮全乾才看得出全效，不要急著衝到鏡子前看效果。當然，反正你終究還是會急著去看，不過至少我已經先警告過你了。通常要到頭髮乾了以後，你才會看出成效。在那之後──要小心──你就會從此上癮了！成果會很漂亮，你會覺得自己豔光照人，自此成為下一個指甲花「毒蟲」！

指甲花會在洗一、兩次頭以後大幅褪色，再良好地自我「復色」，到兩三個月後才會逐漸褪掉。

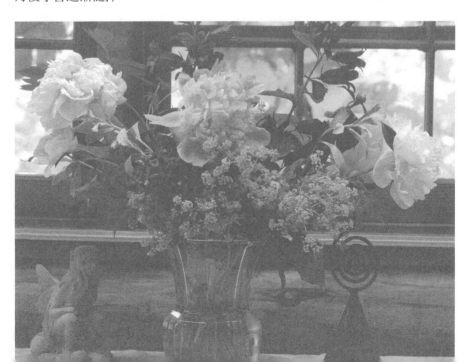

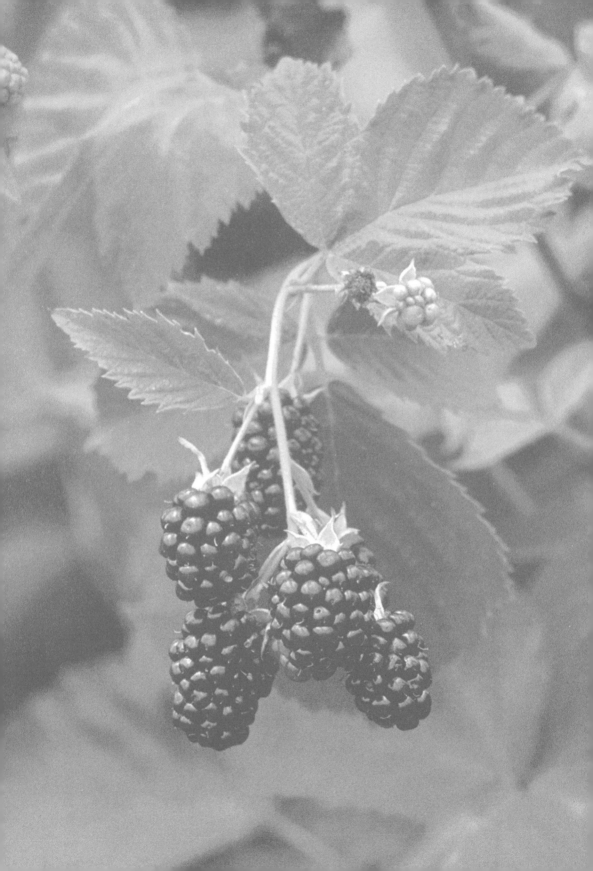

第 6 章　　兒童療方

For Children

　　我坐在這裡寫作時，也正等著我的嫂嫂和她兩個漂亮的女兒（十歲的莎曼珊和六歲的琳賽）來我家過夜，她們會帶朋友瑪莉莎一起來，她才十一歲就已經充滿了對植物的熱愛。對女孩兒們來說，這次來到「蘿絲姑姑家」是一場特別的「藥草之旅」。過去幾天我都在盤算要和她們一起做哪些事。我很難抉擇——美麗的綠色事物太多了。我們會做我廣為人知的藥草面霜，也許還會做藥草蒸臉，再為彼此作臉。我已經翻出了幾個漂亮的藍色小玻璃瓶，要拿來裝自製唇膏，唇膏還會以我園子裡種的紫朱草根來染紅。

　　時值秋天，新英格蘭的金色樹葉為森林織滿了一地豐美的織錦。雖然外頭在下雨，但我們無疑會走入森林長遊一番，在漫長的寒冬進駐前，再度汲取豐富的色彩，看看哪裡還有植物可辨認並採收。我也在想今晚在營火旁要說什麼有趣的故事。我們要在屋外的圓頂帳篷過夜，裡頭有火柴爐可以讓我們溫暖地依偎在一起，因為此時的佛蒙特山脈已經開始轉涼了。

　　總是在這些時候，我會想起自己的童年和我早年與植物邂逅的往事。對於小時候祖母在庭園裡教給我的事，我永遠心懷感激。不論你自認為對植物的所知多麼微不足道（或多麼豐富），那些知識都是值得傳承下去的禮物。我們兒時學會喜愛的事物，成年後仍會喜愛並尊敬。

植物與兒童

　　很久以前，我還是孩子的時候，祖母會帶我到她的院子裡，介紹我認識各種小花小草。我們在充滿橡木香的森林裡遊走時，她會拿新鮮月桂葉摩搓我的皮膚，拍胸脯說這樣就不怕毒橡木刺到，蚊蟲也不會聚集過來。我掉進蕁麻叢時，她會以蕁麻的新鮮汁液來舒緩一條條傷痕的疼痛。

她讓我看如何用雞毛編織，教我如何用她放在壁爐架上的那些閃亮平滑的骨頭玩特別的遊戲。她教我這些時並不嘮叨。她的話就和她的人一樣，強而有力，擲地有聲地在我這小小孩的心裡生根。兒時祖母在院子裡教給我的魔法，陪伴著我直到今日，我繼續探索著那個綠色世界。

我向多位天賦異稟的老師學習藥草的療癒力，前往多個植物茂盛的地區去認識各種植物，多年來持續以社區藥草師的身分累積經驗，並研究藥草療癒的科學與藝術。我向祖母學來的事依舊是我此生最有力的教誨之一。我試圖傳承給你與你後代的，就是她這種簡單有力的智慧。藥草療法為個人灌注了對大地之母的深刻敬意，使他了解自然療癒與健康的知識。請及早教會孩子們愛大地，尊重植物與大自然。所有孩子都能從與大自然的密切聯繫、藥草的運用、藥草療法的古代傳統中獲益良多。兒時學會認識並喜愛的事物，往往也是成年後最珍惜的寶藏。

藥草能為兒童的健康帶來莫大助益。童年時受的小傷，大多能在藥草療法下迅速痊癒。割傷、擦傷、燒燙傷、蜂螫、風寒、流鼻水等，都是你和孩子們觀察藥草療法的效用如何的機會。即使是水痘、麻疹、流行性感冒、發燒、過敏等較頑強的兒童病症，對藥草的療效也有反應。必須採用對抗療法時，藥草也能提供相輔相成的絕佳功效，有助於在藥物生效時強健兒童的身體。對藥草的簡單認識和儲備豐富的藥草櫃，能大幅減輕兒童病症帶來的磨難。

明智地運用藥草

兒童的身體很敏感，自然會對藥草溫和有效的療癒能量迅速產生反應。我相信這是因為人與大自然的強烈因緣使人有天生的智慧；那條「臍帶」仍深深纏繞著大地之母的身體，以及如生命之河般從大地深處流淌的諸多禮物。只要明智地運用藥草，它們就不會如多數現代藥物般干擾兒童小骨架裡脆弱的生態平衡，反而能與其全身和諧共處。

使用藥草的時機

因應感冒、肚子痛、長牙等小病痛，可放心使用藥草，許多常見的兒童疾病出現時也可使用。在較複雜的健康問題上，藥草也可用來做為現代對抗療法體系的補充劑。有別於一般的認知，藥草與正統醫學並非水火不容，而是兩種療癒系統不同，可以相互補足。請諮詢你的家庭醫師或整體療法從業人員，請他們指引你如何結合對抗療法藥物與藥草療法。

尋求醫療協助的時機

對抗療法是因應危機的極佳體系，孩子受傷或罹病後，知道何時要立即進行緊急治療很重要。你的孩子身體健康時，就請和小兒科醫師建立良好關係，最好是具有整體療法知識的醫師。然後，當你的孩子受了重傷或有急性病症時，

兒童與植物靈的關係

一位住在加州太浩湖（Tahoe）的執業藥草師瑪麗，擁有一座美麗的藥草園。她的小女兒安珀喜歡在花園流連。安珀三歲時，對居住在園子裡的仙子與花中精靈十分著迷。她說服母親為仙子打造迷你花園，畫迷你邀請卡，舉辦有鮮花裝飾小拱廊的茶會。

瑪麗很喜歡這場夏季娛樂，也喜歡看見女兒樂在其中。但突然之間，安珀在夜裡開始難以入眠。半夜她會到父母房門口問能不能和他們一起睡。「那些仙子一直來找我，」她告訴他們，「他們在我房裡張燈結綵，唱歌吵醒我。」半睡半醒的父母於是讓小女兒爬進被單一起睡。一晚，他們覺得這樣不行，所以要求安珀非回自己房裡睡不可。但瑪麗多年後仍壓低了聲音告訴我，他們帶著安珀走回房間門口時，聽到了房裡的鈴聲與歌聲。打開房門一看，有一點一點的小光在屋裡四處飛舞。

我喜歡這個故事，因為這說明了許多孩子仍會聆聽植物的歌聲。他們對植物說話，植物也會「回話」。他們似乎知道要摘什麼植物來治療小傷口。與其腦袋一片空白地坐在電視前，他們寧可在花園裡流連。

就能放心把孩子帶去看那位醫師，接受他的建議了。如果孩子有以下情形，請尋求醫療協助：

- 對你用來治療的藥草沒有反應時。

- 出現重病徵兆，例如發燒超過三八‧三度；低燒不退；出血；譫妄；失去意識；嚴重腹痛。

- 昏昏欲睡又虛弱、沒有反應或叫不醒。

- 抱怨脖子僵硬、頭痛，下巴碰不到胸部。嬰兒的囟門（頭頂的柔軟部位）鼓起等。這些都是可能有腦膜炎的早期徵兆，需要立即的醫療協助。

- 耳部反覆感染。

- 顯現出被異物嗆到的跡象，包括呼吸困難、呼吸有雜音、臉色發青。

- 有脫水現象。嘴唇乾燥、口乾、六小時內沒有排尿等，皆是警訊。

- 被蜂螫或蟲咬後，造成過敏反應與驚嚇。極度焦躁不安、呼吸困難、出現其他不尋常的反應等，皆可能是警訊。

- 被感染以致皮膚上出現紅色條紋，顯示可能有血液中毒的現象。

- 身上出現比孩子的手大一倍的燒燙傷或被感染的區塊。也請留意是否有驚嚇的徵兆與三度燙傷。

安全預防措施

截然不同於口耳相傳或你讀到的資料，我自己的經驗是，成人可安全使用的藥草對兒童來說幾乎也是安全的，只要去考慮兒童的體型大小和體重，依此調整劑量就好了。要使用金印草、纈草、聖約翰草等強力藥用植物在兒童身上時，人們往往有疑慮，但我發現它們極實用且有效。不過，請短時間少量使用，並與本書所列的其他較溫和的藥草結合或偕同使用。

任何藥草的效果都是因人而異，即使是最安全、研究資料最豐富的藥草也不例外。就像有些人對草莓、牛奶、花粉嚴重過敏，有些人連對最溫和可親的藥草也會產生不良反應。雖然這類不尋常的情況很罕見，但每當新聞報導這類反應，就會登上全國頭條。如果媒體也用同樣的熱忱報導藥物的反應，那我們早就被阿斯匹靈和感冒糖漿嚇死了。不過，無論對藥草的不尋常反應何其罕見，

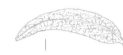

第一次使用時還是小心為妙。

請先以小劑量試驗看看。 一開始請少量使用藥草，以觀察它對你和孩子有何效應。貼布測試是良好的安全檢驗法。請泡一杯藥草茶，然後沾一點茶水「畫」在手臂內側的皮膚上。請等候二十四小時；如果你察覺到任何不良反應——起疹子、眼睛發癢、喉嚨腫大、皮膚癢等——請立刻停止使用。如果孩子沒有不良反應，就可以開始讓他服用非常少量的藥草。如果出現任何過敏反應的徵兆，請立即停止使用。幾天後，你可能會想用同樣的方式與劑量再試一次。如果孩子同樣感到不適，那我會歸因於你使用的藥草或藥草配方，建議你尋找另一種較合適的藥草。

請以兒童打不開的容器來貯藏製劑。 將藥物製劑（藥草與順勢療法或對抗療法的藥物）放在兒童拿不到的地方。許多藥用製劑（包括藥草配方製劑）的一個問題是，它們的味道調得太可口。所幸你會用到的藥草療方即使用量超出預期，大多仍是無害的。話說回來，將製劑貯放在兒童拿不到的地方並蓋緊蓋子，仍是一個良好的通則。

兒童專用的藥草製劑

偶爾你會發現這種不尋常的孩子：無論你拿給他的藥草有多苦、味道多不好，他還是照吃不誤。我兒子和孫子就是如此，急於吞下給他們的任何藥草配方。

我的孫子安德魯似乎特別能接受藥草的苦味。每當他出現呼吸問題，我們就會給他大量稀釋後仍很苦的金印草配方，裝在三十毫升的滴管瓶裡，安德魯會拿著療方跑來跑去，想到就拿起來喝一口，像在喝蘋果汁一樣。

但更常出現的情況是，要讓孩子服用藥草製劑，得要花點心思與創意才行。孩子並不熟悉藥草的味道，有時那種苦味、嗆味、酸味，往往讓他們連試都不願試。事實上，有時孩子生病時，會什麼也吃不下，連最喜歡的食物也不例外。由於治療成人與兒童時，持續服用是任何藥草生效的關鍵，因此研發出味道可口的製劑與配方很重要，這樣才能說服孩子服用。

以下是我給孩子服用藥草時最喜歡的幾種方式，這些建議是我多年來觀察兒

童願意和不願意接納什麼的結果。當然，每個孩子都是獨一無二的；一個人的良藥可能是另一個人的毒藥。治療每個年齡層都有不同挑戰。請拿出創意，敞心與每個孩子的不同個性合作。

藥草糖

我會做一種自己稱為「喜洋洋」的糖果球。那是我給孩子（和成人）服用藥草時最喜歡的方式，因為糖果球美味又非常有效。藥草被磨成了粉，與水果塊、堅果粒或堅果醬與蜂蜜混成糊狀。你可以用多種方式增添糖果的風味。請拿出創意，邀請孩子協助你準備糖果。他們會因此喜歡上自己製作的草藥，只要放在確定他拿不到的地方就行了。

有一次（只有這一次）我錯把一種高能量的藥草配方「超級拉拉球」擺在冰箱上方，這不是給兒童吃的配方。但我那不畏冒險又很頑皮的孫子爬到冰箱上，很快吃掉了一半後才被發現，當晚為了看顧他，我們都熬夜到很晚。

要判定每日劑量，就必須釐清你要在整個配方中使用多少藥草粉、這個分量能使用多少藥草球。請依第 182 頁的表格決定藥草劑量。將糖果做成每日服用一次的劑量。

製作藥草糖的步驟：

1. 將葡萄乾、椰棗、杏、核桃放進食物處理機或調理機。或是先混合等量的堅果醬（如花生醬、杏仁醬、腰果醬）與蜂蜜，再繼續以下步驟。

注意：如果你擔心幼小的孩子吃蜂蜜會有不良影響（曾有這類的肉毒桿菌中毒報導），可改用楓糖、米糖漿或楓糖醬。

2. 攪入椰子絲（不加糖的那種）與角豆粉。

3. 加入藥草粉攪勻。

4. 將混合物搓成球狀。再滾上一層角豆粉或椰子粉。貯放於冰箱。

藥草冰棒

藥草冰棒是讓孩子乖乖吃下藥草茶配方的有趣、簡單方法。這種冰棒在夏天吃很清爽，不但美味又有趣，還能提供藥草絕佳的療癒功效。由於很冷，我不

推薦給患流行性感冒、腸絞痛、耳部感染或呼吸道感染的人食用。不過，那種冷對長牙的幼兒來說非常好。

製作藥草冰棒的步驟：

1. 按第 397 頁的指示泡一杯濃茶，但分量較平時多兩倍。然後濾出藥草。

2. 以等量的蘋果汁或其他你最愛的果汁稀釋，再倒進製冰盒冷凍。

甘油基酊劑

我個人覺得，甘油（甘油基酊劑）遠比酒精基酊劑更適合兒童。製作得宜，甘油基酊劑的強度很夠。由於甘油本來就是甜的，所以味道比酒精酊劑好得多。甘油的庫藏期限也較長。請依第 401 頁的指示自製甘油。我親愛的朋友桑妮·梅爾（Sunny Mavor）研發了一系列兒童專用的出色藥草酊劑，統統是以甘油為基底。她的產品線「兒童專用藥草」（Herbs for Kids）在健康食品專賣店大多買得到。

適合兒童的糖漿

糖漿很好喝，是把藥草煮進蜂蜜和／或果汁等甜藥後的濃縮精華。也可以將蜂蜜換成植物甘油，它是一種出色的藥草媒介，也十分營養。

如何製作糖漿：

1. 將六十克的混合藥草倒入九百五十毫升的冷水中。以小火慢燉到剩下一半的水，就能得出濃度很高的茶湯。

2. 濾出藥草。藥草可拿去堆肥，茶湯則倒回鍋中。

一匙甜美

要為某些藥草的苦味與不熟悉的怪味增添好味道，有許多可口又有自然甜味的藥草可使用。例如，可以試試在配方中加入大茴香籽、八角、肉桂、茴香籽、薑、洛神花、光果甘草根、藥蜀葵根、薄荷或甜菊等藥草。果汁也可以增加茶的甜味。將溫蘋果汁倒入茶中也很好，加入一根肉桂棒就更可口了。

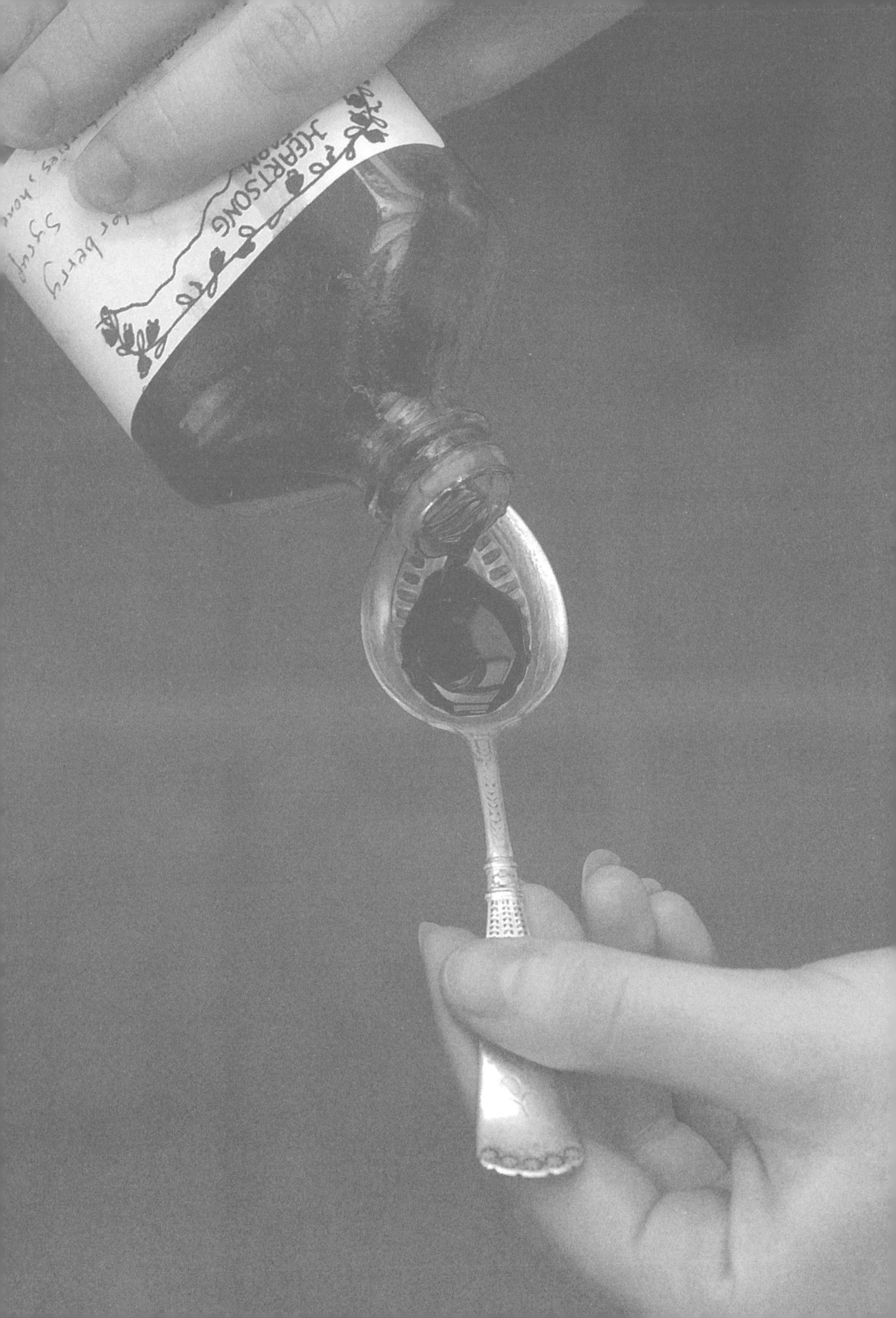
HEARTSONG

3. 每四百七十毫升的茶湯搭配一杯蜂蜜（或其他甜味劑，如楓糖漿、植物甘油或黑糖）。大多數配方會使用兩杯甜味劑（甜味劑與茶湯的比例呈一比一），但我發現實在太甜了。在冰箱還不普及的年代，加糖是為了保存糖漿。

4. 將蜂蜜連茶湯加熱到剛好能充分混合的程度即可。大多數配方會要你煮二十到三十分鐘以上，但這種方法會煮掉蜂蜜中的生物酶。

5. 將糖漿從爐子上拿開後，倒進瓶中備用。你也許會想加一點果露或幾滴胡椒薄荷、綠薄荷精油等來增添風味，也可以倒入少量白蘭地來保存糖漿，還能做為咳嗽藥方中的鬆弛劑。放進冰箱冷藏的糖漿能放幾個禮拜、甚至幾個月不壞。

適合兒童的藥草浴

有舒緩與安撫效果的藥草浴，對孩子（父母也是）的神經系統極佳。熱水能打開毛細孔（人體排泄與吸收的最大器官），讓藥草的營養素流入。那就像把你的孩子浸泡在一只巨大的茶杯中。

水的溫度會影響藥草浴的療癒品質。要退燒時，使用涼到微溫的水最好。溫水浴則能使孩子放鬆並舒緩。我最喜歡給嬰兒泡澡用的藥草，是金盞花、洋甘菊、康復力、薰衣草與玫瑰。

如何準備藥草浴：

1. 將一把藥草放進棉袋、尼龍襪或濾網中，綁在浴缸出水口處。讓熱水穿過棉袋流下幾分鐘後，浴缸的水就會化為強力的藥草浸劑了。

2. 打開棉袋將藥草倒入浴缸。加入足夠的冷水，使水溫達到理想溫度。

判定兒童的使用劑量

有幾種不同技巧可用來判定要給兒童多少劑量才適當。就像習慣了每個孩子各有不同需要與特性的父母，藥草師大多也有多年的經驗與直覺。我在建議給幼童服用藥草時，會根據孩子的體型大小、體質、病症性質、我想使用的是哪些藥草等來提出建議，然後祈禱藥草靈給予我指引（當然，我的祈禱會與我對

藥草的通透理解形成平衡，我給兒童開藥草療方也已有多年經驗）。

　　如果你才剛開始接觸藥草，或你想使用自己不熟悉的藥草，請以下列的表格協助你判定劑量。這張表提供了合理的指導方針，讓你了解要給各年齡的兒童開多少量的藥草才適宜。

　　然而要記得，這類表格僅供參考；考慮兒童的體重與整體健康狀況同樣重要。

適合兒童的建議劑量	
成人劑量為一杯（兩百四十毫升）時	
年齡	劑量
兩歲以下	半茶匙到一茶匙
二到四歲	兩茶匙
四到七歲	一大匙
七到十一歲	兩大匙
成人劑量為一茶匙或六十顆／滴時	
年齡	劑量
三個月以下	兩顆／滴
三到六個月	三顆／滴
六到九個月	四顆／滴
九到十二個月	五顆／滴
十二到十八個月	七顆／滴
十八到二十四個月	八顆／滴
兩到三歲	十顆／滴
三到四歲	十二顆／滴
四到六歲	十五顆／滴
六到九歲	二十四顆／滴
九到十二歲	三十顆／滴

也要考量病症的性質與強度，還有藥草的性質與強度。這些考量具有至高無上的重要性，你想開較強效的藥草配方給兒童時，更是如此。

如何給嬰兒使用草藥

要給嬰兒服用藥草，母乳是最有效也最安全的方法。母親必須一天喝四到六杯以上的藥草茶。嬰兒能從母乳中獲得具溫和療效的藥草益處，不僅如此，對母親也一樣好。如果母親沒有在哺乳，可將茶與酊劑直接加入孩子的奶瓶中給他喝。

常見兒童病痛的藥草療方

仔細觀察你的孩子，通常能發現他是否處於壓力下、感覺焦慮或失衡，因而較易生病。病症憑空發生的情形少之又少，通常都是免疫系統處於壓力、情緒失衡、睡眠不足、衛生不佳、營養不良的結果。

有時病症的發生純粹是因為孩子忙著找樂子，被生活弄得團團轉所致。孩子是活在熱情中，而那種充沛的活動力往往需要旺盛的精力來維繫，容易使得最精力充沛的靈魂也精疲力盡，疲憊不堪。

所有孩子都有天生的強項與弱項，請在他們的早年時期留意這類模式。仔細觀察孩子的精力高低。觀察他在四季中的變化，記下哪個季節會帶給他特別的

以楊氏公式（Young's Rule）與科氏公式（Cowling's Rule）判定給幼兒的劑量

以下判定劑量的公式，是依兒童年齡來進行數學計算。

楊氏公式：將兒童的年齡加上 12，然後以該兒童的年齡除以這個數字。舉例來說，給一個四歲孩子的劑量是：4÷16 = 0.25，即成人劑量的四分之一。

科氏公式：將兒童下一次生日的歲數除以 24。例如，給現年三歲、明年四歲的孩子的劑量是：4÷24 = 0.16，即成人劑量的六分之一。

挑戰，注意他何時、對什麼事物特別敏感。這能幫助你深入察覺到孩子的健康模式。

我分享這項資訊，是希望助你一臂之力，讓你能幫助孩子安然度過童年時期的種種常見病症。我不是要以此來取代整體療法從業人員或家庭醫師的專業建議，而是希望為其建議提出補充。

長牙

長牙是所有兒童不可免的歷程，多多少少會帶來不適。雖然它不是病，但經常會給父母和孩子帶來巨大的挫折感——父母是因為不論他們多努力，都消除不了孩子的疼痛，因此而感覺無助；孩子則是因為體驗到人生早期的疼痛之一，而且真的很痛！

孩子長牙不順時，會出現各種症狀：斷斷續續發燒、尿布疹和其他皮膚過敏、極情緒化、拉肚子等都不少見。請依本書提出的指示善加因應每種症狀，還要記住：在長牙這件事上，父母的主要功課是支持。長牙的過程是自然的，就像我們人生中還會經歷很多其他循環。這是孩子第一次「咬牙」的經驗，表示他能用自己的力量，在親友支持下培養出處理人生壓力的能力。與其隔開或保護孩子，不如支持他，向他保證（必要時，也向自己保證）這只是自然過程。經歷這種過程的人類嬰兒不計其數，所以你也做得到。而終究你也會獲得報償，擁有一口健康閃亮的牙齒，享受生活的一大樂趣：享用食物的藝術。

貓薄荷茶。在長牙過程中，可隨時將這個老朋友擺在孩子和父母身邊。薄荷能舒緩神經系統，協助緩解急性疼痛。它也有助於因應與長牙有關的發燒。請泡成茶飲用，或少量多次地飲用酊劑。這種茶本身並不美味，所以你可能希望加上其他溫和的安神藥草，如洋甘菊、玫瑰、西番蓮或香蜂草等。二十世紀初的著名藥草師與醫師克羅斯博士曾熱烈地提到貓薄荷：「如果每個母親都能將貓薄荷擺在家中架子上，就能免去她無數的失眠夜晚，大幅舒緩孩子的疼痛。」話中十分貼心地考慮到了母親。我在這裡也追加一點，建議有長牙孩子的父母也可飲用貓薄荷與西番蓮茶。

高鈣茶。高鈣茶十分有助於孩子度過長牙階段。如果在開始長牙前的幾週、

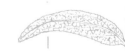

甚至幾個月就飲用，那效果更是沒話說。它提供身體能輕易消化吸收的必要鈣質，請以這種茶來補充富含鈣的自然飲食。

✿ 高鈣兒童茶

高鈣兒童茶是一種極佳的藥草配方，能為飲食增添優質、自然生物螯合鈣與其他重要礦物質，對長牙的幼兒尤其有效，對成長期的孩子或有骨頭與肌肉損傷的人來說，也很有益處。

三份玫瑰果

兩份香蜂草

兩份香茅

兩份燕麥

一份蕁麻

一份覆盆子葉

半份肉桂

一撮甜菊（增甜，可不用）

混合上述藥草，貯藏於密封罐。使用時，請依第 397 頁的指示泡成茶飲，依第 182 頁的劑量表判定用量。

玫瑰果糖漿。分多次服用一定劑量的玫瑰果糖漿，往往能舒緩長牙症狀。請每小時給嬰兒四到六滴糖漿。較大的孩子則讓他每日服用含一百到兩百毫克維生素 C 的西印度櫻桃錠，並時時飲用一茶匙的玫瑰果糖漿。請依第 179 頁的指示製作藥草糖漿。

鈣補充劑

鈣片大多很難消化，且身體必須付出很高的代價才能排出。市面上有一些很好的天然鈣補充劑，劑量通常不高，且是由芝麻籽、深綠色葉菜、海藻、藥草等百分之百天然食物成分製成。請你到天然食品店時戴上老花眼鏡，好好檢視那些標示，尤其要看清楚小字。

海蘭長牙舒緩藥片。海蘭順勢療法藥廠（Hyland Homeopathic Pharmacy）專門為兒童製作了很好的藥草長牙舒緩藥片。有趣的是，家長們大多回報，雖然海蘭製造的長牙舒緩藥片功效良好，但腹絞痛藥片對長牙的孩子竟然更有效。所以我通常會建議家長買海蘭的腹絞痛藥片來因應孩子的長牙不適問題。請兩種都試試，並讓我知道哪種對你的孩子較有效。

藥草冰棒。貓薄荷或洋甘菊冰棒是給長牙孩子含在嘴裡的好東西。那種涼感有助於使牙齦麻木，舒緩疼痛。孩子通常會喜歡這類冰棒，他們會專注地吸吮，直到疼痛消退為止，然後又會開始開心地咯咯笑了。

丁香油。雖然我經常建議使用丁香油來舒緩疼痛的牙齦與蛀牙，但長牙的嬰兒我就不建議了；這種油對孩子的嘴巴來說效果過於強烈。如果因為其他方法都不管用，你決定用丁香油來試試看，那請以蔬菜油為基底來稀釋：一滴丁香精油搭配十五毫升的橄欖油（或任何其他蔬菜油）。先以自己的牙齦試看看。要記得，你的牙齦遠比寶寶的牙齦不敏感。你應該沒什麼感覺。然後，再輕輕將油揉進寶寶的牙齦部位。它能為長牙的孩子帶來舒緩功效，使牙齦部位麻木，有助於緩解任何炎症。請絕對不要讓孩子自己把丁香油抹在牙齦上，而且要高度稀釋後再使用。

腸絞痛

腸絞痛這個詞是用來描述嬰兒的肚子痛，對父母與嬰兒來說可能是令人揪心的經驗。腸絞痛一般是嬰兒發育不成熟的消化道痙攣收縮帶來的疼痛，或有氣體困在腸道所致。嬰兒的消化道通常要三個月才會成熟。大多數腸絞痛會在這時痊癒。

依孩子的敏感程度而定，用餐時間有可能是一場疼痛的磨難。一般而言，只要一點耐心、稍加改變飲食、些許歷久不衰的溫和藥草療方，即使是最難纏的腸絞痛也會消失無蹤，或起碼獲得緩解。

然而，最近我的腸絞痛療法頭一次遭遇失敗。一個親愛的朋友與藥草學生才剛生了孩子。但出生不久後，那個孩子狄倫就出現了我所見過最嚴重的腸絞痛。他的父母試遍了每種療法和朋友、家長、藥草界、教友好意提供的每種建

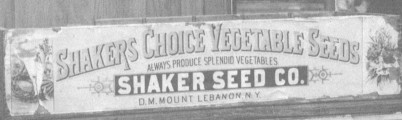

SHAKER'S CHOICE VEGETABLE SEEDS
ALWAYS PRODUCE SPLENDID VEGETABLES
SHAKER SEED CO.
D.M. MOUNT LEBANON, N.Y.

SHAKERS GENUINE GARDEN SEEDS MOUNT

SHAKERS GENUINE GARDEN

SHAKERS GENUINE GARDEN SEE

BEET

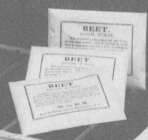

BEET. MANGEL WURZEL

BEET.

BEET.

SHAKER SEEDS
BLUE
IMPERIAL PEAS.

WEST PITTSFIELD, MASS.

PEAS.

SHAKER'S CHOICE VEGETABLE SEEDS
ALWAYS PRODUCE SPLENDID VEGETABLES
SHAKER SEED CO.
D.M. MOUNT LEBANON, N.Y.

議，但沒有一樣管用。所幸幾個月後，那種腸絞痛就來無影去無蹤地神祕消失了。狄倫現在整天笑嘻嘻的，再也不會肚子痛了。這個教誨再度告訴我們，每當遭遇類似的生命歷程時，我們所能做的就是提供支持。以下的建議十分溫和有效，能和諧地配合嬰兒的敏感天性。

創造令人放鬆的環境。有腸絞痛的孩子，往往對環境極為敏感。既然身為家長的你，是孩子碰到的主要環境與情緒及實際營養的主要來源，你的健康也會影響著腸絞痛的存在與否。用餐時間播放輕聲、平和的音樂往往有幫助。母親哺乳前可以喝一杯安神溫茶。只要可能的話，哺乳時也應保持安靜，讓孩子舒舒服服地喝奶。請關掉電視；不論電視在播什麼，都會成為哺乳過程的一部分。如果你感覺壓力很大又緊繃，寶寶也往往會以同樣的能量回應。這並不是說，孩子出現腸絞痛全是因為父母壓力很大，只是要指出平和的環境對創造孩子的安適很重要。

少吃刺激性食物。哺乳的女性應該少吃會刺激嬰兒消化道的食物。雖然每個孩子的身體系統都不同，但有些食物是刺激消化道的常見食物。蕓薹屬植物就是一例，包括高麗菜、青花菜、花椰菜、羽衣甘藍、綠葉甘藍等皆含有大量的硫，會在腸道製造氣體。也請少吃又香又辣的食物；嬰兒的身體系統根本還未準備好消化那類食物。也要避開巧克力、花生、花生醬、含糖量高的食物。這類食物會使消化作用減緩，導致消化道產生堵塞，加重腸絞痛的痙攣與收縮。請定期監看你的孩子，判定哪些食物會帶來刺激。

不碰咖啡因。雖然你每日喝的咖啡或茶中的咖啡因，似乎已經不會再對你產生任何作用，但咖啡因仍是強力興奮劑。孩子嬌弱的身體會對咖啡因的刺激性產生立即反應，導致他變得緊張、亢奮不已。你可以想像腸絞痛結合咖啡因造成的神經過敏，有多糟糕吧？此外，咖啡的酸性很高，對嬰兒並不成熟的消化系統來說有不良影響，會加劇腸絞痛的症狀。

補充乳酸菌。我很推薦使用乳酸菌與比菲德氏菌來治療嬰兒的腸絞痛。它們是自然存在於人類腸道的菌叢，補充這兩種菌有助於鞏固腸道菌叢的健康，支持消化酶的生產。兩種菌類都有特別為兒童設計的製劑，在大多數天然食品店都買得到。請務必選擇乳酸菌活菌株。一般我會推薦耐耐盈（Natrin）這個

牌子，其品質似乎一貫良好。要治療腸絞痛，請依瓶身建議取雙倍使用。因應腸絞痛的標準劑量是每天四或五次，每次四分之一茶匙。

如果孩子可吃固體食物，沒有乳糖不耐症，請餵他每日吃優格、克非爾、酪乳，其中含有乳酸菌。如果孩子仍在喝奶，母親應每日吃幾份上述食物。

使用海蘭腸絞痛藥片。海蘭藥廠製造的順勢療法腸絞痛藥片很有效，在大多數天然食品店都買得到。這種療方是安全、全天然的產品，已為無數患腸絞痛的寶寶帶來了舒緩。請依瓶身指示使用劑量。

喝藥草茶。最有助於治療腸絞痛的藥草是八角、貓薄荷、蒔蘿、茴香、滑榆。請試著飲用這些茶看看能否紓解腸絞痛的急性症狀。

🍁 滑榆糊

這種糊（濃茶）能帶來驚人的舒緩與療癒效果，也極富營養。由於藥草被磨成了粉，所以不需要濾出。滑榆與藥蜀葵根都含有極豐富的黏質，對腸道極具舒緩與療癒效果。

老一輩的絞痛療方依然有效

腸絞痛正翻天覆地的時候，有幾種古老有效的技巧可以試試。請讓寶寶泡一泡洋甘菊或薰衣草溫水浴。如果你是以奶瓶哺乳，可讓寶寶一面舒舒服服地泡著舒緩身心的澡，一面喝奶。你還可以放一條浸過熱藥草水（如洋甘菊水或薰衣草水）的毛巾在寶寶胃部上方的肌肉上。請務必確定毛巾的熱度夠暖，但不要太熱。溫水與植物精華的結合，往往正能安撫肌肉痙攣。滴一兩滴薰衣草或洋甘菊精油到泡澡水中或毛巾上，往往能帶來奇效。

古老的止嗝技巧也永遠可靠。請放一塊毛巾在肩上，讓寶寶的頭靠在上面。輕輕拍打他的背。孩子此時會昏昏欲睡，忘了毛病在哪裡。當然，除了讓孩子暫時分心，不會時時感到難受，這樣還能幫助他順暢排出囤積的氣體。

一份藥蜀葵根，磨粉

一份滑榆樹皮，磨粉

八分之一份肉桂，磨粉

八分之一份茴香籽，磨粉

水

楓糖漿

1. 混合上述藥草。我喜歡大量混合，將使用後剩下的貯放在密封容器，以備需要時使用。
2. 每杯水搭配一大匙藥草。把水煮沸，倒入藥草攪拌後蓋上蓋子，以小火熬煮十到十五分鐘。
3. 以楓糖漿調味。將茶湯放進冰箱。
4. 將茶湯加熱，加入果汁或穀物麥片後飲用。嬰兒多喝也無妨。如果他仍在喝奶，母親應每天喝三到四杯。

乳痂

乳痂既不嚴重也不會傳染，兒童成長到某個階段就不會再長。嬰兒的皮脂腺大多還未發育完全，可能會過度分泌，因而造成頭皮的黃色乳痂。你可以混合數種藥草與橄欖油，每天輕輕按摩頭皮兩到三次，最後將痂剝掉。請將藥草與油的混合物留在頭皮上一夜，隔天早上只要輕輕按摩，痂就能輕易剝下了。千萬不要去摳痂皮或粗手粗腳地剝。只在必要時，才以溫和的嬰兒洗髮精為寶寶洗頭。

❧ 乳痂茶

如果乳痂過了很久都不掉，請給寶寶飲用以下這種溫藥草茶。

一份牛蒡根

一份毛蕊花葉

一份紅花苜蓿花

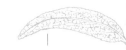

1. 混合上述藥草，貯放於密封罐備用。

2. 取一茶匙的茶料，倒入一杯沸水浸泡三十分鐘，然後濾掉藥草。

3. 給寶寶喝兩茶匙的茶，每天三到四次，持續數週。

🍁 乳痂油

一份洋甘菊花

一份毛蕊花葉

一份乾蕁麻葉

橄欖油

薰衣草精油

1. 混合上述藥草，倒入橄欖油淹過藥草。以微火隔水加熱一小時左右。濾出藥草後將油裝瓶。

2. 每三十毫升藥草油加入一滴薰衣草精油。貯放於冰箱。使用前先加熱到室溫的溫度。

尿布疹

尿布疹大多對自然療法有良好反應。請認真依以下建議來因應；所有這些建議都經過無數的母親證實有效。如果尿布疹仍然不好，對自然療法沒有反應，那原因可能出在疱疹的相關病毒或酵母類真菌，如果是這類情形，請向家庭醫師或小兒科醫師求教。

以下的一或多個建議通常是造成尿布疹的元凶：

●強力洗潔劑可能會在尿布上留下刺激性的肥皂殘渣。只要更換肥皂就好了。請使用溫和的肥皂，如象牙牌（Ivory）肥皂，或聖天馬尾（Heavenly Horsetail）、基本 H（Basic H）等品牌的液體皂。不要使用氨水或漂白水。漂白水這類有害物質對環境有害，對你的寶寶來說更是如此。

●辛辣的食物、柑橘類水果和其他高酸性食物，是幼童消化系統的主要刺激因子，無論他是自己去吃這類食物，還是透過母乳吸收都一樣。消化問題

又會導致尿布疹產生。

●長牙痛、發燒和其他壓力相關問題，會導致毒素在兒童的體內釋放，有時會顯現為尿布疹或其他皮膚相關問題。

要擺脫尿布疹，請試試以下任一種建議。

給予乳酸菌製劑。餵寶寶服用四分之一茶匙乳酸菌製品（可在天然食品店買到），每天三次。請使用兒童專用的製劑。你甚至可以試試拿不加糖的優格稀釋乳酸菌後，塗抹在寶寶的疹子上。

脫掉尿布吧！盡量不使用尿布。讓孩子愈常暴露在空氣與陽光中愈好，不過你必須善加保護孩子嬌嫩的皮膚不被晒傷。如果天氣不合宜或尿布疹始終沒有改善，則請考慮使用藥草製劑。難纏或反覆發作的尿布疹，應請小兒科醫師或整體療法從業人員檢查。

使用藥草粉。使用葛粉或混合礦泥與藥草來製作寶寶用爽身粉和尿布疹的療方。玉米澱粉也很有效，但如果尿布疹的肇因與酵母菌有關，就不建議用玉

包住寶寶的屁股

請使用百分之百純棉的尿布，並在每次排便後更換。時時將寶寶的屁股洗乾淨，並完全擦乾。

如果孩子容易得尿布疹，或許可以考慮捨棄塑膠尿布，這是起疹子的主要肇因（更別說會造成垃圾山）。請改用天然羊毛褲，它不刺激，吸水力強，且到處都買得到。我孫子安德魯的母親丹妮絲用布製作了多件尿布與羊毛褲。他的屁屁光滑可愛得不得了。再說一遍，他從嬰兒期到幼兒期都從未得過尿布疹。

光屁股

我兒子傑森成長期間，我們大多住在山裡，盡量靠近大自然。他很少穿尿布——根本連衣服也很少穿——因為沒有理由穿，而我也樂得不需要洗尿布。傑森從沒得過尿布疹。然而，他似乎有不愛穿衣服的惡癖，我懷疑可能是他母親一意孤行的習慣造成的結果。

米澱粉，因為它反而會助長某些細菌滋生。市面上的寶寶爽身粉是以滑石粉做成的，有可能致癌，它也含有合成香味，對寶寶敏感的肌膚可能會帶來刺激。請自製寶寶爽身粉（見第209頁）或購買以天然成分做成的爽身粉。

敷用藥草糊。對付更嚴重的尿布疹，請將礦泥／藥草粉混入水或康復力茶中，攪成稀糊狀。塗抹在疹子上，靜置三十到四十五分鐘。要去除糊時，請以溫水輕輕洗淨，或浸泡在溫水中除淨。請勿用力擦或摳掉疹子，這樣可能會使孩子受刺激的皮膚更易受傷害。

使用藥草藥膏。以金盞花、康復力葉與根、聖約翰草做成的「屁屁軟膏」（見第210頁）是我所知道因應尿布疹的最佳療方。這是一種著名的古早配方，我已製作了二十五年，始終是比其他療方更能對付尿布疹的最佳療方。每次寶寶排便後，請洗乾淨並擦乾，再塗抹藥草藥膏，然後輕輕撒一層礦泥／藥草粉。這種軟膏若與上述其他建議合併使用，通常能治好最嚴重的尿布疹，除非那疹子是疱疹或葡萄球菌感染。

腹瀉

沒腹瀉或（相對地）便祕過的孩子很少見。造成腹瀉的原因很多，最常見的是對某些食物群起反應或吃太多這類食物、對細菌或病毒起反應、長牙痛、發燒、情緒失調、身體其他部位的感染等。

腹瀉主要令人擔心的地方是脫水，如果沒有時時補充水分，可能會發生得很快，嚴重時還可能危及性命。請務必讓孩子攝取充足水分。不要只是猜，請監控孩子實地喝多少水，並讓他泡溫水浴，這些都有助於他吸收水分。

攝取水分是基本要件，吃固體食物則不是那麼必要。其實他最好只喝藥草茶、蔬菜湯、雞湯或味噌湯等溫熱液體，吃固體食物會讓壓力已很沉重的消化系統更要加班。這也意味著吃什麼拉什麼，吃進的食物很快就會化為尿布上的一攤水。如果孩子想吃東西，可以給他吃優格、克非爾、酪乳、茅屋起士、馬鈴薯湯、馬鈴薯泥（不加肉汁或奶油），還有滑榆糊（見第189、190頁的配方）。上述食物都很容易消化，有助於療癒受刺激的消化系統。雖然乳製品往往會使腹瀉更嚴重，但發酵乳產品如酪乳、優格等能增加好菌，助身體一臂之

力。也請每個小時給孩子吃八分之一茶匙的乳酸活菌，直到腹瀉停止。此外，如 Pedialyte 等小兒科開的電解質溶液，對預防脫水也很有益。

🍂 黑莓根茶

飲用這種茶，搭配上述的大量水分、藥草浴、十分簡單的飲食等建議，有助於治療腹瀉。不幸的是，市面上不易找到黑莓根酊劑，我也不清楚原因何在，可能得自行製作，但很簡單。

一份乾燥或新鮮黑梅根，切塊

酒精或蔬菜甘油

半杯溫水

依第 401 頁的指示製作酊劑。將一茶匙的酊劑混入半杯溫水，每小時給孩子飲用半茶匙。

🍂 止瀉茶

要讓這種茶更好入口，可以加一點楓糖漿或黑莓濃縮汁（可在天然食品店買到）增加風味。

三份黑莓根

兩份滑榆樹皮

八分之一分肉桂

混合上述藥草後，貯放於密封罐。泡茶時，將一茶匙茶料放進一杯水中，浸泡二十分鐘。濾出藥草後放涼。每小時給孩子飲用二到四大匙，必要時也可喝更多次。

便祕

便祕是成人最常見的毛病之一。看看每間藥房裡的相關產品就知道，我們已經成了一個便祕的社會。便祕往往與情緒因素有關，或早年沒有養成自然排便

的習慣。評估孩子如廁的習慣時，要小心這類行為。早年養成的簡單習慣，往往能化解日後強力用藥的需要，愈早揪出問題，愈能消除這會持續一輩子的排便壓力。

孩子們會便祕的原因和成人如出一轍。你認識的成人中，有多少人是因為抽不出空、不熟悉外頭的廁所、對人體排泄功能不自在或壓力太大，所以沒去上廁所？

如果你的孩子便祕，第一步要做的是不碰會造成這類問題的食物。高脂肪乳製品、起士、麵粉、蛋、精緻加工食品等，通常是嫌疑最大的食物禍首；請留意你的孩子在食用上述食物後，是否有便祕跡象。如果孩子還在喝奶，那母親的飲食中也應避開上述食物，直到便祕問題解決。如果孩子是以奶瓶喝牛奶，請改成羊奶或豆奶。和成人一樣。牛奶也可能造成某些孩子便祕。

請將促進良好排便的食物納入飲食：水果、蔬菜、全穀、水、果菜汁、糖蜜、果乾，以及其他能為體內系統供應大量纖維的食物。如果孩子容易便祕，他的飲食還應納入幾種藥草：角豆粉、滑榆、亞麻籽、車前子籽、光果甘草根、鹿角菜（Irish moss）等。可以用磨豆機將這些植物打成粉，加入孩子的飯裡。每天三到四次，每次服用一到四匙；在孩子便祕期間，若有必要也可更頻繁服用。對十歲以下的孩子，請減少劑量。上述藥草沒有通便功能，不過能在飲食中提供大量促進適當排便的必要纖維。

以下建議結合上述的飲食建議，應能紓解孩子的便祕之苦。

●每餐服用半茶匙的乳酸菌。乳酸菌能為消化道增添好菌，促進良好消化。

●將等量的滑榆、亞麻籽、車前子籽磨成細粉。每餐將一茶匙混入飯裡服用。

●將李子乾、無花果、杏、葡萄乾攪在一起，做成特別的「糖果」，加入車前子籽粉、滑榆粉、茴香籽粉。要增添風味與濃稠度，可加入角豆粉，角豆粉是以一種能有效治療便祕的藥草磨成的。將前述混合物搓成球，當成可口又營養的零食給孩子每日食用。

●請務必讓孩子喝大量常溫水。孩子便祕如廁後起身時，給他一杯溫車前子籽水（將一茶匙車前子籽倒入一杯過夜水中泡成。可加入檸檬汁調味）。

●運動是定期排便的關鍵。對大多數孩子來說，運動不成問題，但你可以選擇定期和孩子一起做些活動。早晨散散步是讓你精力充沛的好方法，也是親子相處的好機會。主要目的是以靜心、平和的活動來讓身體動一動，同時放鬆心靈與精神。

✿ 便祕茶

四份茴香籽

兩份車前子籽

兩份綠薄荷

一份光果甘草根

一份藥蜀葵根

半份肉桂

四分之一份橙皮

一撮甜菊

1. 混合上述材料，貯放於密封罐。
2. 泡茶時，請拿一個平底鍋，將一茶匙藥草混入一杯沸水中，小火慢燉二十分鐘。濾出藥草後放涼。每餐飲用八分之一到半杯茶，必要時可更常飲用。

   注意：如果便祕的情況沒有改善，請在配方中再加入八分之一份番瀉葉。

每枝草都有自己的天使，弓著身對它呢喃：「長大吧，長大吧，快快長大吧！」

—— 《塔木德經》（*The Talmud*）

耳痛

孩子三、四歲時，耳道仍未發育完全，因此排水功能不是那麼好。充血或受寒時，耳道就會被過多的黏液堵住，無法適當排出。於是，細菌就在分泌物累積的溼氣中滋生，反覆造成感染。

耳部感染也可能是過敏造成的。如果不論你如何努力，孩子仍有耳朵反覆感染的情形，請考慮過敏的可能性。小麥、柑橘、乳製品（包括奶類、起士、冰淇淋等），是最常見的過敏肇因。如果你懷疑有過敏，請別灰心。我們有自然療方可有效因應。

耳部感染可能造成嚴重後果。如果治療不當，可能會讓孩子的聽力受損或永久失聰。耳部感染的徵兆一出現就立即治療很重要，也要與整體療法從業人員及小兒科家庭醫師合作。請注意早期病徵：充血、受寒、流鼻水、發燒、太常揉拉耳垂，加上焦躁不安與愛哭鬧。如果孩子在夜裡尖叫醒來，手抓著耳朵，那代表感染已經蔓延到耳道，必須立即治療。

雖然有時使用抗生素治療急性情況很有效，但無法改善問題的肇因。由於抗生素（意指「抑制生長」）會在孩子體內創造出某種混亂，破壞免疫循環，使孩子更易生病，所以每當使用抗生素，依本節的建議來進行很重要。

遠離會造成充血的食物。包括蛋、奶類、小麥、糖、橘子汁、所有精緻加工食品。

強制休息與復元。讓耳部感染的孩子充分休息是至關緊要的事，還沒痊癒就不要太快到屋外接觸冷空氣。家長常犯的一個錯誤是，以為孩子的耳部感染好了，所以就放他出去玩。我很常聽他們說：「強尼哭了整晚，害我整夜也沒睡，但到了早上他就好了，所以我就放他去上學。但誰知道呢，耳部感染的症狀在半夜又統統出籠了。」耳部感染確實是反反覆覆的。通常發生的情況是，孩子感覺好些了，就很開心地急著要出去玩。請好好三思是否要讓孩子在家裡多待兩天，等完全痊癒了再出門。

給他服用乳酸菌。每日數次、一次給半茶匙的乳酸活菌，對緩解耳部感染非常有幫助。

給他喝溫茶。以現磨的薑、鮮榨檸檬汁、蜂蜜或楓糖漿泡成一杯好喝的茶，能減少充血，令他神清氣爽。

支持腎臟功能。請確定孩子的腎功能良好，喝的水量夠。將熱敷袋置放在下背部（腎臟部位）有助於緩解耳部感染。這項技巧是源自傳統中醫，中醫認為腎臟健康與耳部健康有直接關聯。不過要注意，這項療法應該結合其他療法

一起進行，才能獲得最佳效果。也請給孩子喝蔓越莓汁，滋補並加強他的腎臟功能。

滴用大蒜－毛蕊花油。請見第 96 頁的配方。這種油在天然食品店與藥草店多半也買得到。這種油是治療耳部感染最有效的藥草療方之一。重點是要同時治療兩耳；耳道是相通的，感染可能會從一耳蔓延到另一耳。這種油不僅有助於抵抗感染，也能舒緩疼痛。請務必滴用溫油而非熱油。

給他飲用抗感染酊劑。抗耳部感染酊劑（見下列的配方）能幫助身體抵抗感染。

🍁 抗耳部感染酊劑

請將以下配方使用的藥草磨成粉，製成膠囊給較大的孩子服用。

一份紫錐菊根

一份新鮮大蒜

一份松蘿

四分之一份薑根

四分之一份有機栽種的金印草根

請依第 401 頁的指示製作酊劑。使用時，取八分之一茶匙的酊劑到溫水或果汁中稀釋，每日飲用三次。

發燒

發燒是抵抗感染的天然機制，是免疫系統健康的徵象。只有當燒得太高或高燒遲遲不退時，才可能造成危險。如果你的孩子燒到攝氏三八・三度以上，連續幾天不退，請立即聯絡你的家庭醫師或小兒科醫師。

讓孩子在發燒期間攝取大量水分至關緊要。脫水才是兒童發燒最危險的症狀，不是發燒到多高。

請使用以下技巧來因應發燒情形。

蘋果醋療法。要退燒，請讓孩子泡在微溫的水中，並將四分之一杯蘋果醋

倒入泡澡水。請務必確定浴室沒有氣流。泡澡後，請拿暖和的法蘭絨被單迅速將孩子包裹起來。

另一種療法是以一塊涼布把孩子的雙腳包起來，涼布要先浸泡過蘋果醋加水。讓孩子穿暖一點。

貓薄荷茶。這是治療兒童的發燒、壓力相關病痛的傳統療方。貓薄荷與接骨木效果強，但性質溫和，貓薄荷也有安神鎮痛的功效。

🍃 貓薄荷－接骨木退燒茶

> 兩份貓薄荷
> 兩份接骨木花
> 一份紫錐菊根
> 一份胡椒薄荷

1. 混合上述藥草，貯放於密封罐。
2. 泡茶時，將一茶匙藥草舀入一杯沸水中，浸泡一小時。濾出藥草後，每三十分鐘給孩子喝一次，劑量請見第 182 頁的劑量表。

貓薄荷灌腸劑。溫溫的貓薄荷灌腸劑能退燒，在孩子身體留不住液體的極端例子中，能為其體內系統提供必要的水分。這種絕佳方法能將藥草的療癒精華注入生病發燒的人體內。雖然今日人們對此大多不熟悉，但灌腸劑是歷久不衰的居家療方。但除非有家庭醫師或小兒科醫師的建議與監督，否則三歲以下的兒童不適用。

使用灌腸劑前要經過妥善的訓練，是絕對必要的。如果你從未使用過這種療法，請諮詢你的小兒科醫師或醫療從業人員，請他們給你指示。除非家庭醫師推薦你使用，否則請勿進行。

準備藥草灌腸劑的步驟如下：
1. 將三大匙貓薄荷混入四百七十毫升的水中，小火加熱十五分鐘。
2. 把茶從爐子上移開，靜置放涼到適當溫度。用來退燒的灌腸劑應該要涼一

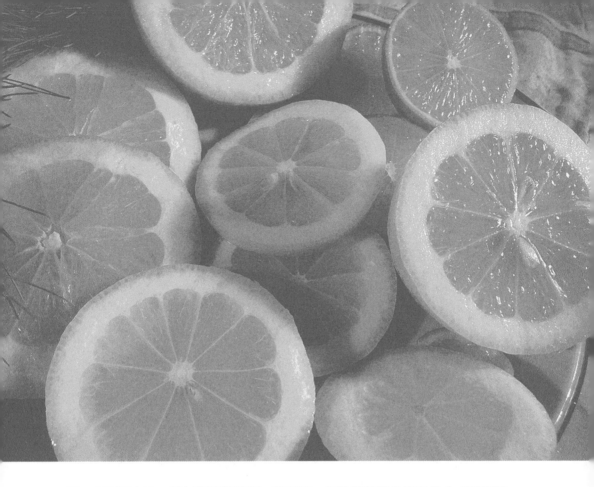

點，但不要太冷。請仔細濾掉藥草，將不到一杯的液體裝入灌腸袋中（請準備
能調整流量的袋子）

3. 將灌腸袋擺在肩膀高度，好讓液體順暢流出。使用藥草藥膏或油潤滑管子
尖端，然後塞入直腸。緩緩釋放液體。讓孩子在浴缸裡灌腸是較明智的做法。

灌腸液在孩子體內留得愈久，就愈有效。但即使僅能留住幾分鐘，草藥也會
生效。把管子拔出後，摺好一條毛巾緊壓在肛門處幾分鐘，有助於讓液體多留
在體內片刻。

水痘、麻疹與其他皮疹

雖然水痘與麻疹差異甚大，治療方法卻相同。治療這類常見的兒童疾病時，
你要做的是加強身體的自然防禦機制。雖然這些疾病十分令人不適，但大多數

孩子會安然度過。我兒子傑森則根本沒生過這類「自然而然發生」的兒童疾病。我盡責地把他帶到社區，可能的話就讓他暴露一下，因為我深知孩子愈早得這些病，恢復得愈快。但他的免疫系統似乎有抵抗力，所以令我驚訝的是，他從未得過這些病。

以下的療法是用來協助人體的自然免疫系統，加強其對這類兒童病症的固有反應能力。然而，如果孩子還不到兩歲，請先諮詢你的小兒科醫師，治療麻疹永遠要更小心一點。

❧ 超級免疫糖漿

超級免疫糖漿能協助抵抗感染，減少出疹子的不適效應。它能幫助孩子忍受水痘與麻疹，讓他舒服一點，復原快一點。這種配方也可泡茶，但你必須加上一些味道較好的藥草，如香蜂草和香茅等，讓茶較好入口。

兩份燕麥（奶綠色麥尖）

一份黃耆根

一份牛蒡根

一份紫錐菊根與花尖

依第 179 頁的指示製作藥草糖漿。一有感染跡象，就每小時餵一茶匙糖漿。過了最初的二十四小時、感染病程逐步推進時，請每天餵四到六次，直到症狀消除。

燕麥片浴

沒有什麼比燕麥片溫水浴更能舒緩皮膚的癢與刺激感。請拿出一大罐燕麥片，加入比平常泡麥片時多三倍的水，煮五分鐘。濾出燕麥片後，將水倒入泡澡水中。要更舒服一點，請將濾出的燕麥片放進棉袋或襪子，扔進泡澡水裡，再滴幾滴薰衣草精油，薰衣草不僅有舒緩安神的作用，也有抗菌、抗感染的功效。

🍁 水痘與麻疹藥茶

一份金盞花

一份紅花苜蓿

兩份燕麥（乳色麥尖）

兩份香蜂草

一份西番蓮

1. 混合上述藥草，貯放於密封罐內。
2. 泡茶時，將一茶匙藥草放入一杯沸水中，浸泡三十分鐘。濾出藥草後，加入甜菊、蜂蜜或楓糖漿增加甜味。孩子要喝多少就喝多少。

🍁 止癢消皮疹的繳草－牛蒡酊劑

這是我最喜歡用來止癢、促進放鬆的配方。大多數天然食品店都買得到現成的牛蒡、紫錐菊、繳草酊劑。或請混合以下藥草：

兩份牛蒡根

一份繳草根

一份紫錐菊根

依第 401 頁的指示製作酊劑。每兩小時餵孩子喝八分之一茶匙（或見第 182 頁的劑量表）。

注意：對有些孩子來說，繳草是一種興奮劑。如果你注意到孩子喝下酊劑後變得較躁動、活潑，請立刻停止使用。

避免抓癢留疤。如果孩子生病時會癢並時時搔抓，請拿襪子套住他的雙手，尤其是夜裡，以免他傷害皮膚。我也建議你使用黃芩、繳草或貓薄荷等溫和但強效的藥草安神茶或酊劑。

維生素 E 可局部外用塗抹並內服，以免留疤。請打開一千國際單位（I.U.）的膠囊，將油直接塗敷在患部，以防形成疤痕。要內服的話，請視孩子的年紀而定，每日餵孩子服用五十到一百 I.U. 的維生素 E。

🍁 消毒藥草粉

　　混合好這種藥草粉後，隨時放在手邊，當成消毒粉使用。你可以將粉直接撒在滲水的水痘患部，以協助其收乾，同時避免感染。你也可以試著將滑榆粉撒在患部。它能帶來十分舒緩的效果，能協助止癢。

三十克綠礦泥（在天然食品店與藥草店買得到）

一大匙金盞花粉

一大匙康復力根粉

半大匙藥用金印草或木餾油灌木

　　混合上述材料。撒在皮疹上，可止癢並使其收乾。將剩下的藥草粉放入搖搖罐或密封蓋玻璃瓶裡貯藏。

　　有時你只需要一杯溫洋甘菊茶和一個擁抱，就能創造奇蹟。

　　　　　　　　　　　　　　　　　　　　——阿曼達・麥夸德・克勞佛

🍁 急救花精噴劑

　　請試試將這種花精噴劑噴灑在孩子房裡，紓解非抗拒搔抓那種奇癢不可所帶來的壓力與焦慮。

一百克蒸餾水

一大匙白蘭地

四滴急救花精（五花花精）

三滴薰衣草精油

　　混合上述材料，放進一百二十毫升帶噴嘴的噴壺裡。使用前搖勻。需要時就在房裡噴一噴。

傷風感冒

大概沒有哪個孩子，小時候從來沒得過一兩次傷風感冒。但除非這種常見病症反覆出現，否則不需要特別關注。造成傷風感冒的各種病菌與病毒能讓免疫系統武裝起來，盡忠職守。這類疾病也讓我們有機會觀察自己身體對常見病症反應有多快，是全身健康的指標。

喝大量的水、溫熱的湯、休息幾天、一些特定的藥草療方，加上若干加強免疫力的藥草，一般就是治療這類疾病的所需步驟。

如果你的孩子傷風感冒不斷，或遲遲無法從慘烈的大感冒中康復，請尋求整體療法從業人員或家庭醫師協助。

一有傷風感冒的跡象出現，請開始頻繁地餵孩子喝紫錐菊酊劑，劑量要較平常高。以四歲的孩子為例，每小時要餵他喝八分之一茶匙的紫錐菊酊劑，直到症狀消退。

助長感冒？

給生病的孩子吃什麼，大大影響著他的病情輕重。所有乳製品，尤其是奶類與冰淇淋，都容易讓感冒的症狀加劇。含糖量高的食物也要避免。不論廣告宣傳得如何天花亂墜，也不能碰柳橙汁。不管冰冰涼涼的一大壺橘子汁有多好喝，其中都含有大量酸性，會增加黏液與充血。請改喝熱檸檬水看看，在現搾的檸檬汁中加一點薑，再加上些許蜂蜜或楓糖漿增加甜度。檸檬能提供維生素 C，使身體鹼化，協助防範疾病。

阿嬤的雞湯（如果你吃素，可以改喝味噌湯或蔬菜湯）確實是傷風感冒的最佳良藥。富含礦物質的湯汁、水分、熱呼呼的暖意，在在有益健康。我通常還會直接在湯底中加入藥草。黃耆、西洋蒲公英根、牛蒡根、紫錐菊，甚至太子參等，都能增添額外的體力、營養與活力。

✿ 接骨木莓糖漿

這種糖漿在歐洲是最受歡迎的藥草感冒療方，也很好喝。每年我都會製作兩三次接骨木莓糖漿，總是會在季節結束前喝光光。我會在西海岸到東海岸，四處尋找新鮮的接骨木莓，記下這些深藍黑色莓類成熟時的季節。

一杯新鮮接骨木莓（elderberries）或半杯乾接骨木莓

三杯水

一杯蜂蜜

1. 將接骨木莓倒入平底鍋，以水淹過。將水煮沸後，把火關小，繼續以小火燉煮三十到四十五分鐘。
2. 壓碎接骨木莓。拿細網篩濾掉殘渣，然後加一杯蜂蜜（或增減其分量）調味。
3. 將糖漿裝瓶，貯放於冰箱，能保存兩三個月。

注意：請只用藍接骨木莓；如果大量食用，紅色莓果會有潛在毒性。千萬不要食用沒煮過的接骨木莓。

✿ 胸肺充血處方

這個配方可以做成茶、糖漿或酊劑，對化解支氣管充血非常有效。如果做成茶，可增加光果甘草、肉桂、薑的分量。如果你的孩子容易罹患呼吸道感染，請事先依配方做好酊劑。

兩份光果甘草根

一份肉桂

一份紫錐菊

一份土木香

四分之一份薑

1. 混合上述材料，貯放於密封罐。
2. 請依第 397 頁的指示製茶，依 401 頁的指示製作酊劑。劑量則參見第 182 頁的劑量表。

> **給胸肺充血的暖和療方**
>
> 將熱水瓶擺在背後的兩側肩胛骨中間，有助於化痰並化解胸部深處的充血。我使用的是舊式熱水瓶，裹在棉絨布裡保溫。如果擦 Bag Balm 修護膏、Vicks VapoRub 磨砂膏或自製蒸發式軟膏在胸背部上會更有效。由於上述的油有可能刺激眼睛，請不要讓孩子自行搽用。請你為他搽用──但小心不要在孩子嬌嫩的皮膚上搽太多。

❧ 薑−紫錐菊感冒糖漿

這種糖漿真的很好喝又有效。你可以加入其他藥草，例如治咳嗽的野莓樹皮、光果甘草，治焦躁不安的纈草，治呼吸道感染的土木香等。

一份乾紫錐菊根

一份新鮮薑根，磨碎或切塊

請依第 179 頁的指示製作糖漿。薑能帶來暖意，如果糖漿對孩子的口味來說太「辣」，請以溫水或茶稀釋。

❧ 去瘀藥草蒸氣

這種古老的藥草蒸氣，是我最喜歡用來緩解鼻塞、流鼻水的療方，立即見效。

水

尤加利精油

1. 將一大壺水加熱到冒出蒸氣。滴入一兩滴尤加利精油。
2. 將水壺擺在桌上。讓孩子傾身向著水壺，但小心不要碰到，然後拿大毛巾把水壺與孩子的頭蓋住。讓孩子吸蒸氣五到十分鐘，或直到不再鼻塞為止。請讓孩子緊閉雙眼，因為藥草油可能會使眼睛流淚，造成不適。如果太熱，可以鼓勵他自己掀起毛巾一角來釋放一些蒸氣。

   注意：由於你使用的是一大壺熱水，請務必在孩子吸進藥草蒸氣時待在他身邊，確保他的小手不會去摸熱水瓶（或可將水倒進防熱碗，再滴精油）。請

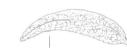

不要給四歲以下的孩子使用這種蒸氣。

🍁 呼吸道強健茶

這種好喝的藥草茶對鞏固肺部的健康強健很有效，特別有助於反覆罹患流感、感冒、花粉熱、氣喘、耳部感染等呼吸道毛病的孩子。這種茶或許不能用來治療進入急性階段的呼吸道感染，但你可以使用一陣子，有助於打造健康的呼吸道系統。

四份茴香

四份玫瑰果

兩份香茅

一份金盞花

一份款冬

一份毛蕊花

一份紅花苜蓿的花

1. 混合上述藥草，貯放於密封罐。
2. 泡茶時，請依第 397 頁的指示浸泡。

🍁 高維生素 C 強身茶

高維生素 C 強身茶是一種令人神清氣爽的茶飲，以有機、自然生物螯合的基底提供生物類黃酮與維生素 C，因此所有營養素都能立即吸收。高劑量維生素製劑如市售維生素等，對抵抗疾病或許有效，但要孩子每日服用，更自然的製劑較佳。

四份玫瑰果

三份洛神花

兩份香茅

一份肉桂片

1. 混合上述材料，貯放於密封罐。
2. 請依第 397 頁的指示泡成茶飲。這是一種滋補茶飲，孩子只要喜歡就讓他多喝。

蟲咬、割傷、抓傷

沒有哪個孩子不曾被蜂螫、蟲咬、割傷、抓傷。這些都是教導他們如何照顧自己、成為自己的小「治療師」的最佳機會，也請在製作各種療方時教你的孩子一起做。孩子們大多喜歡參與這類活動，能使用自己做的藥更是雀躍三分。更好玩的是，你可以和他們一起到屋外的庭園摘採常見的「小花小草」，它們其實是強而有力的療癒植物：大車前草、西洋蒲公英、牛蒡和大自然的其他厚禮。

✿ 療癒礦泥

礦泥含有累積了數百萬年的豐富礦物質，綠礦泥含有的礦物質又尤其多，是我偏愛的礦泥。在天然食品店或藥草店大多能買到綠礦泥，不論是單獨使用還是結合其他藥草使用，它都都能為割傷、外傷、蟲咬等帶來絕佳的療癒效果。

四份礦泥
一份乾蘆薈粉
一份康復力根粉
一份有機栽種的金印草粉或木餾油灌木

1. 混合礦泥與藥草粉後，貯放於玻璃罐。
2. 使用時，將一小把材料加入足量的水攪成糊狀，直接塗抹在割傷、外傷與蟲咬處。

或是換一種方法，先加水將礦泥與藥草粉調成糊狀，加幾滴薰衣草精油與茶樹精油，然後貯放於有密封蓋的玻璃罐。如果泥乾了，加水溼潤即可。

嬰兒保健產品配方

雖然市面上的天然嬰兒保健產品琳瑯滿目，令人目不暇給，但自行製作更有趣、簡單，也便宜得多。

我第一次嘗試自製嬰兒保健產品時，還是個年輕、單身的職業婦女。成本確實是一個考量因素，但產品純不純永遠才是最重要的。你要取得嬰兒產品就得從市面上購買，但其成分根本不天然，所以我決定自己製作。三十年後，這些產品仍很受歡迎，有數百名父母給孩子使用過。所有成分都是天然的，且製作容易。

♦ 寶寶洗澡用藥草

請混合以下藥草到洗澡水中。這些藥草有舒緩、放鬆的效果——對小孩的爸媽也一樣有效。

　　兩份金盞花

　　兩份洋甘菊

　　兩份康復力葉

　　一份薰衣草

　　一份玫瑰

混合上述藥草。將一小把混放進棉袋，扔進寶寶的洗澡水中。將這個香噴噴的棉袋當浴巾使用。

♦ 寶寶爽身粉

這是一種可每日使用的極佳寶寶爽身粉。你可能會希望加點香味，但請以純精油為唯一選擇，並務必確定它不會刺激孩子敏感的肌膚。橙油溫和清新，通常很適合用來增加寶寶爽身粉的香氣。

　　兩份葛粉
　　兩份白礦泥（天然食品店與陶瓷材料行買得到）

四分之一份康復力根粉

四分之一份滑榆或藥蜀葵粉

混合上述材料，放在有搖搖罐開口的容器中，例如香料罐。治療尿布疹時，將八分之一份有機栽種的金印草粉、八分之一份沒藥粉、八分之一份紫錐菊粉加入上述材料中。直接當成粉使用，或攪成稀糊狀，塗敷在疹子上。

🌿 屁屁軟膏

這是我因應尿布疹、皮膚刺激時最喜歡使用的軟膏療方，如果你沒時間浸泡藥草兩週，或陽光不夠強烈，請改浸泡於橄欖油中，以小火隔水加熱數小時。要時時檢查，以免油的溫度太高，燒著了藥草。

一份金盞花的花

一份康復力葉

一份康復力根

一份聖約翰草的花

橄欖油

刨絲蜂蠟

1. 混合上述藥草，貯放於密封罐。取出六十克左右的材料，浸泡在四百七十毫升的橄欖油中兩週，以獲得日光浸劑（請見第 398 頁的指示了解如何製作日光浸劑）。這樣會產生兩杯左右的藥草油。
2. 在兩週結束時，以微火將材料隔水加熱一個小時，然後濾出藥草。
3. 每杯溫藥草油要搭配四分之一杯的碎蜂蠟。你可能得多加熱一會兒，以融化蜂蠟。
4. 蜂蠟融化時，請檢查是否達到理想的濃稠度；將一大匙材料放進冰箱幾分鐘。如果軟膏太硬，請加一點油；如果太軟，請加一點蜂蠟。完成後倒進玻璃罐。這種軟膏不需要冷藏，在陰涼處能貯放好幾個月（或好幾年）。

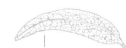

寶寶萬用油

這是一種出色的萬用油，寶寶洗好澡後可塗抹在他身上，也能當成很好的寶寶按摩油。

三十克洋甘菊
十五克康復力葉
十五克玫瑰
四百七十毫升杏油或杏仁油

1. 混合上述藥草與油，倒入有密封蓋的玻璃罐中，在溫暖有陽光的地方靜置兩週。
2. 要做出效果更強的油，請加上述材料隔水加熱。以微火緩緩加熱一小時。濾出藥草後裝瓶。你可以加幾滴純精油來增添一點香氣，例如薰衣草、玫瑰、洋甘菊精油等。請在室溫下使用。

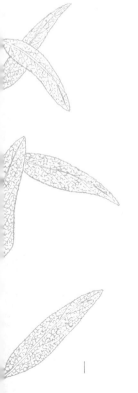

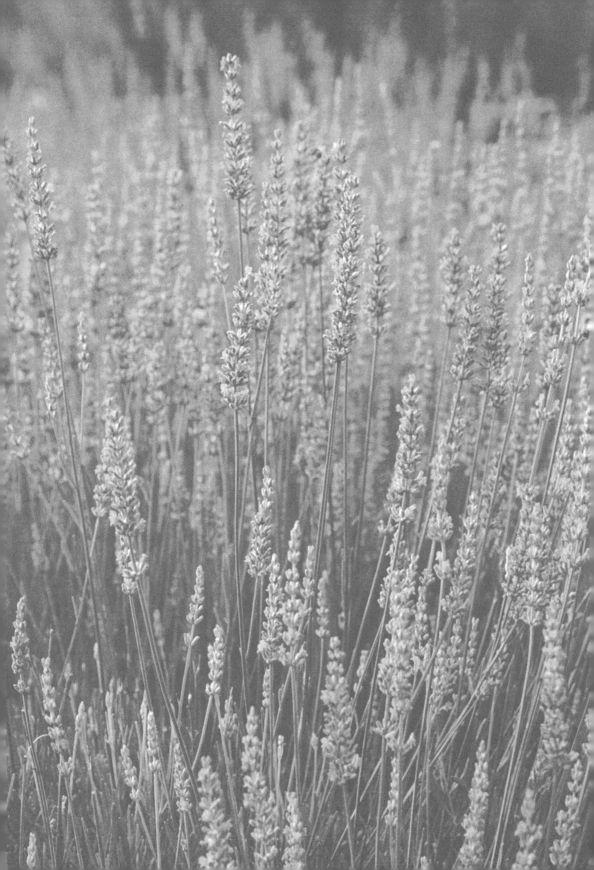

第 7 章　　女性療方

For Women

　　一九八〇年代，我剛開始以社區藥草師的身分工作時，最愛不釋手的一本書是蘇森・瑋德（Susun Weed）的《懷孕至生子的智女藥草學》（*Wise Woman Herbal for the Childbearing Year*，暫譯）。那是我的藏書中最熱門的參考書，我很常借給孕婦或想懷孕的女性閱讀。但除了蘇森的著作，能為女性用藥草的主題帶來洞見的著作不多，談到月經與經前症候群的只有幾本；談女性更複雜的健康疑慮者更是少之又少。我親眼見識過藥草與其他自然療法對特定女性問題的良好功效，我覺得讓女性們注意到藥草的療癒潛能很重要。因此，我的第一本藥草專書《給女性的藥草療癒》（*Herbal Healing for Women*，暫譯）就是這樣誕生的，它也證明了能為數千名女性帶來莫大的助益。

　　多年後，我對預防性藥物在健康安適中所具有的作用愈來愈熱中。許多現代醫學，包括藥草醫學，都是在談修復身體不健康的地方。但我相信，如果我們將主要焦點放在疾病與虛弱上，充分享受健康活力光彩的機會反而會降低。如果我們去打造日常生活的平衡與和諧，著重於持續累積健康的資本，那才是做出有益自己與大地的選擇。

　　雖然因應與女性身體相關的常見失衡問題，我確實有有效的療法，但本章大多聚焦於讓女性身體健康流淌生命甜美韻律的做法。對於許多人，我會簡單地提醒他們留意對健康最重要的那幾件事：新鮮的水、每日運動、支持生命力的食物、有意義的工作、精神連結、持久的關係。沒有什麼預防性藥物比上述建議更重要。健康不僅是不生病而已，也會反映出我們內在的光輝與活力。選擇與健康共存，就是選擇好好去過豐富、圓滿、熱情的人生。

保持健康

女性體驗到的常見健康問題——如經期不規則、經痛、憂鬱、更年期障礙等——僅是失衡的症狀。通常你需要的不過是以「好好生活」的療方來因應。強身藥草、適當的營養、充足的休息、了解自身內心、充滿喜悅地運動等，就是健康的主要療方。

吃得健康，吃出活力

沒有哪種飲食是人人適用的，所以留意自己吃進什麼、給你哪些感覺很重要，剛用餐完和用餐幾小時後都要留意。一般而言，你的身體會告訴你何者好，何者不好。

女性的飲食原則與本書一貫討論的原則沒什麼不同：

● 盡量吃自然原形食物。

● 跟著季節吃；請多了解你所處地區的四季會生長什麼植物，將你的飲食主要建立在那些食物上。

● 食用讓你感覺良好的食物。每餐後要特別留意自己身體和情緒上的感受，了解我們在生活中的不同時間，在一個月的不同時期，特別是有月經來潮期間，有哪些不同的營養需求。如果某種食物似乎會令你昏昏欲睡、充血、易怒、人懶懶的，請停止食用。

● 盡可能食用有機食品，那對環境和你都有益處。

● 請食用性質溫熱的鹼性食物。女性的障礙多半是從酸性環境中產生的，而酸性環境是因為嗜食甜食、碳水化合物所導致。請以深綠色葉菜、蒸穀物、高品質蛋白質（魚、豆腐、天貝、有機家禽），以及檸檬、葡萄柚、酸櫻桃等酸性水果，來使體內系統鹼化。

✤ 藥草補鐵糖漿

這種可口配方含有豐富的維生素與礦物質，尤其是女性往往缺乏的鐵。在天然食品店就買得到的果露，是新鮮水果的濃縮液；果露是攝取維生素與礦物質的良好來源，還帶有水果香味。

有益女性系統的七種超級補充劑

補充劑	益處
當歸	有益女性的神奇藥草。請每日服用兩顆膠囊或一小片當歸根（約小指甲的粉紅色部位大小）。月經或懷孕期間請勿食用。
螺旋藻	蛋白質含量豐富，也是補充能量的好來源，身體能輕易吸收。請每日服用一到兩茶匙螺旋藻粉。
維生素 E	生殖系統的絕佳營養素，可做為熱潮紅、肌肉痙攣、陰道乾燥的特定療方。維生素 E 也是有力的抗氧化劑。請每日服用兩百到四百 I.U.（然而，如果你有在服用心臟病藥物，服用超過五十 I.U. 以上的維生素 E 前，請先諮詢你的心臟科醫師）。
鐵元（Floradix）草本液	這種全天然的液體維生素／礦物質配方（德國莎露絲〔Salus Haus〕藥廠製造）富含許多女性所缺乏的鐵，在大多數天然食品店都買得到。
抗氧化劑	對身體有顯著功效，能協助保持女性經期的健康功能。新鮮蔬果中含有大量抗氧化劑，從富含抗氧化劑的山桑子、辣椒、大蒜、銀杏、歐山楂、水飛薊等藥草製成的茶，以及綠茶與紅茶中，也可攝取到抗氧化劑；你還可從大多數天然食品店買到抗氧化劑的補充劑。
Omega-3 脂肪酸	能清血管、強心、促進免疫系統功能、健腦。西方飲食中往往缺乏脂肪酸。
鈣鎂	維持生殖系統健康的基本營養素。市面上有補充劑，但無法取代飲食來源：海藻、果仁（尤其是芝麻）、堅果、蕁麻、巴西利、燕麥稈、馬尾草、皺葉酸模等。

三份西洋蒲公英葉

三份西洋蒲公英根

三份蕁麻

三份覆盆子葉

兩份苜蓿葉

兩份皺葉酸模根

一份歐山楂果

蜂蜜

1. 混合上述藥草。依第 399 頁的指示，加蜂蜜製成糖漿。

2. 把糖將從爐子上移開。每兩杯糖漿的分量，請兌上：

四分之一杯白蘭地

四分之一杯果露（請務必確定是濃縮液，不是果汁）

兩大匙黑糖蜜

兩茶匙營養酵母

兩茶匙螺旋藻粉

3. 充分攪拌後裝瓶並貼上標籤。貯藏於冰箱裡，糖漿能擺放幾個月。每日飲用四到六大匙。

強化肝臟健康

有月經不規律、經前症候群、停經問題、纖維囊腫等狀況，甚至心情起伏很大時，就要特別注意肝臟的健康。肝臟是我們最大、代謝也最多樣化的器官，執行的功能比身體任何其他器官都更多。肝臟是身體的總排毒器官，不僅要為體內掃除環境毒素，也要掃除代謝廢物。肝臟也是消化的主要器官；我們攝取的每樣物質都必須經過肝臟處理，才會分配給全身各處。它製造荷爾蒙分泌所必需的種種材料，協助調節荷爾蒙活動。肝臟健全與否，直接關係著全身的健康——包括生殖器官的健康。

促進生殖系統健康的藥草療法也納入肝臟考量時，往往能使其復元得更快，也更治本。值得慶幸的是（或大自然的宏大計畫本是如此），有益生殖系統的藥草多半對肝臟有益。將牛蒡、西洋蒲公英、野生山藥、水飛薊籽、大蒜等清肝藥草一併製成生殖系統配方，當然也很簡單方便。

以下是兩種絕佳的養肝茶，對生殖系統也特別有益，建議你輪流飲用。

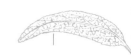

🍁 養肝配方 #1

這種養肝茶十分有益生殖系統與肝臟。如果味道對你而言太強烈，請加入肉桂、薑、檸檬皮或檫木調味。

兩份西洋蒲公英根

一份貞潔樹果

一份野生山藥根

一份皺葉酸模根

半份奧勒岡葡萄根

每九百五十毫升的水加入四大匙的上述藥草，依第 397 頁的指示煎煮二十分鐘。濾出藥草。每日飲用三到四杯。

🍁 養肝配方 #2

以下配方較溫和，味道也較配方 #1 佳。

三份蕁麻葉

兩份西洋蒲公英葉

兩份香蜂草

兩份紅花苜蓿花

一份苜蓿葉

每九百五十毫升的水加入四大匙的上述藥草，依第 397 頁的指示浸泡二十分鐘。濾出藥草。每日飲用三到四杯。

多休息，多放鬆

休息與放鬆的簡單療方，可能就是女性保健計畫中最重要的一部分。許多女性其實根本是累壞了，不論是因為工作壓力大，還是因為亟欲在工作、家庭、自我之間尋求平衡。反覆出現健康問題的人，往往有慢性疲勞的感覺，但疲累通常是問題的根源，不是症狀。

多數健康問題的最佳良藥不是各種昂貴藥物或療法，反而僅僅是放慢腳步，花時間享受自己的人生。這確實往往是最難落實的藥方；我們無法把休息與放鬆裝進藥瓶，每天吞藥兩次。

睡眠能從身體最深處給予修復與恢復活力。如果你有夜裡睡不好的毛病，請見第 74 頁以後關於如何克服失眠的建議。白天時，下午可花幾分鐘躺下休息，或坐在舒服的椅子上放鬆，擺脫憂慮，讓心情沉澱。請留出時間來按摩、花長時間泡藥草浴、安靜地沉思、散步久一點。對大多數女性而言，抽空休息放鬆是一種安靜的反叛行為。我們身上無不帶有沉重的責任，所以從日常百忙中抽身似乎很自私或代價很高。但休息與放鬆——即使僅花每天的幾分鐘——也能帶來心靈的平靜，感覺生命力與活力隨之復甦。

每日以藥草增進安康

以下是我最喜歡的一些適合女性的藥草。雖然這些藥草通常對男性、兒童、長輩也很有益，但專為女性設計的茶飲與配方經常使用到它們。

依藥草在體內生效的模式而定，特別適合女性的藥草通常分成四大類——滋補子宮、通經、平衡荷爾蒙、收縮子宮。由於藥草含有各式各樣的化學成分，所以當然也有幾種不同的生效模式。但第 220 到 221 頁的表格將其主要功能予以細分，有助於你深入了解某些藥草如何、為何使用在特定的組合與配方中。

滋補子宮

這些藥草調和並加強女性的整體生殖系統。它們含有的維生素與礦物質通常極為豐富，能供給並滋養生殖器官，恢復系統的活力與平衡。一般會建議女性長時間服用，已知的副作用很少，或毫無副作用。

滋補子宮的藥草包括貞潔樹果、西洋蒲公英葉與根、當歸根、薑根、燕麥的乳色麥尖、蕁麻葉、覆盆子葉。

通經

通經藥草能刺激並促進正常的經血流動，有助於舒緩經痛，使壓抑或遲滯的經血變得順暢。許多通經藥草也是滋補子宮的藥草，但有些藥草是透過刺激或

興奮子宮肌肉來發揮作用；請務必清楚每種通經藥草的效用為何再使用。

通經藥草包括藍升麻根、當歸根、薑根、歐益母草葉、艾草葉、普列薄荷（pennyroyal，唇萼薄荷）葉、西洋蓍草的花葉等。

平衡與調節荷爾蒙

平衡與調節荷爾蒙的藥草能使內分泌系統功能恢復正常，進而促進生殖系統維持適當功能。這類藥草能平衡雌荷爾蒙與黃體素活性，因而對各方面的月經與停經功能失調都有效。其中富含植物荷爾蒙，能為人體提供所需的荷爾蒙前驅物。它們對肝的效果通常很強，這有助於說明它們何以能影響荷爾蒙系統。

平衡與調節荷爾蒙的藥草包括黑升麻根、貞潔樹根、貞潔樹果、光果甘草根、水飛薊籽、野生山藥根等。

收縮子宮

這類藥草能促進子宮收縮，效果可能很強，所以請好好了解。有些能協助改善月經遲來，有些能協助分娩。有些藥草含有能促進前列腺素產生的催產素，而前列腺素高會促進子宮收縮。其他能促進子宮收縮的藥草，則是以直接刺激子宮內膜來發揮作用；而有些其實有毒。雖然它們都有潛在益處，但有些藥草具有毒性。你應該先充分了解這些藥草，並諮詢經驗豐富的藥草師做一些初步研究，再來自行使用。

收縮子宮的藥草包括藍升麻根、棉根皮、巴西利根葉、普列薄荷花葉、芸香（rue）葉、艾菊（tansy）葉等。

滋補藥草與美味茶飲

美味可口又有滋補功效的茶飲多不勝數，可當成滋養與調理女性身體的補藥。本書中的諸多配方皆有滋補功效，但以下的配方是我最喜愛的兩種女性適用配方。

❧ 女性強身茶

這是一種溫和、清爽、滋補的女性強身茶。

適用女性的藥草

藥草	效用
黑升麻（學名 *Cimicifuga racemosa*）	這是強而有力的安神劑與肌肉鬆弛劑，也是滋補子宮最有效的藥草之一，能刺激女性的雌激素週期，對停經婦女特別有益。請僅使用有機栽種的黑升麻。
黑莢蒾（學名 *Viburnum prunifolium*）	歷來都是用來「鎮靜」子宮，在先兆性流產、子宮痙攣、經痛時使用。
藍升麻（學名 *Caulophyllum thalictroides*）	這種強力肌肉鬆弛劑與通經劑，多用於懷孕後期（通常是最後幾週），以協助母體做好生育準備。對促進順產十分有效，但不應使用於懷孕早期，沒有合格藥草師的協助也不應使用。
貞潔樹（學名 *Vitex agnus-castus*）	這種樹果能刺激調節經期的腦下垂體，可用來通經並增加生育力。富含揮發油、生物鹼與類黃酮。
莢蒾皮（學名 *Viburnum opulus*）	這種驚人的子宮鎮定劑，能大力放鬆子宮肌肉，多用來舒緩經痛，因子宮緊張而出現先兆性流產跡象時也會使用。它對生殖系統特別有放鬆功效。
當歸（學名 *Angelica sinensis*）	當歸是最佳的女性用滋補藥草之一，能增加通往骨盆區的血流，自古以來就用來強健子宮。它能有效促使年輕女孩行經順利，並使年長女性順利停經。但懷孕期間或經期不應使用。
薑（學名 *Zingiber officinale*）	能將血流導入骨盆區，有助於紓解骨盆鬱血與堵塞。這是舒緩經痛的最佳藥草之一。
斗篷草（lady's mantle，學名 *Alchemilla vulgaris*）	有助於調節經期不規則，舒緩經痛，協助減少經血流量。也用來促進生育力。
光果甘草（學名 *Glycyrrhiza glabra*）根	能協助荷爾蒙分泌正常，多用於治療腎上腺疲勞與荷爾蒙失衡。有不孕情形時往往會建議服用。
歐益母草（學名 *Leonurus cardiaca*）	多用來改善遲經、舒緩經痛、減少神經壓力，特別適合停經女性服用。

藥草	效用
艾草（學名 *Artemisia vulgaris*）	這種苦藥草能促進消化、刺激肝臟，也可用來刺激子宮，有助於使晚來或不來的經期較順暢。它能協助調節年輕女性的初經。
蕁麻（學名 *Urtica dioica*）	這是能全面滋補女性的最佳藥草之一，含有豐富的鐵、鈣、維生素 A。懷孕時使用，可增加母乳乳量並促進乳汁流動，也有助於消水腫。
美國蔓虎刺（partridge，學名 *Mitchella repens*）藤	這是一種滋補子宮的出色藥草，通常建議用來治療荷爾蒙失調。美國原住民以它來輔助懷孕與分娩。請僅使用有機栽種的美國蔓虎刺。
普列薄荷（學名 *Mentha pulegium*）葉	這種名聲不佳的藥草，其實美國已有幾個州禁止使用了，但禍首其實是普列薄荷的油，而非葉子。普列薄荷葉是最佳通經藥草之一，能促進行經、舒緩鬱血。它也是治療感冒、咳嗽、肌肉痛的一種很好的療方。
覆盆子（學名 *Rubus idaeus*）葉	這是最著名、使用也最廣泛的女性滋補藥草之一，對孕婦特別有滋補功效。其中含有扶他林（fragarine），一種能調理並滋養子宮與骨盆區的生物鹼。它也富含各種維生素、礦物質，包括鈣、鐵、磷、鉀，還有維生素 B、C、E。
野生山藥（學名 *Dioscorea villosa*）根	含有能產生薯蕷皂素的甾體皂苷，薯蕷皂素是避孕藥的重要成分。然而，野生山藥不是一種天然的避孕劑，而是用來調節荷爾蒙功能的。它也是重要的補肝藥草，能活化並刺激肝臟功能。
西洋蓍草（學名 *Achillea millefolium*）	可減少過多的經血量，舒緩經痛，還能刺激晚來或不來的經期變得正常。

兩份香蜂草	兩份覆盆子葉
兩份蕁麻	一份牛奶燕麥
兩份胡椒薄荷或綠薄荷	甜菊

混合上述材料，加入甜菊調味。請依第 397 頁的指示泡成茶飲。每天喝三到四杯。

你可以另外加入玫瑰與藍錦葵（malva）花，增添美感與香味。藍錦葵能泡出令人驚豔的淺藍色茶。雖然這色彩是暫時的，幾分鐘後就會轉為深綠色，但可享受那段片刻的美好。

❦ 女性解放茶

這個配方中的藥草能刺激肝臟，使荷爾蒙功能變得正常。

兩份貞潔樹果

兩份西洋蒲公英根

兩份檫木皮

一份牛蒡根

一份薑根

一份光果甘草根

半份肉桂

四分之一份橙皮

混合上述材料，依第 397 頁的指示煎煮成茶。每日喝三到四杯。

乳房健康

乳房健康是女性最關心的問題之一。這是理所當然的——今年美國將有十八萬名以上的女性被診斷出乳癌，其中四萬人會因此過世。這實在是令人傷心的統計。有鑑於乳癌如此盛行，發現乳房有硬塊時總使人感到不安。據估計，七

成以上女性有乳房纖維囊腫的情形，這表示它們是非惡性的硬塊——僅是纖維組織或囊腫。乳房組織中的脂肪與乳腺，是由雌激素、黃體素、泌乳激素等荷爾蒙所控制。這些荷爾蒙的量會在一個月的不同時候高低起伏。月經來前的荷爾蒙變化往往會導致乳腺腫脹，保留水分。小囊腫可能會因此成形，尤其是在腋下的淋巴結處。這類纖維囊腫摸起來像充滿液體的小囊塊，感覺可能像眼皮下的眼球。腫脹的組織可能會痛。月經開始時，體內的荷爾蒙量會改變，囊腫便會消失或縮小。

對女性而言，乳房纖維硬塊就和月經、停經一樣自然。然而，這些硬塊確實需要擔心，除了可能會痛，也可能使含癌細胞的腫塊不易偵測，或顯示荷爾蒙系統失衡。

每週進行乳房自我檢查，是至關緊要的事。你可以從任一位醫師的診間或健康診所找到為自己進行乳房檢查的書面指示。定期檢查能讓你學會辨認乳房大小與形狀，了解那些硬塊是否「正常」。如果出現了你以前沒感覺到的硬塊，又硬又結實，或它的大小沒有隨著經期發展而改變，請立即告知相關的執業醫師。

母乳

請思考一下這個令人悲傷的事實：母乳是最神聖的人類食物來源，但如今卻被認為是最具毒性的食物之一。母乳在食物鏈上的層級較成人食物高一階；殘留在人體中的毒素（人類代謝的自然副產物，在汙染、殺蟲劑、除草劑、殺真菌劑、合成荷爾蒙和現代社會的更多「神奇」下壓倒性地日益增加）在我們分泌的母乳中高度濃縮。舉例來說，人類母乳含有的戴奧辛是牛乳的十到二十倍。儘管如此，母乳對寶寶來說仍是較優質的奶類，提供的保護與營養遠多於嬰兒配方食品與其他動物奶類。

這樣的情況令人憤慨，而這種健康的憤慨會激起行動。我們必須採取行動，反抗那些允許我們的環境受毒害，使其變得不適合孩子與其他生命形式存活的機構。

淋巴結

淋巴結是免疫系統的主要成分，內含淋巴球，即破壞細菌、再協助將感染帶離身體的白血球。淋巴系統在維護體內酸鹼平衡上，也具有重要作用。如果淋巴腺充血，使淋巴液受阻，淋巴腺的周圍區域就會變得太酸，在骨牌效應下引發一連串病徵。

乳房周圍有密集的淋巴組織與淋巴腺。就身體與乳房健康而言，保持淋巴系統暢通十分重要。

✿ 乳房健康茶

這種富含礦物質的茶能補血，促進淋巴液健康流動。

兩份金盞花

兩份紅花苜蓿

一份拉拉藤

一份斗篷草

綠薄荷或胡椒薄荷（可不用；增添風味用）

每四百七十毫升的水搭配三十克藥草，依第 397 頁的指示浸泡一夜。每日喝三到四杯。

✿ 淋巴結充血茶

這個配方的藥草以其對淋巴系統的正面效應著稱。定期飲用這種茶，有助於確保淋巴液正常流出。

兩份金盞花

兩份拉拉藤

一份毛蕊花

一份綠薄荷（或任選一種你喜歡的提味藥草）

請依第 397 頁的指示泡成茶飲。每日喝兩到三杯，持續數週。

乳房按摩

乳房按摩具有療效，能帶來愉悅感，還是一種預防性藥方。它能讓乳房柔軟有彈性，促進淋巴液正常流動，協助紓解乳房充血，放鬆身體，令人感覺良好。按摩也能促使女性深入認識自己的乳房，有助於早日偵測出癌症。乳房按摩每日約需時十分鐘，不論何種年齡的女性，一週起碼有五天都應進行按摩。我建議一面看著美麗的景象一面按摩——戶外的開闊風景、一幅畫、鏡中的自己。然後依以下的簡單步驟進行：

步驟一：在乳房上塗抹少許按摩油。任何按摩油均可，但要能促進淋巴液流動，可試試以下的配方。

步驟二：雙手呈杯狀捧住兩側乳房，以畫圓的動作向外旋轉，使兩者遠離。用整隻手感覺乳房的完整塊體在手中挪動。你的動作可快可慢，也可帶有韻律，只要你感覺良好即可。基本上，請做讓你感覺良好的動作，力道放輕，因為乳腺很敏感。請做二十五下。

步驟三：維持雙手捧住乳房的動作，改為向內旋轉，使兩者集中，如此再做二十五下。

步驟四：重複步驟二，向外按摩乳房二十五下。

❧ 寵愛乳房按摩油

這種藥草油可用來進行按摩刺激。康復力是一種對皮膚很好的藥草，能加強並療癒組織。金盞花對淋巴系統特別有益，也能大力輔助纖維囊腫的治療。薰衣草能增進乳房部位的循環，促進免疫系統活動。松木精油也能增加乳房部位的血流，含有經證實能破壞癌細胞的複合物。

十五克乾燥或新鮮金盞花的花

十五克乾燥或新鮮康復力葉

兩杯杏仁油

十二滴薰衣草精油

六滴松木精油

六滴迷迭香精油

依第 400 頁的指示，將金盞花與康復力葉浸泡於杏仁油中，再滴入精油。

如果你有纖維囊腫或乳房腫脹、脹痛的情形，請加入十五毫升美洲商陸浸泡油或十二滴美洲商陸酊劑到按摩油中。美洲商陸可能會刺激皮膚，請勿超過上述用量。也不要食用美洲商陸果或其成熟莖葉，因為含有毒性。

🍂 楊斯美洲商陸強化油

《草藥醫學、治療與癌症》（*Herbal Medicine, Healing and Cancer*，暫譯）的作者唐諾・楊斯（Donald Yance）曾是方濟各會僧侶，由於慈悲地治療癌症與其他重大健康問題，所以在治療社群中廣受愛戴。以下是他治療乳房纖維囊腫與腫瘤的配方，能協助預防腫瘤與囊腫成形，可做為乳房纖維囊腫時的按摩油。我喜歡多加一兩滴薰衣草精油，增添香氣。

十五克美洲商陸（pokeroot，學名 *Phytolacca americana*）根浸泡油
兩茶匙山金車（arnica，學名 *Arnica montana*）浸泡油
兩茶匙槲寄生（mistletoe，學名 *Viscum album*）酊劑
一茶匙聖約翰草浸泡油
一茶匙維生素 E 油

混合上述材料，裝瓶後貯放於陰涼場所。進行乳房按摩時使用。

注意：新鮮美洲商陸是治療纖維囊腫最有效的療方之一，但也具有刺激性，可能會導致皮膚生疹子，所以使用時請不要超過建議用量。也不要食用美洲商陸果或成熟莖葉，因為帶有毒性。

蓖麻油敷布

雖然蓖麻毒性極強，但蓖麻油十分有用，在大多數天然食品店與藥局都買得到。這是一種治便祕的傳統療方，自古以來人們就會以蓖麻油塗敷淋巴結充血的地方，以化解囊腫與腫瘤。使用這種厚重黏稠的物質可能會弄得亂七八糟，但我發現非常有效。我已經用蓖麻油敷布成功化解了自己乳房上的多個纖維囊腫硬塊。

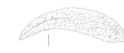

製作蓖麻油敷布的步驟如下：

步驟一：以微火加熱一杯蓖麻油。從爐子上移開後，可加入幾滴薰衣草油或松木油，以加強蓖麻油的效果（與香味）。

步驟二：拿軟絨布整條浸入溫油中。然後直接敷在硬塊上。如果油太熱或你不想直接敷在皮膚上，底下可以墊一條乾絨布。

步驟三：再拿一兩條絨布（厚則一條，薄則兩條）來壓緊，然後將熱敷袋或熱敷墊置於整個熱敷區上。靠後躺三十五分鐘以上，好好享受那種熱度與這個簡單的藥草療法帶來的療癒力。這是進行正面觀想的好時機。請讓自己盡量舒服一點，閉上眼睛，想像硬塊逐漸消融，變得愈來愈小，最後消失無蹤。

子宮與子宮健康

你知道嗎？每個女人生來體內就帶有自己一輩子所能產生的卵子了。這些卵子深藏在嬌小身體的縫隙裡，耐心地等待我們長大成熟，我們的母親懷孕才不過三個月，我們還平安地待在子宮的完美環境中，這些卵子就已經在我們的卵巢裡形成了。基本上，當你的母親還在你外婆的肚子裡時，你就已經是她體內的一顆種子了，你這顆在她細胞裡的卵子，就這樣聆聽著外婆的心跳聲。

就像海環抱著大地，我們的身體也環抱著子宮。子宮是我們的核心，它所做的遠遠不只是產子——更孕育著我們體內的力量。宇宙的韻律、生命潮汐的漲退、大地與月亮的能量，都反映在子宮與我們身為女性的各種週期裡。

子宮按摩

多個世紀以來，中南美洲的治療師就會結合子宮按摩與矯正術來治療女性。我的好友蘿西塔・阿維戈在北美是子宮按摩的主要提倡者。阿維戈博士在自己居住的貝里斯學到這項技巧，並鑽研了三十多年，她發現這對女性的諸多健康問題有驚人的療效。她在許多自然健康大會上舉行子宮按摩的研討會，近年也開始為身體工作師與專業醫療從業人員提出訓練課程。

按摩子宮既能刺激、也能放鬆子宮肌肉，協助生殖系統恢復平衡。基於各種

精神矍鑠的愛黛兒・道森

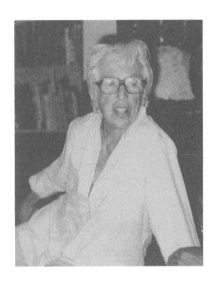

我在佛蒙特定居不久，便遇見了愛黛兒・道森（Adele Dawson）。第一年冬天，我冷得快撐不住，於是捫心自問為何我當藥草師好好的，卻要跑來住在一年有七個月冬天的地方。如果不是愛黛兒剛好來訪，從自家庭園帶來一些藥草，不然我早就打包回加州去了。望著這個如精靈般的嬌小女子在花園中遊走，對植物說話並聆聽植物回答的樣子，還有她眼中的火花，我意會到自己遇見了一個偉大的藥草界長者。她的精神在我身邊翩翩起舞，吸引我進入她的世界，自此消除了我對自己為何來佛蒙特的每一絲疑慮。

我很幸運，因為愛黛兒就住在隔壁，越過山丘就到了，烏鴉在那裡成群飛舞。她東一棟西一棟的農舍周圍是一片雜亂無章的庭園，一直蔓生到山腰。庭園四處蓬勃生長著藥草、野花、實用的小花小草，反映出主人自由自在的精神。

我持續驚異於愛黛兒的種種成就。我知道她是藥草師、傑出的園藝家和療癒師。但其他人則視她為藝術家、作家、政治行動人士，以及環遊世界的旅行家。說真的，我不知道世上有什麼愛黛兒不會隨時準備體驗的美好，她在每個圈子都有滿滿的故事可說，充滿歡聲笑語與政治觀察，對於她在漫長豐富人生中的諸多興趣，她有數不盡的洞見。

人們常問她：「愛黛兒，妳能那麼長壽的祕密是什麼？」也許他們希望聽到什麼神祕補藥或特殊飲食指南吧。他們所不知道的是，愛黛兒是節制大師。她不忌口，什麼都吃，但她也說：「凡事適可而止。」她喜愛自己的酊劑，她做的酊劑與其說是藥，不如說是甜利口酒。其中最著名的是「黃花蒿利口酒」。我帶學生去拜訪她時，她會在門邊迎接我們，給每人一小杯利口酒喝，她自己則是喝一大杯。她老是說，她的另一個長壽祕密很簡單：「你得小心選擇要誰來當你的父母。」

愛黛兒在新英格蘭是廣受歡迎的講師。後來我逐漸成為她的司機，載她去參加每場邀請她的大會與活動。有一次她獲邀在一場大會上演講，其他講者都有一長

串聽起來很專業的頭銜。愛黛兒小心翼翼地列出自己的頭銜是「愛黛兒・道森，NBEIE」。我問她那個縮寫代表什麼，她回說是：「天生的萬物專家」（Natural born expert in everything）。她說，我是唯一一個問她這問題的人。

　　無論愛黛兒教什麼，都能吸引一大群聽眾。她有一種驚人的風趣機智，引人笑聲不斷。她總是告訴其他年長女性：「只要他們覺得我們瘋了，我們就安全了。」她活到九十四歲的高齡，直到前幾年前才過世。死神來得如此悄無聲息，我相信她和別人一樣驚訝。她是在和朋友共進早餐時，在桌邊過世的。不過幾天前我才和她吃過飯，當時她還是一樣活力四射，精神抖擻。她是一個燦爛傑出的人類，長存在所有認識她的人心中。

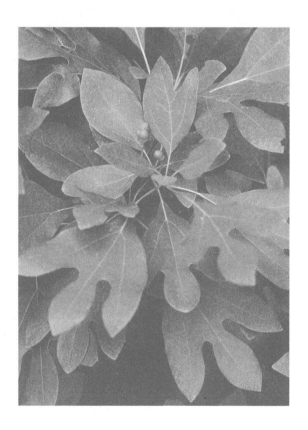

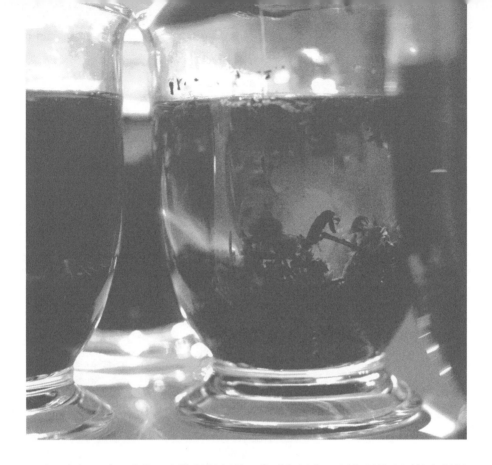

理由，包括生育、背傷、創傷性性經驗、舉重與用力，還有現代生活的各種慢性壓力效應，女性的子宮可能會因此下垂，從骨盆中錯位。子宮脫垂會導致血液循環不足、淋巴液流動不佳、以及骨盆腔充血。子宮按摩有助於調整子宮與肌肉。不少女性經過幾次按摩治療後，就體驗到了經期不規律、嚴重經前症候群、背痛等諸多毛病在症狀上的完全逆轉。就如阿維戈博士所說的：「這些馬雅子宮按摩術消除了婦女病的主要肇因，即子宮鬱血，進而預防症狀進一步發展為慢性疾病。」

你可以在家與伴侶一起進行子宮按摩，不過我仍建議你先請教有這方面訓練的人給你治療與指示。如果你想尋找所在地區有沒有人接受過子宮按摩訓練，或需要更多資訊，請聯繫阿維戈博士的北美組織：阿維戈技術中心（The Arvigo Technique，位於 care of Coletta Abergale, 43 Beacon Street, Northampton, MA 01062）。

🍁 子宮茶

這種簡單的茶飲能調理骨盆區，十分推薦飲用，以保護子宮健康。可以結合子宮按摩使用。

兩份蕁麻

兩份白橡樹皮

一份斗篷草

一份燕麥

一份覆盆子葉

綠薄荷或胡椒薄荷（可不用；增添風味用）

請依第 397 頁的指示泡成茶飲。每日飲用兩到三杯。

🍁 子宮與腹部搓揉油

要為子宮與骨盆區帶來溫暖與能量，請在按摩腹部時使用這種溫和、舒緩、芳香的油。

一杯椰子油

半杯可可脂

半杯芝麻籽油

一大匙蓖麻油

香草或薰衣草精油

1. 將上述的油加熱、待其完全融合，然後從爐子上移開，滴入精油增添香氣。

2. 用力搓揉雙手，直到出現熱度。想像你的手充滿了綻放光輝的療癒能量。感覺雙手溫暖刺麻，彷彿受自身的火焰點燃時，請將雙手覆在骨盆區上方，但不要碰到皮膚。讓手中那股暖和的療癒之火穿透你的子宮。想像那股療癒的光束橫掃子宮，去除了所有障礙、充血或痛苦的回憶。

3. 用手指取用大量的油，開始以畫圓的動作，從右至左輕輕按摩骨盆區，呈螺旋狀進入中央再離開。持續五到十分鐘。

暖薑熱敷

　　我們子宮周圍的部位，也就是位於骨盆腔中央的柔軟區域，應該要感覺暖和、滋潤、充滿活力，但我們卻經常感覺很寒冷或潮溼。這種「滯塞」可能是子宮脫垂、循環不良、食物過敏引起的充血，或是傷害與虐待造成的。在這類例子中，以暖薑熱敷有助於帶回子宮的溫暖與熱力。

　　要製作熱敷袋，請現磨生薑，並倒入四分之一杯左右的熱水，或以足量的熱水混合薑粉形成糊狀。將熱薑糊放進軟棉布中，摺疊數次。將這個熱敷袋直接放置在子宮區域，即骨盆骨上方與之間的那個柔軟的縫隙空間。拿厚毛巾蓋住熱敷袋，上頭再擺一個熱水袋或熱敷墊。舒服地躺著，閉上眼睛放鬆二十到三十分鐘。這同時也是享受礦泥作臉或放鬆眼浴的完美時機。

坐浴

　　雖然這種古早療法聽起來很折磨人，但坐浴是回復生殖系統健康與活力的絕佳方法，效力驚人。你可以把它當成某種滋補療法每月進行一次，或當成特定健康計畫的一部分而更頻繁進行。冷熱水交替能促使新鮮血液流到骨盆區，協助去除能量的窒礙與阻塞。坐浴能有效治療經期不規則、骨盆腔充血、不孕等，恢復骨盆腔部位的健康彈性。

　　步驟一：在浴缸裡擺兩個大水盆。一個裝很冷的水或冰水，一個裝熱藥草水（覆盆子水、康復力水、洋甘菊水是好選擇）。

　　步驟二：將臀部放進熱水盆。這裡的重點是水要熱，但不要熱到感覺渾身不舒服。請待在熱水裡五分鐘左右。然後迅速將臀部挪到冷水盆中。留在冷水裡三到四分鐘。

　　步驟三：繼續來回在熱水與冷水中交替，反覆四回以上。

凱格爾運動

　　凱格爾運動是加強骨盆區最重要的運動之一。恥骨尾骨肌（Pubococcygeus，又稱 PC muscle）是從尾骨延伸到骨盆骨的一條大肌肉，支撐著整個骨盆區。如果沒有定期運動，恥骨尾骨肌會像任何其他肌肉一樣變得虛弱無力，終至萎

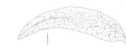

縮。恥骨尾骨肌缺乏肌肉張力會造成尿失禁、子宮脫垂、陰道失去敏感度、陰道乾澀等。定期運動恥骨尾骨肌，整個骨盆區也會變得較強健健康（你的性生活也會因此改善）。運動能將新鮮血液引入陰道組織，使陰道壁變得較厚而溼潤，支撐的肌肉也會變得較強健，帶來整體陰道健康的改善。

運動恥骨尾骨肌很有意思。恥骨尾骨肌會因為性交與排尿等必須收放的動作，而自然受到刺激。阿諾·凱格爾（Arnold Kegel）博士在一九四〇年開發凱格爾運動時，本來是要做為尿失禁的非手術另類療方，但對恥骨尾骨肌很有益，可以隨時隨地自行進行。請在開車、在商店外排隊、看電視、在電腦前工作時進行，沒人會察覺到你正在運動。

首先，請辨認出恥骨尾骨肌肉群在哪裡。這是你擠壓肛門時，或你中斷排尿時會感覺到的那條肌肉。一條健康的恥骨尾骨肌會如水龍頭般能迅速開關。要進行凱格爾運動，只要擠壓再釋放那條肌肉就可以了。要達到最佳效果，請一天進行一百次凱格爾式擠壓（費時十分鐘左右）。收縮速度可快慢交替。剛開始進行凱格爾運動時，你可以在一天中分成數次進行，早上做二十五次，下午五十次，晚上再做二十五次。就和任何形式的運動一樣，重要的是慢慢增加分量，並持之以恆。請找出要在一天中的何時，或在進行哪種活動時進行凱格爾運動，然後開始進行吧！努力是值得的。

健康的經期

月經週期可分成兩階段：濾泡期與黃體期。濾泡期的特徵是雌激素（卵巢分泌的激素）逐漸累積。雌激素影響著身體，也影響著情緒。它會刺激蛋白質合成與細胞分裂，肺部的肺活量與汗腺分泌量會在此時達到最高。濾泡期快結束時，雌激素量會達到巔峰，並開始排卵。

排卵後，黃體期就開始了。雌激素量會下降，黃體素量上升。在這個階段，體重會增加，腸道傳送時間會變慢或變遲緩。醛固酮激素的量會升高，有可能造成水腫。黃體期的生理過程會變得比濾泡期慢、重、溼。

整個週期會在陽與陰、身體的外向與內向運動中交替進行。雌激素的刺激、

外向作用，會被黃體素的壓抑、內向作用所平衡。

「陰」的經期問題，特徵是悶痛痙攣，無精打采、疲累的感覺。陰的失衡可能是外來傷風、受涼或眼前的壓力導致。在這類情況下，血液會聚集在身體內核保溫，因而往往導致骨盆區的血液循環阻塞。溫暖與施壓能舒緩症狀。常見的藥草療方會以發汗效果促進末梢循環，將血液從身體內核引開。冷熱交替的足浴也能改善血液循環，化解骨盆阻塞。

為避免「陰」面的經期問題，請穿暖一點，確保雙腳溫暖乾燥。此外，也務必確定飲食中沒有太多陰的食物，尤其是精緻糖、水果、生菜。要因應「陰」的毛病，建議你多吃蛋白質、穀物。豆類。

「陽」的經期失調，特徵則是焦躁不安、口渴、乳房腫脹或發痛、肚子痛並劇烈痙攣。熱與觸摸會令疼痛加劇。陽的失衡往往是飲食中蛋白質過多所致。要避免陽的經期病症，請多吃蔬菜、水果、生機飲食、全穀，少攝取動物性蛋白質。請務必攝取充足的鈣與鎂。請以涼性、清肝的藥草如西洋蒲公英根、牛蒡根、紅花苜蓿等，做為飲食的補充劑。

我要向艾倫‧葛林洛（Ellen Greenlaw）與巴瓦妮‧沃登（Bhavani Worden）這兩位藥草師同行表示諸多感謝，他們在我於自家開設的研究課程「藥草療法的科學與藝術」中，提供了大量月經週期的生理討論。艾倫多年前就讀過我的藥草學校，是出色的學生，後來成為專業藥草師，多年來都在一間女性健康共同組織工作。巴瓦妮是朋友也是藥草師，早年我在俄羅斯河工作時曾與她共事。她在一九八〇年代早期已因子宮癌過世，但身後留下了豐富的資料。她的

優先治療肝臟

很多類型的月經失調，主要問題是出在雌激素量與黃體素量失衡。失衡的原因很多，有時與嚴重的生理障礙有關。然而，這類失衡多數起因於體內並未將荷爾蒙適當地排出。在正常情況下，雌激素與黃體素會在肝臟分解，再送到腎臟當成廢物排出。如果肝臟功能不佳，就無法有效處理荷爾蒙，由此造成異常。荷爾蒙失衡大多能在維持肝臟正常運作的飲食下改變。以下治療月經異常的療程便反映著這種概念。

多本小書早已絕版，但仍是我的資料與靈感來源。

月經疼痛或痙攣（經痛）

月經來潮約十天前，血中的鈣量會開始下降，到經期前三天左右仍會持續下降。血鈣不足是多數經痛症狀的主因：肌肉痙攣、頭痛、水腫、疼痛、憂鬱、失眠等。

以下是預防與舒緩經痛的一些建議。如果你勤於遵循計畫，在三、四個月亮週期內，應該就會開始感覺到經痛症狀大幅改善。

預防經痛

要預防經痛發生：

● 請在月經來潮的十天前增加你的鈣攝取量。請見第 215 頁的高鈣食物與藥草表，將這類食物與藥草納入你的飲食中。

● 以下列這類滋補配方來加強肝臟健康。

✿ 經期專用強肝配方

如果你想將這個配方做成茶飲，可能會希望加一撮甜菊來改善風味。

兩份牛蒡根

兩份西洋蒲公英根

兩份檫木（增添風味用）

一份貞潔樹果

一份光果甘草根

四分之一份薑

要製作茶飲，請依第 397 頁的指示，以一茶匙藥草兌一杯水的比例，煎煮藥草五到十分鐘。每日喝三到四杯。

要製作酊劑，請見第 401 頁的指示。每日飲用兩到三次、每次半茶匙到一茶匙。

🍁 經期專用高鈣茶

以下的高鈣茶是特別為預防經痛而設計。普列薄荷葉的通經效果極佳，能紓解子宮充血，促進行經順暢。覆盆子能為生殖系統提供絕佳的滋補，胡椒薄荷則能使茶清新好喝。我還喜歡加一把有機玫瑰花瓣來增添風味與美感。

兩份蕁麻

兩份燕麥稈

兩份普列薄荷葉

一份馬尾草

一份胡椒薄荷

一份覆盆子葉

混合上述材料。依第 397 頁的指示，以一茶匙藥草兌一杯水的比例，浸泡十五至二十分鐘。從月經來潮的十天前起，每日飲用三到四杯。

注意：請勿內服普列薄荷油，其毒性很高。

舒緩經痛

如果你受經痛所苦，請試試以下配方：

- 不碰冷食，因為冷食會使經痛加劇。
- 以暖薑熱敷袋（見第 232 頁）或熱敷墊熱敷骨盆區。
- 每幾分鐘就喝一下解經痛配方茶或酊劑，直到經痛解除。

🍁 解經痛配方

一份莢蒾皮

一份普列薄荷葉

一份西洋蓍草

胡椒薄荷（可不用；增添風味用）

若要泡成茶，請見第 397 頁的指示將莢蒾皮泡成茶。從爐子上移開後，再加

入普列薄荷、西洋蓍草、胡椒薄荷。加蓋後浸泡十五到二十分鐘，然後濾出藥草。每十五分鐘喝四分之一到半杯茶，直到經痛緩解。

若要做成酊劑，請見第 401 頁的指示。每小時飲用半茶匙到一茶匙，直到經痛緩解。

經血過多

如果有經血過多的情形，請把重點放在鞏固並加強肝臟與內分泌系統上，尤其是甲狀腺，這點很重要，因為甲狀腺往往與經血過多有關。然而，也不要期待頭一兩個月就會有戲劇性的變化。請給身體緩慢、穩定進展的機會，結果將會十分持久。

以下配方已協助許多女性改善了經血過多的情形。

● **海藻**。請將海藻納入你的日常飲食中。海藻含有的微量礦物質、維生素、鈣豐富得不可思議，十分推薦給內分泌腺失衡，尤其是有甲狀腺問題的人食用。你可以服用海藻膠囊，但更好的選擇是將海藻納入三餐中。如果你沒那麼排斥海藻的味道，可試試味道十分清淡的羊栖菜。紅藻也很好。請試著混入穀類、湯、砂鍋、沙拉中食用。

● **鐵**。如果你經血過多，會失去很多鐵質。請每日飲用鐵元草本液（天然食品店多半買得到）或藥草補鐵糖漿（見第 214 頁的配方）。

● **生殖系統強健茶**。要調理、加強、改善生殖器官的整體健康，請每日飲用生殖系統強健茶。

❦ 女性生殖系統強健茶

這種茶對肝臟與生殖器官都有強力的滋補效果。要增添風味，可試試加入檫木、樺樹皮、橙皮。

三份光果甘草根

一份牛蒡根

一份貞潔樹果

一份西洋蒲公英根

半份肉桂

半份薑根

依第 397 頁的指示煎煮成茶。每日飲用三到四杯，至少持續四個月。

❋ 平衡綜合茶

從月初到月末都應該飲用這種綜合茶，以打造平衡的荷爾蒙系統。

兩份貞潔樹果粉

兩份西洋蒲公英根粉

一份當歸粉

一份水飛薊籽粉

一份皺葉酸模根粉

混合上述藥草粉，裝入 00 號尺寸的膠囊中。以六天服用、兩天休息的週期，每日服用三次，每次兩顆膠囊，持續六個月。月經來時請停止服用。

酵母菌與非特異性陰道感染

陰道是細菌的理想培養皿。溫暖、潮溼、味甜，是許多類細菌活躍的場所。這些細菌大多彼此保持共生關係，是維持陰道區域整體健康的要件。有些細菌能協助保持陰道的正常酸性狀態（pH 值 4.0-5.0 左右），控制真菌、酵母菌與其他有害微生物的生長。然而，當陰道的 pH 值發生輕微變化時，一或多種細菌的生長就會失控，迅速繁殖並產生大量的代謝廢物，導致陰道膜發炎與刺激。

抗生素與磺胺劑是陰道感染的常見療法，不過它們雖然能有效殺死造成感染的細菌，也會連帶殺死所有其他細菌。事實上，長遠來看，它們反而會讓事情每況愈下。感染的症狀可能會消失幾週，但造成失衡的問題根源仍未矯正，所以造成感染的細菌往往又會開始生長，只是這下會長得更快，因為抗生素殺光了本來抑制與平衡系統的其他細菌。於是感染與抗生素治療的週期持續下去，

讓你的身體變得疲憊不堪，心裡也焦躁不耐。

辨認酵母菌感染

引起酵母菌感染的原因五花八門，最常見的是情緒壓力、身體衰弱、飲食不佳、荷爾蒙變化（如停經或懷孕期間的荷爾蒙變化）、陰道刺激、過度清潔、避孕藥、荷爾蒙藥、性交壓力、抗生素、磺胺劑與其他藥物等。

酵母菌感染的常見症狀為：

- 癢、刺激、聞起來像烘焙酵母的白色濃稠分泌物。
- 外陰部發炎變紅，有時出現疹子或瘡。
- 陰道黏膜發炎變紅，有時分泌物偏多，可用鴨嘴器檢查。

治療陰道感染

要成功治療酵母菌或其他陰道感染，唯一的方法是對症下藥。在整體療法中，其主要考量是重建正常的陰道菌群，回復 pH 環境，由內而外促進痊癒。

在「治癒」酵母菌與陰道感染上，自然療法的成功率就和藥物療法一樣高，甚至更高。然而，整體療法需要你投入更多心力。喝藥草茶、沖洗、吞自製藥丸、飲食清淡營養等，較一天服用三次處方藥還複雜，但考慮到後果，這樣的付出還是值得的。

保持乾爽

潮溼的環境容易滋生酵母菌，所以保持外陰部乾爽很重要。請穿棉質內褲，並少穿褲襪。褲襪讓外陰部無法「呼吸」，會進一步刺激並使酵母菌感染部位

給伴侶的注意事項

你有酵母菌或其他陰道感染的情形時，請避免性交。性活動會刺激已發炎的組織，將造成感染的微生物往上逼進子宮與輸卵管。此外，伴侶之間也很容易來回感染。如果你正在與陰道感染搏鬥，請伴侶一起進行療程很重要。

發炎。洗完澡後，請用吹風機的涼風吹乾陰部。要使陰部更加乾爽，請把下方的陰道粉當成藥用爽身粉使用。

❦ 陰道粉

一分細白礦泥

半份玉米澱粉

兩大匙黑胡桃殼粉

兩大匙沒藥粉

一大匙金印草粉（有機栽種）

一兩滴茶樹精油（可不用）

以手動攪拌器攪勻上述材料後，以勺子舀一些到搖搖罐裡以便使用。其他的貯放在密封玻璃罐。

飲食療法

僅是照顧飲食，往往就足以治癒酵母菌感染。重點應放在三餐要清淡、健康上，才能療癒身體，協助恢復陰道正常的弱酸 pH 值。

三餐應多吃糙米、小米、蕎麥等全穀類；味噌湯、蔬菜雞湯等補身湯；蒸蔬菜，尤其是深綠色葉菜類。少吃紅肉。請多吃檸檬與葡萄柚，但要避開柳橙等甜柑橘類。蔓越莓與不加糖的蔓越莓汁，也十分推薦。

優格與乳酸菌能協助修復健康陰道的正常菌群，在戰勝酵母菌感染的飲食計畫中是重要成分。如果你對乳製品過敏，可改用羊乳優格與非乳製的乳酸菌。

將一茶匙蘋果醋與一茶匙蜂蜜倒入四分之一杯溫水中，每餐飲用。這種古早的滋補飲料有助於恢復身體的酸鹼平衡。

在酵母菌感染期間，請不要碰酒精和甜食（你的蜂蜜加蘋果醋除外）。你要烤麵包，希望麵團發酵時會怎麼做？你會把酵母倒進溫水裡，加一點糖或蜂蜜。同樣地，吃含糖食物也會加劇酵母菌感染，因此只要戒掉所有甜食，再猖獗的酵母菌感染也會完全康復。

🌿 抗酵母菌茶

這種茶滿苦的，所以可以混入一點蔓越莓汁飲用。

兩份毛蕊花

兩份覆盆子葉

兩份鼠尾草

四分之一份金印草（有機栽種）

混合上述成分。每九百五十毫升的冷水加入四到六大匙的茶料，蓋上蓋子煮到接近沸點。然後立刻從爐子上移開，再多浸泡二十分鐘。濾出藥草。每日在三餐之間飲用三杯，或在三餐飯前三十分鐘喝一杯。

🌿 抗酵母菌膠囊

這個配方含有強力抗真菌、抗酵母菌的多種藥草。

一份黑胡桃殼粉

一份木餾油灌木

一份紫錐菊根粉

一份金印草根粉（有機栽種）

一份藥蜀葵根

一份風鈴木粉

充分攪勻上述藥草粉，裝進 00 號大小的膠囊。每日三次、一次服用兩顆膠囊，連續五天，然後休息兩天。持續上述週期四個禮拜，或直到症狀緩解。

大蒜塞劑

大蒜塞劑製作迅速，使用方便，對滴蟲病這種較難纏的酵母菌感染特別有效。請依以下的簡單步驟來做。

步驟一：仔細剝掉一瓣大蒜的皮。大多數人會劃開或搗碎大蒜取油，但如果陰道組織特別敏感，還是小心別這麼做為妙。

步驟二：將大蒜（不論有沒有劃開）放在一片薄紗布中央。摺疊紗布將大蒜包起來，四角往內摺，留下一條尾巴。看起來會略像一個有尾巴的自製棉塞。

步驟三：將大蒜塞劑塞進陰道。可以抹一點油在塞劑頂端，以利塞入。

每三到五個小時取出舊塞劑、塞入新塞劑。持續三到五天，或直到感染症狀消除。

沖洗

每幾天就以下方的抗酵母菌沖洗液沖洗一遍，十分有助於清除陰道感染。如果感染情況嚴重，請每天沖洗。

🌿 抗酵母菌沖洗液

九百五十毫升水

十五克抗酵母菌茶料（見前述的酵母菌茶配方）

兩大匙蘋果醋

一大匙活乳酸菌或四分之一杯優格

一小滴茶樹精油

1. 把水煮沸。從爐子上移開後，攪入茶料，浸泡一小時。然後濾出藥草。
2. 加入其餘材料並充分攪拌。稍微放涼（應該要溫溫的，但不要太熱）。
3. 將藥草水倒進沖洗袋，以此輕輕沖洗陰部。

健康停經

女性自萬古以來就在體驗更年期，但令我訝異的是，我們的時代竟往往將停經當成一種醫療情況、一種需要醫療介入的異常。停經是一種身體狀態，不是疾病。醫療介入應該是例外，不是常規。

女性接近停經時，會體驗到荷爾蒙的變化，有時會持續數年。這種變化從月經停止、進入更年期的前幾年就開始出現。卵巢停止每日排卵，分泌的雌激素

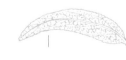

量也變少。同時，黃體素這種荷爾蒙的分泌也變少了，本來每個月分泌黃體素是為了刺激子宮內膜為受精卵做好準備。因此，停經使女性必須適應諸多生理變化。我們上一次體驗到這種劇烈的荷爾蒙變化是在青春期——你還記得自己當時有多手忙腳亂吧！

停經症狀多半與腎上腺疲勞的症狀類似：神經失調、嚴重憂鬱、煩躁、疲累、心情莫名起伏不定等。停經後，腎上腺會接管卵巢的生物功能，產生少量雌激素，並持續到我們七十歲左右。但由於壓力與飲食習慣不佳，許多女性的腎上腺在達到停經年紀時就已早衰。疲累又虛脫的腎上腺無法發揮其最佳性能，由此造成腎上腺疲勞——以及／或更年期症狀。

女性大多是在四十到五十五歲間停經，她們會體驗到某種可察覺的變化，持續六個月到兩年。有些停經徵兆可歸諸此時期發生的激烈變化。然而，一般而言，生理健康與態度是決定我們健康與否的主要因素，造就了我們適應這類變化的能力。許多令人不適的停經相關徵兆都反映出我們並未「優雅地」老去，而其直接原因在於飲食習慣不佳、生活壓力、缺乏運動。這個年紀的男性也會出現許多相同症狀。（是的，男性其實也會歷經男性更年期；只要去問與四十歲以上男性共同生活過的女性就知道了！）男女皆然，這類症狀往往能以良好的營養、運動、改變生活型態等來導正。

更年期的六大基本補充劑

次頁表建議的食物能提供更年期所特別需要的維生素與礦物質。請準備一張食物檢查清單，看看自己的日常飲食包含了多少這類食物。如果有所匱乏，你可能應開始將它們納入日常飲食。

聚焦於腎上腺

腎上腺疲勞對加劇停經症狀可能具有重要作用。要盡量減少心情起伏與憂鬱，請致力於加強整個內分泌系統，尤其是腎上腺。以下的配方能加強腎上腺健康。

更年期的基本補充劑

補充劑	益處與最佳食物來源
鈣	益處：協助預防骨質疏鬆與其他骨頭問題，還有熱潮紅。 來源：杏仁、莧菜、繁縷、康復力、西洋蒲公英葉、深綠色葉菜（青花菜、甜菜菜、羽衣甘藍、芥菜、菠菜、青蘿蔔）、高鈣茶（請見第65頁）、馬尾草、蕁麻、燕麥稈、海藻（羊栖菜、荒布、裙帶菜）、芝麻籽與芝麻產品、西洋菜、優格與其他發酵乳產品。
當歸	益處：這是對女性系統十分有益的藥草，幾乎每種婦科疾病都會以當歸治療，滋補子宮、調節荷爾蒙的效果很強。有益循環系統，也富含礦物質，尤其是鐵。 來源：每日食用兩、三次、每次〇‧三公分長的當歸，或飲用四分之一茶匙的酊劑。
人參	益處：這是絕佳的滋補藥草，能緩慢且穩定地鞏固你的生命力；對長期匱乏與失衡很有效。能穩定產生接地氣、平衡良好的能量流，並協助去除情緒起伏與憂鬱。 來源：每日食用〇‧三公分的人參根，或每日服用兩次、每次四分之一茶匙的酊劑。
鐵	益處：維持良好健康與高能量的基本要件，能讓血液富含氧。鐵攝取不足會導致筋疲力盡、疲勞、壓力。 來源：紫花苜蓿、杏、甜菜與甜菜葉、黑糖蜜、麩、穀粒（尤其是燕麥）、康復力、蛋、鐵元草本液（大多數天然食品店都買得到）、藥草補鐵糖漿（見第214頁）、馬尾草、蕁麻、巴西利、葡萄乾、海藻、菠菜、葵花籽、豆腐、西洋菜、小麥胚芽、全穀類、皺葉酸模根。
螺旋藻	益處：就重量而言，螺旋藻的五〇至七〇％是蛋白質，另含有高濃度的維生素B群（協助加強神經系統）與γ-次亞麻油酸（協助防骨質疏鬆、關節炎等退化性疾病）。 來源：每日攝取一到兩大匙的粉或六片。
維生素E	益處：對生殖系統絕佳的營養素，也是熱潮紅、肌肉痙攣、陰道乾澀的專用療方。 來源：全穀類、冷壓油、深綠色葉菜、蜂花粉和某些堅果。停經時往往會建議你服用維生素E補充劑，建議劑量是每日四百到六百I.U.。請注意：有糖尿病、風濕性心臟病、高血壓的人要先諮詢醫師，否則每日不應攝取超過五〇I.U.。

🌿 腎上腺滋補茶

三份檫木

一份薑

一份光果甘草

一份野生山藥

半份貞潔樹果

半份肉桂

四分之一份當歸

八分之一份橙皮

請依第 397 頁的指示煎煮成茶。每日飲用三杯。

🌿 腎上腺滋補膠囊

兩份海帶

兩份光果甘草

一份黑升麻

一份薑

一份人參

半份當歸

請將藥草磨成粉，裝進 00 號大小的膠囊內。每日服用兩到三顆膠囊。

熱潮紅

約有四分之三的停經女性會出現熱潮紅現象。每個女性的熱潮紅經驗都不同，可能會來得出其不意，或像時鐘一樣定時出現；熱潮紅有可能閃現一兩秒鐘，或持續好幾分鐘。

人參與鼠尾草是因應熱潮紅的絕佳藥草。人參能讓身體對冷熱的反應正常化；請依第 244 頁的表格指示服用。鼠尾草是一種陽性或接地氣的藥草，許多

女性都認為它有助於緩解熱潮紅。請每日喝幾杯鼠尾草茶看看。此外，也試試以下的草本配方。

🌿 解熱茶

兩份黑升麻

兩份歐益母草

兩份鼠尾草

一份藍花馬鞭草

一份貞潔樹果

薄荷（調味用）

混合上述藥草，依第 397 頁的指示泡成茶飲。請以一杯水兌一茶匙的比例，讓茶浸泡三十分鐘。然後濾出藥草。只要需要就喝四分之一杯，一天喝三杯左右。

如果茶味對你來說太強烈，請磨成粉裝進 00 號大小的膠囊。每日服用三或四次、每次一或兩顆膠囊。

🌿 解熱潮紅酊劑

兩份黑升麻

一份人參

一份光果甘草

一份野生山藥

請依第 401 頁的指示製作酊劑。將四分之一茶匙的酊劑溶於溫水或茶中，一天飲用三次，或需要時就多喝。

陰道壁變薄（萎縮性陰道炎）

陰道黏膜變薄，加上陰道壁彈性變弱，導致許多女性在停經期感覺乾澀不舒

服。這種陰道內膜變薄的情形又稱為萎縮性陰道炎，是因為雌激素分泌減少而造成的。雌激素減少未必總是會造成問題，但如果陰道內膜發炎，變得乾燥或粗糙，就可能疼痛。雌激素陰道乳膏與雌激素藥丸是對抗療法因應此問題的常見療方，但這類產品有嚴重的健康風險，應只在需要時小心使用。

萎縮性陰道炎的天然療法包括：

●**維生素** E。每日服用兩百到四百 I. U.。性交前也可以使用維生素 E 膠囊中的凝膠來潤滑陰道。

●**藥草膏**。康復力加蘆薈，或金盞花、康復力加聖約翰草的自製或市售藥膏，塗抹於外陰部內側非常有效。

●**水**。水攝取得愈多，也愈能帶來潤滑效果。請每日飲用兩千八百到三千八百毫升的水。

●**蘆薈－滑榆膏**。要舒緩並潤滑發炎、乾澀的陰部，請將足量的滑榆粉與蘆薈凝膠混合成濃稠膏狀。塗抹一些在陰唇上，並向上抹進陰道。感覺會很清涼，有舒緩效果。這種糊也能做為性交前的有效陰道潤滑劑。

●**凱格爾運動**。運動恥骨尾骨肌（見第 232 頁的指示）能加強並調理陰部。凱格爾運動也能刺激血液循環，促進鮮血流到陰部，協助保持其潮溼。

骨質疏鬆症

骨質疏鬆症這種嚴重的退化性疾病，影響著四分之一的美國女性，其特徵是骨質密度逐漸流失，可能導致骨骼變形與骨折，尤其是髖部骨折。由於停經後的荷爾蒙變化、飲食改變，一般又缺乏運動，所以女性比男性更常見這種情形。雖然骨質疏鬆症在年長女性身上較多見，但其實骨質從三十歲早中期就開始流失了。

與以往的報告相反，雌激素的合成來源（雌激素替代療法）並不會大幅增加骨質密度。大自然的解答——健康的飲食、充分的運動，並從藥草與天然補充劑中尋找高濃度的營養——仍是我們強健骨質的最佳選項。

鈣的問題

鈣歷來都被視為是骨骼健康的基本要素。在北美，我們以乳製品為攝取鈣的

主要來源。美國乳業協會（The American Dairy Council）建議我們一天喝四杯牛奶，以確保獲得足夠的鈣。我們是世上唯一一個喝那麼多牛奶的國家，卻也是骨質疏鬆症罹患率最高的國家。這是怎麼回事？

磷能促進身體對鈣的吸收；鈣磷比二比一的食物，最能促進鈣質的吸收。牛奶的鈣磷比是一比一，因此攝取鈣的最佳來源反而是鈣磷比通常為二比一的深綠色葉菜、某些堅果與果仁、海藻等。可惜的是，美國人的典型飲食中通常缺乏這類食物。

雖然鈣是骨骼健康的基本要素，但缺鈣本身並不會造成骨質疏鬆症。即使在鈣攝取量很低的國家，骨質疏鬆症的比率也比不上美國。我相信骨質疏鬆症在這個國家如此盛行，有一部分是因為典型的西式飲食是高蛋白質、高脂肪的飲食。生物化學家很早就知道，高蛋白質的飲食會導致骨骼中的鈣流失。醫學界大多忽略這項資訊。促使許多美國孩童的骨骼快速發育的高蛋白質，也會造成骨骼結構脆弱多孔。如果飲食中的其他部分支撐不了骨骼的快速生長，那骨質就永遠無法變得密實，而導致晚年骨質流失。

運動的關聯

缺乏適量運動，可能是造成骨質疏鬆的頭號肇因。我們已經成為一個人人久坐不動的社會。我們渴望以優雅的動作跑跳、舞動的骨骼，飽受這個時代的拘束。我們被自己身上的衣服、腳下的鞋、手上的工作束縛。由於沒有讓身體從事它所渴望的運動，骨骼於是變得僵硬易碎。

運動經證實不僅能預防骨質疏鬆，還能減輕骨質疏鬆症的症狀。近年的一份報告顯示，停經女性如果每天花一小時積極運動，一年下來，其骨中的鈣量會增加三分之一。運動能確保骨質密度充足，並改善血液循環。把鈣留在它應歸屬的地方，也就是骨骼中，是確定最能保住鈣質不流失的方法之一，也是更年期荷爾蒙與代謝變化的最佳解藥。

預防與逆轉骨質疏鬆症

雖然醫療機構一般認為骨質疏鬆症是不可逆轉的，但加州塞瓦斯托波爾市的李約翰（John Lee）博士則不做如是想。他以自己進行家庭醫療的一百名骨質

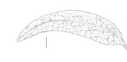

疏鬆程度不一的女性為對象進行研究。低蛋白質與低脂飲食、運動、維生素與礦物質補充劑、低劑量雌激素、黃體素穿皮貼片的結合，逆轉了每位女性身上的骨質疏鬆症狀。

骨質疏鬆症主要是一種現代社會疾病。缺乏運動、高蛋白質與高脂肪的飲食、過度以乳製品為攝取鈣的主要來源、柑橘類的大量食用、荷爾蒙失衡等，在在是骨質疏鬆症的助因。要避免罹患骨質疏鬆症的人口擴大，就必須在文化與個人生活方式上做出改變。

● **乳類。**減少食用乳類，不要太仰賴乳製品來攝取鈣。

● **飲食。**請吃低蛋白質、低脂肪的飲食。要多吃深綠色葉菜、堅果、果仁（尤其是芝麻籽）、豆製品、海藻等，少吃會使身體耗盡鈣的食物，包括咖啡、軟性飲料、鹽、糖等。

● **運動。**找出自己喜歡的運動習慣，並持之以恆。舉重等加強氣力的運動，對增強骨質密度最有效。然而，任何類型的運動其實都有益，瑜伽、走路等低強度運動亦然。要記得，運動確實是最能延緩骨質疏鬆症惡化的方法。

● **鈣補充劑。**雖然鈣補充劑無法預防，也矯正不了骨質疏鬆，但可以給你多一層保護來抵抗骨質疏鬆症。建議容易罹患骨質疏鬆症的女性每日服用含有一千至一千五百毫克的高品質生物螯合補充劑（如 Rainbow Light 出品的補充劑，在大多數健康食品專賣店買得到）。

● **腎上腺平衡。**荷爾蒙失衡絕對是造成骨質疏鬆的原因之一。因此，滋補並鞏固內分泌系統與肝臟至關緊要。請將第 245 頁的腎上腺滋補茶納入你的日常補給習慣。

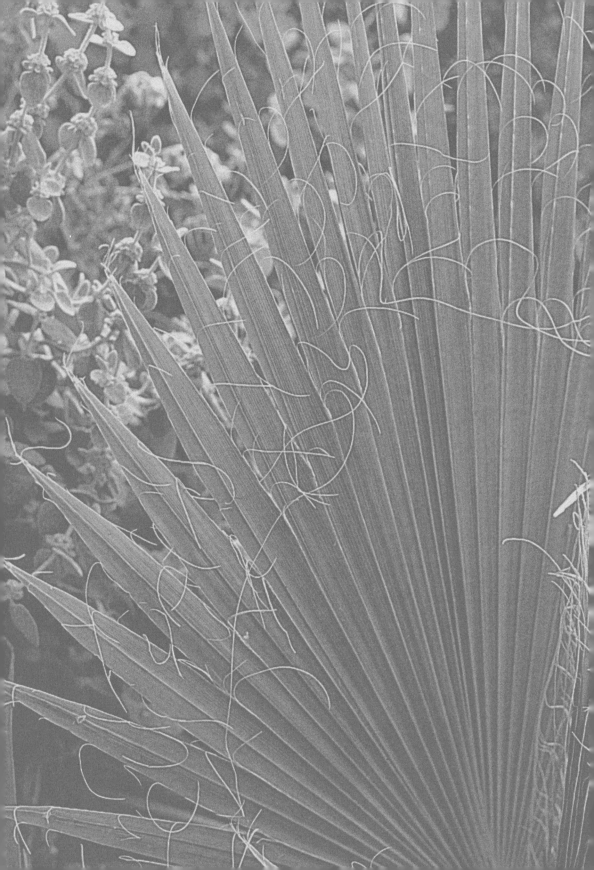

第8章　**男性療方**

For Men

　　我名為「女性健康」的藏書，已經書滿為患到一本本往上堆成了書塔。談論女性專用藥草、女性健康、婦女疾病治療的著作，過去幾年來大量出版。這些書籍由關心這個領域的男性與女性醫師執筆，許多主題都寫得很精闢。他們多半聚焦於女性健康議題，為讀者提供了豐富多樣的觀點與資訊。

　　不幸的是，男性健康領域卻不是這麼回事。相關的文章與著作很少，流通的資訊更是少得可憐。在我的書庫中，談及男性健康的著作付之闕如，僅有詹姆斯・格林（James Green）勇於執筆出版的經典著作《男性專用藥草：男性與男孩的保健》（*The Male Herbal: Health Care for Men & Boys*，暫譯）。這本一九九一年出版的書之所以別開生面，不僅因為它是談論那個主題的第一本書，也因為它呈現出了格林具革命性、獨一無二的男性健康觀點。

　　那麼，為何談論以天然療法促進男性健康的資料如此之少？為何沒有林林總總的方法與觀點可供參考？難道男性都不關心自己的健康嗎？他們不會生病嗎？他們可能會告訴你，自己不會生病，但美國的男性健康統計顯示卻不是這麼回事。有四成性活躍的男性有不孕問題；威而鋼（Viagra）上市的第一年，醫師就為陽痿開了上百萬次的威而鋼處方。心臟病是美國男性的頭號殺手，高血壓十分猖獗。六十歲以上的男性中，七成以上有需要某種醫療介入的攝護腺問題，男性的平均壽命也始終比女性少八年。

　　上述數據呈現的，可不是美國男性的健康圖像。資訊嚴重匱乏，出版著作稀少，男性也絕少談論自己的需要，甚至絕口不提。可惜的是，整體療法也很少觸及男性的健康問題或健康維護課題（增肌的合成代謝蛋白質粉除外）。這樣的情況有問題。

男性適用的藥草療法

我一九七二年在加州索諾馬縣開藥草鋪時，顧客大多是女性。她們來買自己和孩子用的藥草，有時也為伴侶購買。我還記得有位男性偶爾也會鼓起勇氣踏入店裡。他通常會等到店裡沒有其他顧客時，才轉啊轉地慢慢走到櫃檯前，開始天南地北地聊，但就是不提帶他來此的特定問題。我會靜靜地設法讓他打開話匣子，談他的攝護腺、疱疹或不舉的問題，甚至傷心事。有時問題很簡單，不過是傷風或被毒橡木割到大起疹子，但他仍遲遲不願開口求助。

年輕時，我認為男性不願提起自身的健康問題，是因為我是女性。當時我還未發現，其實男性彼此之間也很少談論這類話題。我也和很多人一樣，誤以為男性的生理功能不若女性複雜。畢竟他們哪有乳房、子宮、生育的能力？現在我發現這種觀點褊狹得可笑，我要為此致歉，因為我發現男性系統不僅複雜、驚人，也有週期性。

那是「男人的事」

我們終究要承認，男性的身體與女性一樣複雜，男性對健康也有很多疑慮——只是處理方式不同。女性會談自己的問題，尋求協助，她們會向其他女性求教。女性會花許多時間討論彼此的感受、欲望與夢想、健康，還有男人。這些不是男人圈裡的常見話題，工作、運動、女人往往才是話題。生病被認為「沒有男子氣概」，表達感情又更是娘娘腔，這是一種「硬撐下去」的心態。

我的前夫卡爾喜歡提他大學時踢的一場激動人心的足球賽。他是四分衛，拿到球後衝向底線區，但被大力擒抱在地，肩膀因此受了重傷。儘管脫了臼的肩膀疼痛難當，但當時他仍踢完了整場球賽。隊友們都很佩服他如此強悍，直到多年後的今日，他仍會既驕傲又心虛地提到這往事，因為他的肩膀仍帶給他很多疼痛。對我而言，這個故事顯示我們是如何要求男性要不計後果先完成任務再說——而身體往往要為此付出很高的代價，感受也是。我們因此佩服他們，他們也引以自豪。

女性和男性同樣助長了這種對男人的態度，我們很常這麼做，只是不願意承

男性健康的藥草課

　　我在自家「賢山」（Sage Mountain）開設的初級課程時，每每會花幾天討論男女生殖系統的藥草療法。坦白說，我們通常會以兩個全天課來討論女性健康，但談到男性健康時，最多只花半天時間。這是歧視嗎？我們可以論道，那是因為來上課的女性較多，尋求藥草保健的人也是以女性居多。直到我寫作的此時，情況依舊如此。

　　與其教導工作坊學員如何促進男性健康，我會花時間分享最常用來改善男性健康問題的藥草資訊，並強調男性的某些重大健康問題，然後邀請所有來上課的男性參加小組討論，請女性去詢問他關於其健康與治療的問題。

　　早年開這堂課時，女性會提出問題，但男性還未開口回答，另一個女性就搶著回答了。討論總是很活躍——但通常是女性七嘴八舌地討論。男性如果有機會插話，通常會加一兩句評論，但大致上還是只禮貌地聆聽。到頭來，我們學到的永遠不比我們已經知道的多多少，且還是不清楚男性的觀點究竟為何。

　　以這種失敗的方式試過幾次後，我們改變規則。我們仍會請女性提出問題，但會要求她們不准回答，也不能提出自己的觀點。參與討論的男性則努力回答關於健康、溝通、安全、治療的敏感、深入的問題，我從聆聽這些男性的真心回應中，深入認識了更多男性健康的問題。

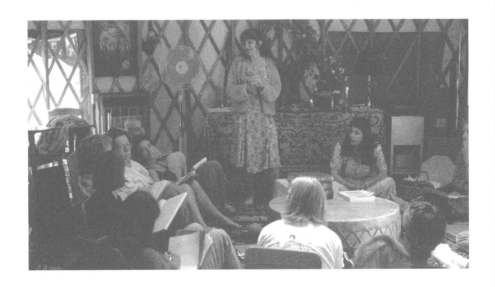

認。犧牲身體健康把球帶到草地的另一端，顯然是一件蠢事，就像我們很容易對戰爭的荒謬與恐怖表示憤慨。而這類態度轉譯為無論如何「婦幼優先」時，究竟誰能從中獲得好處？

男人都上哪兒去了？

我們常說現代醫學，即今日我們如此熟悉的西方對抗療法模式，是一種英雄主義的醫療系統，是在緊急情況下的首選醫療模式，提供發生事故與威脅生命的情況時所需的「切開再縫合」醫療。治療者往往是英雄。對抗療法能提出迅速解決問題與危機的介入手法，但並不支持人的自然療癒過程，也不鼓勵預防性健康照護。

這能協助我們解釋藥草醫學為何很少提到男性健康，又或藥草療法為何似乎是女性天下的原因嗎？藥草療法所著重的自我照護與預防醫學，是否牴觸了西方社會要男性「挺過去」、「完成任務比什麼都重要」的態度？男性在「治療者是英雄」的對抗療法系統中工作是否比較自在，因為我們期待他們個個都必須是英雄？作家詹姆斯・格林認為，「今日的西方、技術、危機醫學，是男性一手塑造的民間傳統。」

打造完美的平衡

對抗醫學與藥草醫學能相輔相成，為今日兩性都會面對的諸多健康問題形成完美的平衡。男性才正要發現，女性多年來運用的藥草保健方法，對他們也能發揮同樣的潛能。鋸葉棕櫚、聖約翰草、蕁麻、人參等正逐漸化為男性保健產品，不是做為危機類藥物，而是做為預防性藥物。也許男性設法探索自身的健康與療法時，將不再那麼需要危機介入，因為他們會聚焦於預防與整體健康。也許屆時我們就能發現更多男性藥草健康的資訊，也許我們會看見男性藥草師的暴增。

分享不同觀點

我想感謝讀者耐心接受下列我對男性健康提出的、顯然為女性的觀點。我希

望提供洞見與平衡，但我必須承認，我覺得自己也有點像我課堂上七嘴八舌談男性健康的女性，雖然詢問了男性他們的想法為何，卻又自顧自地提出一己觀點與意見。

因此，我希望本章能提供獨特而有價值的觀點。我想談論的主題，是我從生活中深入認識的男性、男顧客、同行藥草師、我自身內在的男性那裡獲得的。但我在本章僅是客串，所以如果有笨口拙舌，不盡然知道哪種療方才適當的時候，請諸位寬恕。我想男女之間存在著某種默契，我們都知道彼此正進入新領域，設法探索著讓彼此感覺良好的方法，以創造出更健康的理解基礎。

專屬於男性的活力配方

要維持良好健康並不是一件複雜的事。維持良好健康並不意味著從不生病、疲倦、疼痛或憂鬱，而是意味著你大多數時候都很健壯；你的身體充滿活力，精神高昂。借用傑出歌手泰基・馬哈（Taj Mahal）的歌詞來說：「你醒來後，早晨微笑著回應你。」維持良好健康，需要良好的日常習慣與特定做法。預防而非治療問題，是活得長久、活出品質的關鍵。

以下是我最喜愛的一些滋補強身配方。它們效力強、能賦予人活力，且十分可口。大多數配方若每日服用，效果最佳，但每一種都能當成有療效的配方，可以納入你的健康計畫中。以下提供的配方都可嘗試看看，但不須一板一眼。請拿出創意把玩這些配方；你可以為自己更改配方與風味。多實驗，或許能讓配方更上一層樓！

❀ 雄風與生育力糖漿

這種配方以增加男性雄風著稱，有助於促進生育力（若不孕非出自結構原因）。這是一種滋補強身配方，必須使用三到六個月才會見效。

一根人參根
六十克巴西棪棪木
三十克南非醉茄

十五克鋸葉棕櫚漿果

十五克野生山藥根

一千九百毫升水

三十克燕麥（奶綠麥尖）

十五克覆盆子葉

三十克達米阿那（透納樹）

三十克蕁麻

一到兩杯蜂蜜（或調味用）

一杯水果濃縮液（天然食品店買得到）

半杯白蘭地（可不用，但可協助保存糖漿）

1. 將人參、巴西棳棳木，南非醉茄、鋸葉棕櫚漿果、野生山藥混入水中。依第397頁的指示，以小火緩慢煎煮，直到液體剩下九百五十毫升為止。請讓蓋子稍微打開，讓蒸氣能蒸發。

2. 關火並立即加入燕麥、覆盆子葉、達米阿那、蕁麻。蓋緊蓋子，讓藥草靜置過夜。

3. 隔天，以細棉布或製乳酪紗布濾出藥草。加入調味的蜂蜜、水果濃縮液、白蘭地。貯藏於冰箱中。每日飲用二到四大匙，持續三到六個月。

🍂 男性延壽滋補飲

這是我不論何時都最喜愛的配方之一。它是第二章「延壽滋補飲」的變化版，主要是男性鞏固體力與活力的陽剛型強身飲料。

兩份達米阿那（透納樹）

兩份何首烏

兩份薑根

兩份光果甘草

兩份檫木根皮

兩份野生山藥根

一份八角

一份墨西哥菝葜根

半份鋸葉棕櫚漿果

高麗參根（尺寸大、品質好的高麗參根兩根，各做一份九百五十毫升的酊劑）

白蘭地

黑櫻桃濃縮液（天然食品店大多買得到）

1. 依第 401 頁的指示，以上述藥草和白蘭地製作酊劑。讓酊劑靜置六到八週，愈久愈好。

2. 濾出藥草。每杯飲料添加一杯黑櫻桃濃縮液。請務必取用濃縮液而非果汁。搖勻後裝回瓶子。我通常會將人參根放回酊劑中。標準用量是每日八分之一杯——剛好可當成晚餐的開胃酒。在火熱的夜晚開始前，請試著與你的甜心一起啜飲。

十種促進男性健康的超級食物

食物	益處
雞肉	含優質蛋白質
發酵乳，如酪乳	促進消化；強化免疫系統
深綠色葉菜	礦物質、維生素、纖維的絕佳來源
魚肉	含優質蛋白質
新鮮水果	維生素、礦物質、纖維的絕佳來源
美國南瓜籽	富含鋅；對攝護腺非常好
芝麻籽	富含鈣；強化神經系統
芝麻醬或中東芝麻醬	富含鈣
美洲南瓜籽	鋅含量高；對攝護腺與男性內分泌系統很好
優格	幫助消化；強化免疫系統

> **「獻給上帝的長生不老藥」**
> 我第一次製作這個配方時,把它貯放在一個古老玻璃瓶裡,瓶身刻有「生命樹」與「長生不老」等文字,於是名之為延壽滋補飲。這個名字似乎很適用,所以就留了下來。多年前製作的這第一瓶延壽滋補飲,後來送給了《男性專用藥草》的作者格林,他初嚐此味的評語是:「美好風味與不可忽視的廚藝,使人想起『絕妙好味』與『獻給上帝的長生不老藥』等文字。」

✿ 能量球

這種特殊的高能量食物補充劑不僅味美,也容易製作。雖然市面上有許多「超級食物棒」,但要價不斐,通常也不比你在家自製的好。請試試以下食譜,其中包含陽剛的男性能量系統所需的營養素。能量球能帶來能量、恢復力,是專用來鞏固並使長期使用的男性生殖系統煥然一新的配方。請務必將藥草磨成細粉,不然就得邊吃邊挑不好下嚥的藥草根了。

> 三份美國南瓜籽,磨粉
> 兩份刺五加粉
> 一份銀杏或雷公根粉
> 一份人參粉
> 半份螺旋藻或超級藍綠藻
> 一杯中東芝麻醬
> 半杯蜂蜜
> 半杯壓碎的杏仁
> 椰子、可可粉、葡萄乾、巧克力或角豆片、穀麥(增添風味用)
> 角豆粉或奶粉

1. 混合上述藥草粉與螺旋藻,充分攪勻。
2. 混入芝麻醬與蜂蜜攪成糊,如果你希望能量球甜一點,可多加一點蜂蜜。
3. 加入足量的藥草粉來增加稠度,然後加入杏仁與其他增進風味的材料。以角豆粉或奶粉來增加稠度,然後滾成胡桃大小的球狀。每日食用兩顆。

能量球與一些特別的

有一年，我想為幾位去坐郵輪渡假的老鄰居來一點特別的，所以做能量球時，讓幾樣小東西闖了進來，誤打誤撞成了「阿芙羅黛蒂的超級催情球」。我加入黑櫻桃利口酒等促進熱情的滋味，再加入多種催情藥草、一兩大匙的瓜拿納來多推一把。最後每個球再裹上有機苦甜巧克力醬。鄰居們很喜歡！後來他們問我：「你到底在那球裡加了什麼？」直到今日，在我們的佛蒙特小鎮上，我有時仍會遇見根本素昧平生的人在街上向我搭訕：「妳就是為我去坐郵輪的那幾個朋友做巧克力藥草球的那個女人嗎？」然後總是會再加上一句：「妳可以做一些給我嗎？」

❧ 每日一次男性強身飲

這是我的「每日一次」版本，亦即一天食用一大匙。我喜歡把藥草加入食物與菜裡，而非總是做成酊劑或膠囊等藥劑服用。藥草醬可以塗在吐司上、用湯匙挖來吃，放入沸水馬上就變成茶。貯放於冰箱中的藥草醬，可以無限期地保存。以下是其中一種版本。

兩份何首烏粉

一份黃耆粉

一份南非醉茄粉

一份小豆蔻粉

一份肉桂粉

一份光果甘草根粉

一份刺五加

半份紫錐菊粉

四分之一份薑粉

蜂蜜

水果濃縮液

在碗裡混合所有藥草。加入足量的蜂蜜與水果濃縮液（依你的口味調整多寡）攪成糊。也可倒入純玫瑰水來增添異香。請務必確保糊的水分夠，因為放進冰箱後會變得稍乾，即使密封起來也一樣。如果變得太乾，請用一點濃縮液與蜂蜜來使其溼潤。

❦ 美好生活酒

這種香氣十足的酒應看成是補酒。可以每天喝四分之一杯的小劑量來促進健康安樂。

> 四根黃耆根
>
> 一根高品質、中等尺寸的人參根
>
> 三十克南非醉茄根
>
> 三十克達米阿那葉
>
> 三十克何首烏
>
> 兩大匙小豆蔻籽，壓碎
>
> 兩大匙八角
>
> 兩、三粒丁香（增添風味用）
>
> 一撮薑根（增添風味用）
>
> 九百五十毫升高品質的酒

1. 將上述藥草放進廣口罐頭瓶，倒入酒。蓋上蓋子，靜置在溫暖的地方三到四週。
2. 濾出藥草後，將液體裝回瓶子。可把人參根切片後再放回酒中。

❦ 人參滋補茶

多年前我遇見南姆・辛夫（Nam Singh）時，就知道自己碰上了一位大師。南姆是非裔美國人後裔，跟著年老的祖父在台灣的一間僧院長大，很早就學到太極、中國草藥、針灸等技藝。如今接近五十大關的南姆，看起來依舊像二十五歲。我想他正邁向成為不老聖者之路。

我對高麗參的認識，大多是南姆教會我的，他也教我如何以瓷製人參炊具煮高麗參，這種炊具在大多數中國草藥鋪都買得到。平常隔水加熱的方法也可行。

一根大的老人參根
水

1. 將人參根放進炊具，倒入水覆蓋。把炊具綁緊，擺在另一個呈滿水的平底鍋中，以小火煮六到八小時。
2. 濾出藥草後，喝完所有剩下的茶湯。別的不說，這種茶效力強勁。

人參斷食法
南姆·辛夫建議在喝人參茶前後三天進行斷食。這是中國傳統上喝這種茶的方式；一年可進行一或兩次。

✤ 男性調理茶

這種茶香氣十足、營養均衡，是特別為男性全身打造的茶，過去曾經是我最喜歡的一種茶，也是我早期的「傳統藥草」系列中銷量最好的茶。然而，美國食品藥物管理局基於安全問題，命令我們去除檫木成分（見附錄一）。此後，我總覺得這個茶沒有以前那麼好了。要檫木或不要檫木，請你自行選擇，並依自身喜好調整風味。

三份墨西哥菝葜

三份檫木

一份牛蒡根

一份肉桂

一份刺五加

一份高麗參或花旗參

一份光果甘草

一份巴西檧檧木

一份野生山藥

四分之一份薑

八分之一份橙皮

依第 397 頁的指示煎煮成茶。每日飲用三到四杯。

🍁 男子漢奶茶

香料茶是起源於印度、尼泊爾、西藏的一種香醇濃郁的綜合藥草茶，配方數以千計。下方的香料茶是特別為男性設計，其中含有一些傳統香料茶使用的藥草，但也添加了諸多有助於男性健康的其他藥草。請在熱茶或涼茶中加入泡沫燉奶飲用。

六片新鮮薑根，磨碎

五大匙紅茶茶葉

三大匙肉桂片（或一根肉桂棒捏碎）

一大匙切片何首烏

一大匙切片人參根

一大匙切片光果甘草根

兩茶匙壓碎的小豆蔻

六顆黑胡椒

四個全株丁香

六杯水

蜂蜜

燉奶（牛奶、豆奶、米漿）

肉豆蔻或肉桂

1. 將上述藥草與水放入有蓋平底鍋，慢慢加熱十到十五分鐘。不要煮沸。
2. 將水濾到溫過的茶壺中，加入蜂蜜調味。飲用時倒入大杯子，倒入大量燉奶，撒上肉豆蔻或肉桂飲用。

❋ 達米阿那巧克力濃情利口酒

想為特別的夜晚多來點什麼時，可以試試這種來自愛神化身戴安娜‧狄露卡（Diana DeLuca）的綜合飲料。這東西可口得危險，令人回味再三──且製作極為簡便。請事先做好這種酒，在火熱的約會開始前端上飲用。

三十克達米阿那葉（乾葉）

兩杯伏特加或白蘭地

一杯半泉水

一杯蜂蜜

香草精

玫瑰水

巧克力醬

杏仁萃取液

1. 將達米阿那葉浸泡在伏特加或白蘭地中五天。濾出藥草後，將酒裝回瓶子。
2. 將浸過酒精的葉子泡進泉水中三天。然後濾出葉子，保留液體。
3. 以小火慢慢加熱液體，倒入蜂蜜融化。將平底鍋從爐子上移開後，倒入前述的酒充分攪勻。之後倒進乾淨的瓶子，加一點香草精、少許玫瑰水，以增添風味。請靜置一個月以上，愈陳味道就愈香醇。
4. 在每杯達米阿那利口酒中，加半杯巧克力醬、兩三滴杏仁萃取液、再一點玫

> 洗澡水可加入多種藥草使用。藥草的芬芳能為煙霧瀰漫的浴室帶來淡雅的香氣。藥草也令人放鬆，使身心感覺平和。藥草還很美、能使靈魂陶醉在大自然的美中。請在大浴缸（很深的那種古早貴妃缸，甚至現代的按摩浴缸也好）中加入水、藥草、精油。點燃香和蠟燭。端出你幾個禮拜前做好的「達米阿那巧克力濃情利口酒」，再加上幾顆沾滿巧克力的草莓。以愛神的風格，在通往浴缸的一路上撒滿新鮮玫瑰花瓣，讓你的心上人難以拒絕。你們的心將獲得滋養──也許身體的其他部位亦然。

瑰水後飲用。

沐浴配方

　　以下三種絕佳的沐浴配方是專為男性設計的。使用時請先混合藥草，再混入精油。將一把藥草放進棉袋、尼龍襪或細棉布袋中，綁在浴缸出水口處。先放很熱的水到浴缸中幾分鐘，讓水流過藥草袋。然後再將袋子解下，放進浴缸，並依自身喜好調整溫度。

　　或是換個方法，泡一杯效力加倍的藥草茶，濾出藥草後，將茶湯直接倒入洗澡水。

♣ 清爽振奮的沐浴配方

　　如果你需要更多能量，請使用以下這種配方來賦予自己活力。

　　兩份胡椒薄荷

　　兩份迷迭香

　　六到八滴松木精油

♣ 深度放鬆沐浴配方

　　需要放鬆時，請試試以下配方。以下的配方足夠使用四到六次。

　　兩份洋甘菊

　　兩份鼠尾草

　　一份啤酒花

　　要維持良好健康並不是一件複雜的事。維持良好健康並不意味著從不生病、疲倦、疼痛或憂鬱，而是意味著你大多數時候都很健壯；你的身體充滿活力，精神高昂。借用傑出歌手泰基・馬哈（Taj Mahal）的歌詞來說：「你醒來後，早晨微笑著回應你。」

一份薰衣草

六到八滴快樂鼠尾草精油或薰衣草精油

🌿 肌肉痠痛的沐浴配方

浸泡在這種泡有尤加利、鼠尾草、松木構成的洗澡水中,有助於舒緩肌肉痠痛。以下配方足夠使用二到四次。

兩份尤加利葉

兩份鼠尾草

六到八滴松木精油或鼠尾草精油。

維持攝護腺健康

今日男性的攝護腺飽受壓力,甚至可能是人們最常談論的男性器官,至少是第二名。儘管如此,許多男性仍不是很清楚攝護腺的功能、它為何重要,直到它開始發痛或出現健康問題前,甚至連它位在哪裡都不知道。

攝護腺是不比胡桃大的栗子狀器官,一半是肌肉、一半是腺體,位在膀胱底下、直腸旁邊。它包圍著從膀胱延伸到陰莖頂端的尿道。如果攝護腺發炎或肥大,就會擠壓尿道,造成膀胱感染、尿失禁,隨後是腎臟問題。攝護腺也與生育能力息息相關,因為它會生產並分泌一種鹼性、類似蛋白質的液體到精液中,對精子的活動力有至關緊要的影響。

攝護腺這個器官小又不明顯,卻會帶來諸多問題。北美四十到六十歲的男性人口中,有將近六成的人患有良性攝護腺增生(BPH),也稱為非癌性攝護腺肥大,即攝護腺變得腫大或肥大。

攝護腺炎(即攝護腺發炎)的肇因形形色色,但與壓力的關係最直接。儘管並非總是如此,但這種壓力往往與性有關。不規律的性行為模式,亦即在長時間的無性生活後有密集的性活動,或是在密集的性活動後歷經長時間的無性生活,也可能是攝護腺炎的前因。攝護腺似乎偏好規律性。其他造成攝護腺炎的

原因，還包括飲食不健康、攝取酒精、攝取富含咖啡因的產品、身體缺乏運動、久坐、牙齦與扁桃腺感染、性病等。

攝護腺炎與良性攝護腺肥大的症狀很相近，包括：

- 排尿疼痛
- 難以完全排空膀胱
- 夜尿
- 須用力排尿
- 坐下時發痛
- 無法解釋的發冷與發燒
- 血尿（有時）

攝護腺問題通常對居家治療的反應不可思議地好，包括改變生活方式、改變飲食、藥草療方等。然而，如果治療幾天後，你的症狀仍未改善，可能就須請整體療法從業人員或內科醫師為你做進一步檢查，並提供建議。

攝護腺的飲食療法

請吃簡單、有營養的食物，以加強你的攝護腺健康，也能促進全身健康。應以蒸蔬菜、穀物、味噌湯或雞湯為你的主要飲食，並以紫錐菊、黃耆、何首烏、人參等藥草為湯底。

請在日常飲食中納入檸檬汁與不加糖蔓越莓汁。勿食用你明知會進一步刺激攝護腺的食物，富含咖啡因的食物、酒精、糖似乎特別會帶來這類刺激。

有幾種食物、維生素、礦物質十分有益於緩解攝護腺肥大與發炎的問題，包括：

- 美國南瓜籽（每日四分之一到半杯以上）
- 南瓜（每日兩三根）
- 鈣／鎂（每日共六百毫克）
- 維生素 E（每日四百 I. U.）
- 鋅（每日二十到五十毫克）

西瓜涼補

西瓜籽是治療攝護腺失衡的絕佳療方。如果西瓜正當季，那就太幸運了。請將要一次食用完的大量西瓜與西瓜籽放進果汁機（切掉皮），加入一把無鹽的美國南瓜籽，攪打成乳液狀。每日喝九百五十毫升。新鮮西瓜對腎臟與攝護腺很好，能提供十分豐富的礦物質。如果你的攝護腺充血處多，這就是絕佳涼補。

如果西瓜並非正當季，你仍可使用西瓜籽來製作這個配方。你可以在某些藥草店買到西瓜籽，但何不在溫暖的夏季蒐集並晒乾你要用的西瓜籽呢？將西瓜籽與美國南瓜籽放進果汁機，倒入不加糖的蔓越莓汁，攪打成乳液狀。每日飲用三到四杯。

攝護腺炎藥草茶

以下兩種藥草配方是攝護腺腫脹、發炎的極佳療方。請擇一或兩種皆喝，每日各飲用三到四杯。要加強藥效，可多添加十滴鋸葉棕櫚酊劑、十滴非洲刺李酊劑到茶中。

♣ 攝護腺配方 #1

這個配方有助於促進排尿順暢。

三份玉米鬚
三份西瓜籽
兩份蕁麻
一份拉拉藤
一份熊果

依第 397 頁的指示泡成茶飲。

♣ 攝護腺配方 #2

這種配方是專門設計來舒緩攝護腺發炎與充血。

> ### 預防與治療攝護腺癌
>
> 雖然鋸葉棕櫚無法治癒攝護腺癌，但可做為預防。在治療攝護腺癌的整體治療計畫中使用鋸葉棕櫚，也是明智的做法。許多對抗療法醫師現在也會推薦病患將鋸葉棕櫚納入療程。攝護腺癌一般而言進程很慢，也很容易監測，最新發現指出，不論男性有沒有動手術治療攝護腺癌，他們的壽命不變，反而手術帶來的不適會大得多。通常會建議透過藥草與飲食來因應這種癌症，而非手術。

兩份藥蜀葵根

一份紫錐菊

一份碎石根（gravel root）

一份有機栽種的非洲刺李

一份鋸葉棕櫚

依第 401 頁的指示製作酊劑。

製作藥草敷劑

雖然會弄得亂七八糟，但敷劑非常有助於舒緩攝護腺充血。請在碗裡倒入溫水攪勻等量的礦泥、康復力葉粉、滑榆粉。將這些敷料裹進紗布或細棉布，直接覆上攝護腺處，每日兩次、每次二十分鐘。穿護檔或內褲固定敷劑不跑位。

你也可以將新鮮康復力葉放進果汁機，加一點水攪成糊狀，裹進紗布或細棉布當成敷劑。如果沒有上述材料，可改以燕麥來敷。

冰熱敷

冰熱敷對紓解攝護腺充血也非常有效，但這種療法需要一點意志力。請將冰敷袋裹在毛巾裡，直接覆在攝護腺處，一兩分鐘後再把冰敷袋拿下，換上熱敷袋，同樣持續幾分鐘。請重複這段過程三四次，每天至少一回。

另一種方式是坐浴，交替坐進熱水與冷水缸中。莫瑞博士與皮佐諾博士在其

傑出著作《自然醫學百科》中，高度推薦這類「冷熱交替浴」，指出這類交替浴對攝護腺炎與攝護腺肥大極有益處，但也很難施行。它們能有效增加循環，改善攝護腺與其他生殖器官的肌肉張力。

惡性攝護腺肥大（攝護腺癌）

直到近年，醫學界可接受的攝護腺癌治療方式，僅有手術割除和／或化療與放射線治療。許多經歷這段療程的男性認為副作用比癌症還糟糕，尿失禁、陽痿、憂鬱僅是諸多可能副作用中的幾項。然而，近來西醫已改變了它對攝護腺癌的治療方法，通常會建議使用疾病「管理計畫」。

攝護腺癌大多進展緩慢。它是可以管理的，往往也能因管理而進一步延緩惡化，有時更因此完全緩解。監測攝護腺肥大的情況、了解癌症範圍是在擴散還是縮小並不難。

請依循上列建議的攝護腺肥大與攝護腺炎療法。在這之外，請在飲食中加入以下已知有抑制癌症功效的藥草、食物與補充劑：

Essiac 抗癌劑，是一種惡名在外的藥草配方，已知是美國原住民的一種治癌療方。一位很有心的護士蕾內・凱絲（Rene Caisse，Essiac 就是她名字的倒拼）獲知這種配方後，拿來治療癌症病患，並大獲成功，但後來加拿大政府禁止她使用。此後幾年，它僅在私下流傳，到近年才重見天日，但在市場的瘋狂炒作下，價格不斐。雖然它不像市面上所炒作的那麼神通廣大，能「治癒癌症」，但 Essiac 已知能縮小腫瘤尺寸。它對減少常規癌症治療的疼痛副作用也很有效。要以合理的價格購得高品質的 Essiac，最佳來源是「珍的藥草鋪」（Jean's Greens）與「療癒精神」（Healing Spirits）網站。

風鈴木是南美洲的原生植物，有絕佳的抗癌功效。可做成膠囊、酊劑或茶等攝取。我一般會混入茶裡，因為它有濃郁、芳香的風味。

香菇與靈芝經證實有抗腫瘤功效。雖然可飲用酊劑，也常做成抗癌配方，但香菇很美味，應該納入日常飲食中。你可以在家裡地下室擺幾根段木栽培，加入香菇採購社團請人將香菇送到你家，在大多數超市與天然食品店也買得到。香菇也能大幅降低血膽固醇。

樹藥

　　我第一次遇見羅勃茲爺爺（Grandpa Roberts）時，人還住在加州，他的老拖車則停在海岸邊的多風山丘上，這位孤獨老人的家人都四散到遠方了。他常開著他那輛破舊的老吉普車，到五十公里外我的藥草鋪來買藥草和最近出版的新藥草書，然後我們會聊上幾句。我看得出來他對植物所知甚豐，但我更清楚的是，他是個落落寡歡的寂寞老人，不知人生所為何來。

　　當時我們要在歐爾溫泉區（Orr Hot Springs）舉行一場小型的藥草活動，那個溫泉區是個美好的小地方，窩居在加州海岸丘陵間，我想羅勃茲爺爺可能會想來，大家也想見見他。他是個老行家，熟知自己的藥草，也有一籮筐的好故事可說。於是當天羅勃茲爺爺來了，這趟旅程自此改變了他的一生。爺爺找到了他的同好！

　　不久之後，我邀請他搬進加州藥草學校。他年事漸高，我唯恐他獨居會出問題。此外他也需要家人，而我們就和每個社區一樣，也需要長老。於是，他搬進了座落在林地中心的陡峭山路邊，寬不過六公尺、艙房般的小土屋，就在那裡安頓下來。

　　他發現大家很愛聽他說故事——他也很愛說故事——不久，人們就不遠千里地從全國各地來這裡聽他說故事。他那窄小的地板上，常有兩三個人借宿。他最喜歡帶大家出門，要他們環抱著一棵樹，聆聽它的心跳，直到樹的心跳和自己的心跳合而為一。他教他們關於樹藥與心藥的事，了解如何緩步行走在大地上。他教我們以療癒師的身分走進森林，伸出雙手觸摸樹木、植物與岩石。

　　他會帶我們走進林地來場「藥旅」，療癒森林也被療癒，照顧森林也被照顧。他指導我們找出能自在倚靠的堅實大樹，要我們敞開懷抱迎向大樹，張開手臂環抱它，讓它的生命力流入內心。然後，他會要我們尋找受傷的樹——著實不少。古老的大紅杉被閃電劈斷，但仍存活了五百年。花旗松的巨大創傷，是被路過的伐木卡車砍到造成的。樹木也因為疾病而傷殘斷肢。我們的工作是走到這些樹木身邊，將雙手放在它們身上，讓我們的能量與光的力量流進樹身。植物與我們的不同生命形式之間，確實有能量在彼此間流動。沒有人會錯過，因為來勢洶洶。

　　爺爺很快了解到，在藥草界老年人深獲敬重，所以他又增加了他的年紀。我們知道他年逾古稀，但不確定他是否真如自己很快宣稱的已八十又五。我們覺得無妨。你有多年輕——或多老——取決於你自己的心境。爺爺超乎了年齡。他塊頭大，肚子也大，白鬍鬚留得很長，看起來就像活生生的聖誕老公公。他有熊一般

的精力，傳說是熊教導人類如何以藥草治病。爺爺就這樣成了我們的聖誕老人、熊醫師、禮法家，也是一位教師與抱樹人。

我從爺爺一路以來的歷程中領悟到，許多老人家有滿肚子的故事和豐富的人生經歷可說，卻從未獲邀進入他們理當歸屬的圈子。但事情往往不過是邀請他們來分享，提供機會請他們來教導並傳承知識，就這麼簡單而已。人人都能因此獲益良多。

爺爺住在藥草學校多年。最後幾年，他的骨頭開始發痛，呼吸也變得費勁。當他愈來愈難從小屋沿山路走到路上時，我們協助他搬到他最喜歡的哈濱溫泉社區。他的晚年就是在那裡度過的。我一位親愛的朋友珍妮・伯絲威爾（Jane Bothwell）在他過世當天去看他，坐著陪他嚥下最後一口氣，並協助他前往靈界。

我時常想起爺爺給我們的種種教誨，如何治療樹木並接受樹木的治療，如何走進森林聆聽。但他教給我們的主要是愛、和善、感恩。我也把這個療方教給我的孫子，這樣他長大後才會記住並產生信仰。

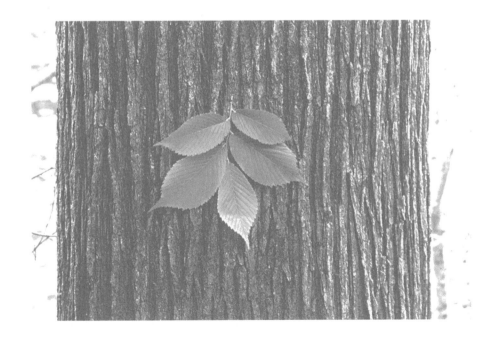

腺體功能失衡

能量不足、憂鬱、陽痿、缺乏活力等，是腺體功能失衡的特徵。解決這類問題的一般管道是求快，以咖啡因等速效興奮劑來維持活力，但這類興奮劑只會使你早已耗竭的能量變得更乾涸。請改試試以下的一些建議，以鞏固並穩定你內在的氣與活力。

- 每日飲用男性延壽滋補飲（見第 256 頁的配方）。
- 每日食用兩顆能量球（見第 258 頁的食譜）。
- 把有機美國南瓜籽當零食吃，每日食用分之一到半杯。
- 每日飲用三到四杯男性調理茶（見第 261 頁的食譜）。
- 每日吃一小段人參根，喝人參茶，或每日服用兩顆人參膠囊。
- 每兩天至少洗一次冷水澡。我是冷水澡的一大提倡者，我發現洗冷水澡極能有效恢復精力。請迅速地沖一下熱水澡，再打開冷水換成洗冷水澡。冷水能加強全身體質，創造較高的能量值。它也能改善血液循環，調節體溫，進而刺激免疫功能。你可能必須鼓起勇氣來洗冷水澡，但相信我，效果非常值得！

陽痿與不孕

不孕，意即在一段時間（臨床標準是一年）的充分努力後仍無法生育。最新的統計數字顯示，夫妻不孕有四成以上的問題出在男性身上。男性不孕大多是因為精子數少和／或精蟲活動力不佳或無活動力。壓力與缺乏活動，可能是原因之一。較不常見的原因，則包括生殖系統障礙、肝臟問題、甲狀腺功能失衡（甲狀腺功能低下）或腦下垂體功能失衡等。

陽痿或勃起功能障礙，則影響著三千多萬名的男性。麻州的一份全面性男性健康研究指出，四十到七十歲的男性當中，有五二％有某種程度的陽痿。

威而鋼現象

威而鋼是第一種能有效治療陽痿的藥物，它的面世揭露了男性長久埋藏的祕密之一。威而鋼是在一九九八年早春推出，至當年年底已開出了一百多萬份藥方。然而，使用者回報了諸多副作用，也有幾個相關的死亡個案出現，且沒有人研究判定它對人體的長期效應為何。

威而鋼會促使陰莖周圍的肌肉放鬆、進而增加流入陰莖體中海綿體的血流，以此來發揮作用。雖然產生理想效果的機率有六成到九成，但仍無法矯正陽痿底下的肇因。我相信找出原因，其實遠比因應症狀重要得多。

壓力、飲食習慣不良、高低血壓、精神疲勞、攝護腺受感染的可能等，皆備受忽視。老化也被認為是中年以上男性陽痿的一個原因，不過我相信造成陽痿等多種問題的，應該是我們隨著年歲漸長逐漸養成的不健康習慣。缺乏運動、睡眠與做夢、富含礦物質的食物、良好的關係，加上種種壓力因素，導致身體出現不健康的變化。藉由創造良好的生活習慣，兩性皆有機會持續重建自己性健康的活力。

如何治療陽痿與不孕？

我偏好使用藥草、運動、飲食等來協助矯正原因，回復全身系統的平衡。勃起的陰莖不是唯一的表演者，也不是在身體的其他部分之外獨立運作；陰莖是整體健康的指標。當它拒絕回應，請傾聽它的需要。一般而言，它會透露出某個地方有問題——而原因未必總是與性有關。

● 請在各配方中著重使用下列藥草：刺五加、巴西棪棳木、鋸葉棕櫚、黃耆、南非醉茄、蕁麻、西洋蒲公英、墨西哥菝葜、光果甘草、野生山藥或何首烏。

● 採納本書列出的保護攝護腺健康建議，包括使用鋸葉棕櫚。

● 每日服用四百 I.U. 的維生素 E。

● 每日服用鋅補充劑（三十毫克）。

● 每日服用一茶匙的蜂花粉。

● 建立無壓力但積極有力的日常體能鍛鍊計畫。

● 食用大量新鮮生菜、優質蛋白質來源、新鮮水果、穀物。少碰全加工精

緻食品、酒精、糖、富含咖啡因的食物。

●每日食用兩顆能量球（見第 258 頁的食譜）、四分之一杯的男性延壽滋補飲（見第 256 頁的食譜）、一到兩匙的每日一次男性強身飲（見第 259 頁的食譜）。

泌尿生殖系統感染

雖然女性的泌尿道較男性更易受感染，但男性的泌尿生殖系統也有很多失衡是感染造成的。

陰莖發炎或包皮感染

雖然割過包皮的男性不常出現包皮與陰莖體發炎，但我見過也治療過嬰兒與小男孩的包皮感染問題。包皮感染有可能讓患者疼痛難當。

以下幾種外用療法能治癒發炎的陰莖或包皮感染：

●**藥草粉**。最快也最有效的方法：混合三份滑榆粉或藥蜀葵粉，加上一份有機栽種的金印草粉。將這種粉撒在龜頭與陰莖體上。

●**藥草浴**。格林在《男性專用藥草》中描述過如何進行陰莖的藥草浴，也就相當於以藥草液沖洗陰莖，並貼心指出如何選擇尺寸合宜的容器。請以康復力與有機金印草泡茶湯，將溫熱的茶湯倒入小玻璃杯，讓陰莖泡在裡面愈久愈好（兒童可能泡幾分鐘就好，考慮到小男孩通常活動量大，坐不住）。或是換一種方法，拿一塊軟棉布泡在茶湯裡，再直接覆於受感染的部位。

●**藥草沖洗液**。我也曾將金縷梅樹皮（非金縷梅精）、白橡樹皮、覆盆子葉煎煮成沖洗液。請每日以這種可止血、殺菌的茶湯輕輕沖洗患部兩三次。

如果感染情況沒有改善，請混合有機金印草或木餾油灌木、紫錐菊、藥蜀葵根、沒藥後內服。可把上述藥草磨成粉，裝進 0 號膠囊，一天中分幾次定期服用。兒童一天三次、每次一顆。嬰兒的話，請將一撮粉混入溫牛奶或果汁中給他飲用。成人一天可服用三次，一次兩顆膠囊。

這種藥草粉能有效治療多種感染，也可製成酊劑。治療兒童或嬰兒，請將三

到十滴酊劑混入溫水、牛奶或茶中，讓他每天喝三次。成人則每日喝三到六次、每次四分之一茶匙。

泌尿道感染

男性經常苦於膀胱無力與泌尿道感染，而這多半與某種男性器官有關，即攝護腺。請遵照第265頁以後治療攝護腺炎與攝護腺肥大的建議。此外，也請試試以下建議。

飲用蔓越莓汁。每日喝二到四杯蔓越莓汁。蔓越莓是治療膀胱與腎臟的首選自然療方，因為其中含有能預防細菌附著於尿道壁的化學成分，有助於預防尿道感染。如果你的膀胱容易受感染，請隨時將不加糖蔓越莓汁放在手邊。可以蘋果汁或茶稀釋蔓越莓汁的酸味。你也可以使用新鮮或冷凍蔓越莓，或是蔓越莓錠，來治療泌尿道感染。

使用藥草強化泌尿系統。可用來強化泌尿系統健康的出色藥草很多，包括：
- 山布枯
- 玉米鬚
- 偃麥草（couch grass）
- 西洋蒲公英葉
- 金印草（有機栽種）
- 藥蜀葵根
- 奧勒岡葡萄根
- 鋸葉棕櫚
- 熊果

凱格爾運動。凱格爾運動是調理並維護膀胱與整個生殖泌尿道的最佳強化工具，這是一位醫師為治療尿失禁而設計的。如果你的膀胱容易受感染，射尿的口徑與力道愈來愈小，開始「滴滴答答」，那麼請你馬上開始進行凱格爾運動。

我還沒遇過哪個熟悉生殖系統健康的人不提倡凱格爾運動的，為了整個生殖泌尿系統的健康，你應養成固定做凱格爾運動的習慣。婦科醫師凱格爾博士在一九四〇年代開發了這個簡單的小運動，以協助女性改善排尿與膀胱控制的問

題。

因緣際會下，人們發現每天這樣鍛鍊恥骨尾骨肌不僅能加強對膀胱的控制，也能改善性表現，增加陰莖血流，促進生殖系統的整體健康。凱格爾運動對男女皆有益，特別建議有攝護腺問題、性能量低、膀胱控制乏力、循環不良的男性進行。這種運動的妙處是你可以隨時隨地進行：開車的時候、坐著讀書的時候、看電視的時候，或是在商店外排隊的時候，都可以進行。

恥骨尾骨肌是一條從恥骨延伸到尾骨的帶狀大肌肉，你擠壓肛門時就會感覺到這條肌肉。測試其強度的一個方法是大量排尿，然後中斷排尿看看。張力良好的恥骨尾骨肌會像水龍頭般可迅速開關。

要進行凱格爾運動，請先在收緊肛門時向內、向上拉肌肉，以辨認恥骨尾骨肌在哪裡。然後請盡量向上拉肌肉撐住，再放鬆，最後釋放。建議一開始做十次，再逐漸增加至二十、三十次，慢慢增加到一天一百次。這麼做保證能改善你的性生活（如果你的伴侶也在進行凱格爾運動，那更好）。

醫學的藝術在於讓大自然治癒疾病，同時讓病患開心。

——伏爾泰（Voltaire）

酵母菌感染

男性請注意，如果你的伴侶有任何類型的陰道感染，那麼你也很可能有。問題是男性通常沒有症狀，因此伴侶就在不知不覺中相互感染。女性的生殖系統就像溫暖的培養皿；活生物體會在溫暖、幽深、潮溼的陰道洞穴深處蓬勃成長。酵母菌與其他細菌通常成長得較快，同樣是受感染，女性身上的症狀往往也比男性強烈。無論女性多麼小心、多麼努力進行療程，除非你也照做，不然都是枉然。

治療酵母菌類的感染不是非現代醫學對抗療法不可，事實上，它往往反而會讓問題雪上加霜。請依以下的簡單指引來預防並治療酵母菌感染。

藥草浴。做愛前後都要進行陰莖的藥草浴。這就相當於沖洗陰道。請依第274頁的指示進行，並享受這段經驗；人可不是時時有藉口可浸泡在一杯茶中。

減少糖的攝取。所有酵母菌的相關感染，都會因為富含糖的飲食而愈演愈烈。糖——不論是糖果棒、白蔗糖、葡萄乾、椰棗、芒果、柳橙，還是覆滿巧克力的燕麥棒——都會創造酸性條件，成為細菌滋長的完美媒介。

鹼化你的身體。請多吃鹼性飲食，包括深綠色葉菜、味噌湯、魚、有機養殖的雞肉、大豆蛋白、麵筋、沙拉、根莖類蔬菜、發酵乳製品如優格、酪乳、克非爾等。

以藥草強化免疫系統。紫錐菊、黃耆等能鞏固免疫力，有機金印草、木餾油灌木能克服感染，藥蜀葵根則能舒緩生殖器官組織的不適。可以將這類藥草磨成粉，每日服用其膠囊，也可以製成酊劑或茶。

盡量減少乳類的攝取。乳製品（發酵乳製品除外）如奶類、起士等屬於酸性，會促進感染。

治療腹股溝疝氣

雖然疝氣一般不會歸類為男性專屬的健康問題，但得疝氣的男性遠遠多於女性。疝氣往往起因於搬重物或用力，或因為腹腔底部組織或肌肉先天較虛弱或變得虛弱鬆弛，留下讓一圈腸子凸出的開口。腹股溝疝氣最常因為下腹部有一團突出物而被注意到，有時會伴隨著疼痛感。那種疼痛有可能變得十分嚴重。慢性便祕有可能使腹股溝疝氣惡化，因為用力會產生額外的壓力。

要治療疝氣，請將礦泥敷劑覆於患部，每日兩次。任何一種礦泥皆可，但我用於醫療目的時偏愛綠火山礦泥。請混入足量的水形成糊狀，直接塗敷在疝氣部位。蓋上棉布並以繃帶裹住，以免滑開。醫療用品店大多買得到疝氣帶。可以拿紗布裹住礦泥敷劑，置於疝氣帶內側。請每天至少穿戴一小時，如果不會太不舒服，可以穿戴久一點。

如果你受疝氣所苦，請避開所有搬重物與用力的活動。盡量避免便祕：喝大量的水，補充溫和的藥草腸胃劑，如車前子、皺葉酸模。光果甘草根。如果你有便祕，請將少量的番瀉葉或美鼠李，混合茴香與光果甘草根服用。此外，請每日服用兩千毫克的維生素 C，飲用具止血、療癒功效的藥草茶。

🌱 燕麥稈與馬尾草疝氣療方

四份康復力葉（可不用）

三份覆盆子

兩份香蜂草

兩份蕁麻

兩份白橡樹皮

一份馬尾草

一份燕麥稈

請依第 397 頁的指示將上述藥草泡成茶飲。每日喝三到四杯。

康復力的爭議

關於內用康復力（聚合草），今日仍有一些尚待解決的爭議。一般而言，我已不再建議別人內服康復力，雖然我自己仍持續大量使用。在疝氣的情況中，由於康復力對治療組織撕裂或受損極為有效，所以我冒著受藥草界圍攻的危險，將康復力納入上述配方中。請多了解一下相關爭議，並做出自己的決定。要獲得進一步資訊，請附回郵寄信給「賢山」，或寫信諮詢藥草研究基金會（Herb Research Foundation）。

心臟健康

心臟是情緒與感受的一大搏動中心，得知心臟是今日男性的頭號死因時，實在令人難過。我知道這有一部分是因為本世紀所建立的飲食模式「對心臟不友善」，還有男性大多已不再從事重體力勞動工作，也不再像一百年前的男性那樣經常運動。我們知道，人們的壓力在進入千禧年後升高到不可思議的程度，地球上的種種巨大變化預計會影響幾世紀後的生命。這對（男）人來說，是個沉重的負擔。

但心臟疾病與毛病驟增的真正原因，可能不是那麼明顯，或人們沒那麼常討論。我始終惦記著小說《英倫情人》（*The English Patient*）中的一句話：「心是火做成的」。餵養、滋養人心的是愛、觸摸與感覺，而男性多半缺乏這類感官經驗。愛、觸摸、連結──對人心而言萬分重要的感受──在男性的職場中往往是匱缺的。而家庭也未提供那種親密的心之能量。

可惜的是，大多數男性甚至沒有察覺到這是個問題。但心病持續增長。迪恩·歐尼許（Dean Ornish）博士在他的傑作《迪恩·歐尼斯醫師逆轉心臟疾病的保健法》（*Dr. Dean Ornish's Program for Reversing Heart Disease*，暫譯）中，提出了極好的忠告。他的建議遠遠不止於飲食與運動法，還探索我們社會中的「陽剛」領域及其對心臟病的影響。山姆·金恩（Sam Keene）與羅伯·布萊（Robert Bly）兩位作者，則對男性心臟問題帶來了值得探索的洞見。

有益心臟健康的藥草

可做成諸多可口餐點的歐山楂，是務必食用的藥草。可將歐山楂做成料理、茶、藥物（酊劑與膠囊）每日攝取。歐洲的研究證實，歐山楂能減少心絞痛的發作，還能降低血壓與血膽固醇。歐山楂是一種食用型藥草，可以安全地用來做為心臟藥物。其他特別有益心臟健康的滋補藥草包括歐益母草、大蒜、纈草、辣椒、西洋蓍草等，上述藥草都有滋補心臟的特定功效。請使用藥草參考指南來深入探索每種藥草的功效。

飲食因素與補充劑

飲食是影響心臟健康的關鍵要素。談飲食對心臟有何效果的優秀出版品與書籍已多不勝數，所以我僅在此提醒你飲食的重要性，並介紹你閱讀歐尼許等人的著作。請徹底評估你的飲食，扔掉那些你知道有害心臟的食物。在這同時，也請評估你的其他生活層面，開始戒除或改變可能造成你疼痛與心痛的因素。

請補充輔酶 Q10 二十到三十毫克。這種大多數食物皆含有的天然物質能協助有氧代謝，且似乎能改善細胞層次的氧氣運用。血液循環不良與心臟有問題的人，似乎從中獲益最大。

> **安全警示**
>
> 如果你正在服用心臟藥物，對你使用的藥草與補充劑要非常小心謹慎。
> 雖然我建議讀者使用的皆是親和力高的安全藥草，但在心臟問題上，
> 先諮詢過整體療法從業人員還是較明智，他能依你的特定體質與狀況
> 提出最佳配方。

要運動！

運動是鞏固與維持心臟健康的不二法門。格林說過：「單是運動，可能就是使血壓恢復正常最有效的非藥物方法。」缺乏運動與油膩、脂肪多得堆出贅肉的飲食（看看「正常」美國男性的飲食就知道了），是致命的組合。

今天就帶你的心臟出門走走吧。隨著年齡漸長，為了你的心臟著想，請讓自己保持纖細健康。運動有多種形式，從簡單的拉伸到健身房的強力健身、瑜伽、競技等都算在內。這些都很好。絕對不要忘記生活運動的重要性，在你為回應身體活動需要而去健行、騎單車、跑步、充分拉伸時，也是在與自然界交換能量。

拜訪老友與傑出農人提姆‧布雷克萊（Tim Blakley）時，我們回憶起「藥草學校過去的好時光」最後如何引領著我們夢想未來的計畫。我從提姆二十多歲時就認識他了；現在他已四十多歲，但看起來真的仍像二十歲。他人瘦長，身材保持得很好，眼神散發著光彩。他近期的計畫是什麼？和妻子希瑟到太平洋屋脊步道來一趟夏季健行；他們已經在籌劃了。這是保持健康苗條的好方法，也是與大自然相處融洽的最佳方式，更是全面改善心臟的良藥。

高血壓

高血壓是二十一世紀的主要醫療問題之一。高血壓與心血管疾病、心絞痛、心臟病發直接有關。雖然在所有高血壓病例中，有九二％是所謂原發性高血

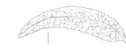

壓（意即其潛在機制不明），但主因幾乎永遠與飲食、壓力、選擇哪種生活型態等息息相關。高血壓在未開發國家中幾乎不見蹤影，那裡的人的飲食，仍未受速食與現代文明過度加工的其他料理妙方汙染。在這些地區，高血壓並不像在開發程度較高的國家那般，被看成是老化常見而公認的那一面。

體重超重、咖啡因、酒精、壓力、抽菸、缺乏運動等，是造成高血壓的主因。由於抗高血壓藥的副作用範圍很廣——包括陽痿與筋疲力盡——考慮改變與上述因素有關的生活型態來做為你的主要「療法」，似乎格外值得一試。事實上，根據美國醫學會（American Medical Association）與《美國心臟病學雜誌》（The American Journal of Cardiology）的長期臨床研究，服用高血壓藥物的人，生活狀況反而比沒服藥物的高血壓病患狀況還差。

更多關於高血壓的飲食建議與生活型態修正，請參見迪恩·歐尼許博士的《迪恩 · 歐尼斯醫師逆轉心臟疾病的保健法》。

要治療高血壓，請考慮以下方式：

輔酶 Q10 在產生能量的代謝過程中具有重要作用。有心血管疾病與高血壓的人，體內的輔酶 Q10 量偏低。市面上可購得補充劑。

必需脂肪酸，尤其是在黑醋栗籽、亞麻籽、月見草中發現的必需脂肪酸，對高血壓的效果深遠。亞麻籽可磨碎後加入食物中（貯放於冰箱可減少酸敗）。

大蒜能十分有效地促使血壓恢復正常。我喜歡將生大蒜剁碎，加入沙拉醬中。大蒜膠囊大多是無味的，功效也很好。其他有效的藥草還有歐山楂、歐益母草、洋蔥、香菇、刺五加、纈草、西洋蓍草等。

高鉀藥草，如西洋蒲公英葉有輕微的利尿作用，也可補腎。心臟健康與腎臟健康有直接關聯。

槲寄生是歐洲最普遍用來治療高血壓的藥草之一，經常結合歐山楂使用。然而，即使是劑量適中的槲寄生，毒性也可能很高。請務必在稱職藥草師或自然療法醫師的監督下使用。

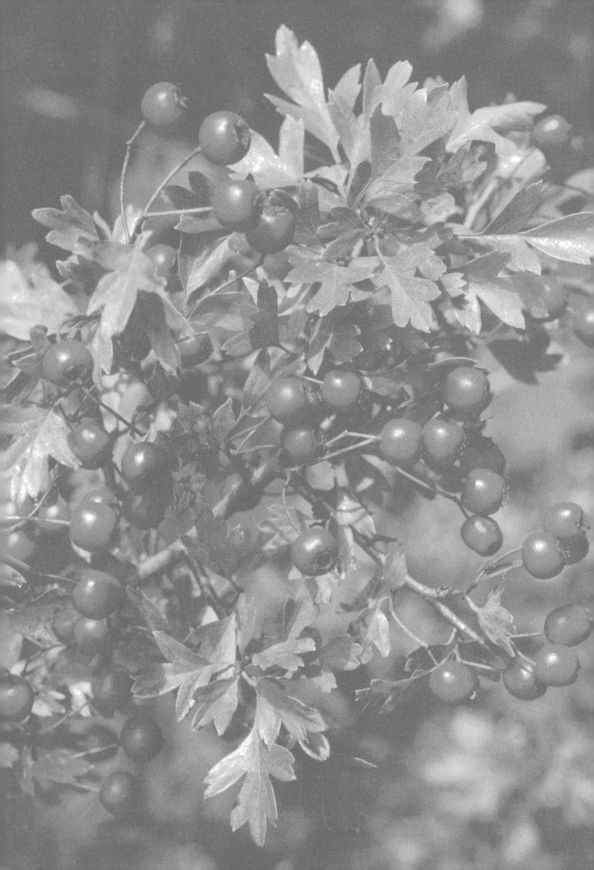

第 9 章　　**老年人療方**

For Elders

　　過去幾年來，我一直在編輯並製作幻燈片來介紹我在藥草醫學領域中最敬愛的前輩。令我驚訝的是，「藥草長者之聲」這場演講十分轟動，所以後來我又獲邀在全國各地的幾場大型藥草大會活動中進行主題演講。與會聽眾總是期待看見幻燈片介紹適合老人家的藥草療法與治療，或是介紹古代植物的知識，但反而是看見我的教師們的相片，聽見他們的故事。他們是我在二、三十年前請益過的藥草師，有些與我熟識，有些則僅打過照面。那場演講還介紹了我從未有幸認識的前輩，他們出現在幻燈片中是因為對藥草療法有貢獻，也以良好的生活立下典範。

　　雖然在這群有智慧的長者中，有幾位已經過世，但大多數仍十分活躍，生活得多采多姿，充滿活力。那場幻燈片演講生動地呈現了他們的故事與教誨，尤其能使從未有緣見他們一面的年輕世代認識如約翰·克里斯多夫（John Christopher）博士、愛黛兒·道森、伯納德·詹森（Bernard Jensen）博士、奇威迪那歐夸（Keweydinaoquah）、荷西·馬蔬亞（Jose Matsua）大師、諾瑪·梅耶絲（Norma Meyers）、阿德爾瑪·西蒙絲（Adelma Simmons）、安·薇格摩爾（Ann Wigmore）等多位前輩。它誌念那些仍活在我們心靈與祈禱中的人物，確保他們在這個大生活圈中仍保有可敬的一席之地。

誌念我們的長者

　　我蒐集藥草界前輩的相片與故事，起因很簡單。除了他們都是傑出人物，其言行皆強烈、熱情地擁護著綠色世界之外，我也想讓新世代的藥草師保有關於他們的記憶。教學時我察覺到，我提到這些長者的名字時，較年輕的學生都不太認得，但我仍一提再堤。對我而言，這樣不行。他們個個是偉大的人物，在

藥草療法仍非主流、不受歡迎，甚至其實非法的時代，他們讓植物的相關教學保持活躍。

當然，我展開這項相片計畫時，對它會造成什麼效果一無所知。就像任何旅程，它有自己的方向，不久便自行發展。展開這項計畫不久後，我不僅開始質疑那些藥草界前輩都到哪兒去了，也質疑起我們的長者都消失到社區和家庭中的哪兒去了。他們沒有出現在我們的對話、教育、生活中。他們全都到溫暖的南部了嗎？到特別開給六十五歲以上長輩的養老院了嗎？若是如此，我很好奇一個沒有長輩的社區要如何運作？沒有他們的教導與故事，我們還能有健康的社區嗎？顯然可以，事實就擺在眼前。但我強烈感覺到，缺乏長輩，會為社區生活的健全留下一道大裂縫。

我還記得剛搬到東北部，發現那一大片北方的硬木林時那種最初的興奮感。但這些硬木林儘管美麗，我卻感覺少了什麼。人們持續砍伐東北部的森林已有四百多年，雖然今日已不再統統砍光，但仍會砍下「最好的木材」──砍下最高大、強壯的樹，也就是森林中的長者。首批歐洲殖民者來到北美大陸時，發現了古老的硬木林，其中點綴著一片片直徑通常幾公尺以上的白松。但現在要在新英格蘭的森林中找到這樣一棵巨樹，恐怕不容易。

我們的森林在伐木業的無盡週期下持續恢復，它們的美是生自令人敬畏的天生韌性。然而，今日的樹木大多很年輕，且永遠不會有機會長成老者。雖然我很推崇新森林的青春活力與蓬勃生機，但我非常想念老樹。那些數百年老樹的年輪、根鬚、在熱鬧的春季流出的濃郁樹汁中，蘊含著森林的古老故事與記憶。

研究藥草界前輩的故事時，我開始觀察到周圍世界的那一小塊匱缺，不僅是森林，我們的社區與家庭亦然。我們的長輩都到哪兒去了？我們在社區中為他們創造了什麼地位？誰來聆聽他們的故事，渴望他們講述自己累積了一輩子的豐富經驗？沒有那些乾癟老者的社區，是怎樣的一種社區？

幾世紀以來，在世界各地的不同文化中，長輩都備受社區敬重。他們身負教導兒童傳統與儀式的重任。他們是備受尊崇的療癒師、藥草師、薩滿、助產士；他們照料著社區的精神與肉體需要。開會時，長者占據著神聖的地位，年輕成員則付出應有的敬意。他們往往是最終的裁決者。他們是聖者，是德高望重的

人物。

　時代真的變了。

　我們今日的文化崇拜青春的無限潛能，卻貶低長輩及其豐富經驗的價值。雪上加霜的是，我們的文化將老化視為疾病，一種「不治之症」。圖利性質的大型產業興起，將長者趕出我們的眼簾與思緒，與其他社會成員隔離。我們的父母與祖父母儘管滿心不願意，仍被送去養老院；一旦他們被安全地「存放」在那裡，多數人便就此被忽視了。雖然不是每個家庭或社區都是如此，但此風日益增長。只要看看目前的統計數字，甚至只要看看你周圍的社區，就會發現長輩在社區活動、學校計畫、家庭事務中幾乎不見蹤影。長者在社區生活中的重要角色，多半被遺忘了，令人扼腕。

　就連在長久以來尊崇長者的明智忠告與貢獻的藥草界，我們年老的父母與祖父母也多少被忽視了。雖然過去幾十年來有多本藥草著作出版，但只有一本特別道出了長者族群的需要：大衛・霍夫曼（David Hoffman）的《老年人藥草學》（*An Elder's Herbal*，暫譯），專門為老年人提出極佳的食譜與療方。有鑑於六十五歲以上的人占美國總人口十三％左右，[6] 他們服用的藥最多，也最需要醫療協助，難道你不認為專為那個年齡層撰寫的自然健康醫學與療癒的書籍與文章，應該會愈來愈多嗎？但事實卻非如此——雖然確實有專門針對這個年齡層推出的電視與雜誌廣告、商品、藥劑等。但老人家難道不關心自然療法、預防醫學、自我保健等議題嗎？

　老年人的需要確實不同於年輕人。就像庭園裡的植物隨著生命的不同季節而變化，我們的身體與精神也反映著生命週期的不同需要。兒童時期，我們使用的藥草與藥草療法聚焦於成長、兒童疾病、基本健康等。長到生育年齡後，我們的需要改變了。藥草療法往往聚焦於生殖系統健康、因應壓力與焦慮的療法、消化與肝臟問題的治療等。老年人的健康焦點也不同。雖然談論老年人適合哪些藥草與自然療法的資料很豐富，但卻往往遭到忽略，也未充分利用。合成藥物與製劑取代了維持生命力，促進頭腦靈敏、心臟健康、消化良好的藥

---

6. 根據美國人口普查局報告，至二〇二二年六十五歲及以上的人口占美國人口的十七％；至二〇五〇年，估計將占美國人口的二一％。

草。這種「現代」藥物不是以飲食與自然療法來促進並維持健康，而是聚焦於疾病的偵測與介入。西方對抗療法老年醫學所提出的諸多藥方不是用來預防疾病，而是用來緩解症狀，它製造出一種依賴的循環，因為要讓身體系統保持不崩壞，你會變得要服用更多、更強力的藥物。即使是最常見的健康問題，醫院所開的藥方對老年人較敏感的系統多半會產生重大的副作用。老年人往往面臨著要被機構收容、住院或成為親人負擔等情況，恢復自立或尊嚴的希望渺茫。也難怪我們的長者在歷經豐富的一生後，到頭來卻享受不了應有的成果，反而時時擔心生活品質低落。

老年提供了我們趾高氣揚地走完一生的絕佳機會。

——札曼・薩克特－沙洛米（Zalman Schachter-Shalomi），

《老而入聖》（*From Age-ing to Sage-ing*，暫譯）

「入聖」的老年

老年通常是內省的時期。比起任何其他人生階段，我們在這個時期會更深入思考自己與造物主有何關係，我們會深思自己的信仰系統、肉身的短暫性。蓋伊・露絲（Gay Luce）在《愈長壽，愈喜樂》（*Longer Life, More Joy*，暫譯）中指出，老年「是內心發現自我發展與精神成長有多豐富的時期，也是轉渡與準備死去的時期，至少和準備入社會或成家一樣重要。這段內在成長的階段孕育了供後代仰望的聖者、療癒家、先知、典範。」老年是我們將豐富的人生經驗提煉為智慧，並將這種綜合智慧當成遺產傳給下一代的時候。

在這個「入聖」的人生時期，我們所面對的一個最重要的課題是，我們逐漸意識到，影響我們人生的事物也會影響著後代子孫——以及這個星球的未來。我們開始思索自己能回報什麼，而不是要從人生獲得什麼。我們能在這顆美麗的星球上為後代留下什麼？藥草界的聖者之一大衛・霍夫曼談到老年時，說得很有智慧：「願景與靈性之所以重要，歸根究柢是因為質，而非量。將這類品質帶進人生，我們就能療癒並轉化自己及周圍的世界。活得長不長就不是那麼

狂野之道的導師

雖然諾瑪‧梅耶絲過世時並未留下任何著作，但她永遠活在認識她的人心中。諾瑪是古怪又熱情的人，影響了一整群藥草師的成長，包括格林、麥克‧提拉（Michael Tierra）、太陽熊（Sun Bear）和我自己。她是綠色與狂野之道的導師，本人就是個自由自在的靈魂，不拘一格，不受傳統束縛。

諾瑪嫁給一位美國原住民漁夫，婚後住在阿勒特灣（Alert Bay）的一間小屋，這是位在溫哥華島北端最遠的一座小島村莊，是你所能想像最杳無人煙的地方，但諾瑪的屋子永遠擠滿了人。無論他們是來上她的課，還是來求醫，人們從四面八方來到她的門口。諾瑪也從不給人吃閉門羹；無論他們病得多重或多窮困，她都溫暖地歡迎每個人進入她的小屋和她慷慨的心。

多年前我曾邀請諾瑪來加州藥草研究學校（California School of Herbal Studies）教書，因為我認為學生們能從這位有智慧的老者身上受教良多。但這些激進又「新世紀」的年輕學子們，面對諾瑪卻反而不知所措，個個變成了衛道人士！諾瑪的門牙已經掉了，沒有錢補牙——不管她收到什麼錢，她都投注到自己的診所與療癒工作裡，從未想過自身的需要。於是缺了門牙的諾瑪就這樣來到課堂，穿著卡其褲，有點邋遢，深色頭髮剪成短到耳上的蘑菇頭，站在學生面前準備教能量探測的技巧。但她找不到自己愛用的能量靈擺，於是她跑到充滿能量的廚房，幾分鐘後，她得意洋洋地拿著用過的茶包回來，茶包下還吊著線。雖然溼答答的，但這茶包卻真的有用！不過，成功進行探測幾分鐘後，茶包破了，這回諾瑪再度跑進廚房，拿回連著鍊子的水槽塞來。如果當時有拍下學生們驚訝的表情就好了！

噢，諾瑪，二十年過去了，那些學生仍惦記著妳。但我記得的更多——妳的慷慨、妳偉大的精神、妳的和善與愛、妳分享的教誨、妳為我們敞開心房與屋子的心意、妳的庭園、不論擁有多少妳都樂意施予的大度。我也記得妳如何拯救生命；妳是一個偉大的治療師。當妳到了要安息的時候，妳將大地所給你的一切滋養回歸給大地，安靜而堅定，態度恭敬。諾瑪，妳的書都寫進了我們的心裡。

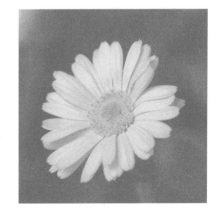

重要了。」

我們的健康與地球的健康有千絲萬縷的關係，現代對抗療法在這方面還有很大的進步空間。一九九四年，美國國家環境保護局（United States Environmental Protection Agency，簡稱 EPA）的報告指出，醫療廢棄物焚化爐是美國戴奧辛空汙最大的來源之一。市面上仍在大量販售汞溫度計，儘管經證明，汞是一種致命的神經毒素。避孕藥、抗生素、雌激素、止痛藥等造成的藥物汙染也充斥著垃圾掩埋場，滲入我們的供水，影響著每種生命形式。

對抗療法使用的藥物不僅對環境健康有負面影響，也往往侵害了它們所欲治療的個人健康。處方藥與成藥每年奪走了一萬條以上的性命，是今日美國的第四大死因。雖然對抗療法對世人的健康貢獻良多，但上述數字顯示，我們亟需正視處方藥的毒性問題。

現代醫學很少思索人體健康與地球健康有何關聯。然而，個人健康只有在整個社區（人群與地球）健康時，才可能健康。因此，選擇藥草醫學做為你主要的保健型態，一部分原因在於：那是大自然提供的終極生態醫學。

以藥草治療老年人

除了環境影響，現代對抗療法對老年人提供的預防性醫療少之又少，我是指能確實維持健康與光彩的預防，而非透過「英雄主義」來度過醫療危機。雖然藥草確實無法治癒老年人的所有問題，但在某些情況下，藥草能和現代醫學一樣有效治療病症，而又不會帶來一長串的副作用，藥草可以做為絕佳的預防醫學系統。就老年人體驗到的大多數非致命障礙來說，相對於強效合成藥物，藥草能提供品更安全、溫和的另類選擇。

以藥草治療健康的老年人，和以藥草治療任何階段的成年人沒什麼不同。不過你必須注意，老年人的系統通常較年輕成人敏感。大體而言：

- 消化吸收較慢，或不是那麼有效。
- 藥草在體內循環的時間較長，產生你所未預見的不同效應。
- 對食物較敏感。

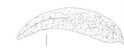

●排毒器官（皮膚、結腸、腎臟）的功能較差。

建議有服用處方藥的老年人使用藥草時要特別小心。處方藥與藥草合併服用，可能會帶來不可預料的效應。然而，如果有意識、明智地運用，藥草能與許多包含對抗療法在內的其他治療系統結合，合力提供高效能的健康照護計畫。

判定劑量

以下的建議劑量適用於體重在平均值（六三・五到七九・四公斤）且身體健康的老年人。判定劑量時，請務必考慮那個人是否敏感、是否有過敏、體重多少、體質是否健康等問題。這些都比一般以為的還要更深入影響一個人對藥物（不論是藥草或非藥草）的反應。

對所有人，尤其是老年人，一開始請務必使用較小的劑量，如有必要才加重。

如果你不確定某種藥草配方要使用多少量，一個通則是，六十歲以上的人應服用成人建議劑量的一半。

慢性問題與補藥

慢性問題是長期失衡的問題，如花粉熱、關節炎、背痛、失眠、長期支氣管問題等。然而，慢性問題也可能突然冒出急性症狀。

補藥療法的目的，在於滋補、調理、復健、加強全身或特定的身體系統。補

何時尋求協助

身體虛弱、健康狀況複雜的的老年人，或是正在服用處方藥的老年人，在進行藥草療法之前，都應先請醫師提供指引。如果你的醫師未受過藥草醫學的訓練，請找一位良好的整體療法、自然療法或順勢療法醫師。許多接受西方訓練的醫師都不熟悉藥草及其效用，只聽過大眾媒體大肆宣傳的那些警告與駭人聽聞的事件——大多是起因於不當運用強效藥草萃取物。所幸研究藥草與自然療法的醫師已愈來愈多，這樣一來，他們才懂得如何結合最好的對抗療法與藥草療法來治病。

藥是預防醫學，是將藥草融入日常生活，以鞏固健康、能量、活力的方法。

慢性病患者要服用補藥，以下的劑量較適當：

茶：每日兩次，每次半杯到一杯，持續數週。

酊劑與糖漿：每日兩次，每次四分之一到半茶匙。

膠囊／藥片：每日兩次，每次一到兩個膠囊。

藥草粉：每日兩次，每次四分之一到半茶匙。

急性問題

急性問題是突如其來、達到一種危機狀態的問題，需要盡快處理。急性問題的例子，包括牙痛、偏頭痛、出血、燒燙傷、突然爆發的傷風或感冒等。使用藥草治療患有急性病症的老人家時，你必須密切留意，並運用常識。雖然藥草對這類情況可能特別有益，但老年人較敏感的系統可能會引起不尋常或偏弱的反應。一開始請先使用小劑量，觀察病患對初期治療的反應如何，有必要時再增加劑量。

急性狀況採用以下劑量較適宜：

茶：一天中的每一或二小時，飲用八分之一到四分之一杯，喝完三杯為止。

酊劑或糖漿：每兩小時八分之一到四分之一茶匙，直到症狀緩解。

膠囊／藥片：每三到四小時一顆膠囊，直到症狀緩解。

藥草粉：每三到四小時八分之一茶匙，直到症狀緩解。

蘿絲瑪莉的老年好好生活準則

1. **聰明吃**。少量多餐比一天吃一兩頓大餐好。請盡量吃自然原形食物；防腐劑愈少愈好。

2. **適量運動**。每天要動一動身體，彷彿你是跟著時間的韻律流暢挪動的舞者。

3. **睡得安穩**。沒有什麼比一夜好眠，更能使身體與腦部恢復活力。雖然身體通常在四、五個小時的睡眠後就能起來活動，但腦部卻需要至少八小時睡眠才能恢復活力與修復。

---

4. **多喝水。** 美國人是「少喝水」的國家——至少就水而言是如此。每天最少要喝九百五十毫升乾淨的純水。要記得,人體有八成是水;我們裡裡外外都需要水才能存活。所以請多喝水!

5. **充分呼吸。** 西藏與印度聖者的「長壽祕密」是呼吸練習,以精細而複雜的呼吸模式運動內在器官,鎮靜平滑肌、放鬆心靈、促進身心健康。這似乎有效——許多聖者都活到一百多歲,且仍身強力壯。我發現單是意識到呼吸——緩慢地呼吸,讓空氣充滿肺部,向下擴展到胃部,再延伸到四肢,期間屏住呼吸,直到感覺血液充滿氧氣,再緩緩地、慢慢地吐氣——就能協助我放鬆,同時充滿活力。

鞏固能量、健康與活力

能量、健康、活力——健康的三個層面——是對身體強弱產生日常覺知的一種功能。我們往往不難了解自己活力欠佳,但有時要提出因應之道卻很難。

下頁表提出的多種藥草,讓讀者能選用來因應危害健康最常見的因素。要選用最適合你的藥草與藥草療法,最好的建議仍是我在書中一再提倡的:要運用一點常識與簡單的智慧。

● 請多了解你要使用的藥草,並知道你在每種特定情況下為何要使用它們。你不需要認識或使用數百種藥草才能保持健康,尤其是老年健康,但請多加認識你確實會使用到的那些藥草。

● 務必使用最溫和、最安全的藥草來完成任務。

● 一開始請使用單方而非複方,才能辨認每種藥草的功效。

● 一開始請使用小劑量,再視情況增加。

● 如果發覺或懷疑有副作用,請中斷使用一兩天,或直到症狀消失為止。然後,如果你不確定任何不尋常症狀是否為藥草導致,請再度使用看看。如果那種藥草確實是元凶,那症狀就會再度出現。如果發生上述情況,請停止使用或減少劑量。

運用藥草來鞏固健康	
理想效果	適用藥草
改善消化	牛蒡、洋甘菊、肉桂、西洋蒲公英根、茴香、薑、藥蜀葵根、胡椒薄荷、綠薄荷、皺葉酸模
改善記憶消退或喪失	銀杏、雷公根、迷迭香、刺五加
改善血液循環	辣椒、大蒜、薑、銀杏、歐山楂、美洲花椒
改善免疫系統	黃耆、貫葉澤蘭（boneset）、金盞花、紫錐菊、香蜂草、舞菇、水飛薊、風鈴木、靈芝、五味子果、香菇、刺五加
減輕關節疼痛	黑升麻、貫葉澤蘭、辣椒、康復力、莢蒾皮、繡線菊、薑黃、纈草、柳樹
促進睡眠與安寧	啤酒花、西番蓮、黃芩、纈草、野生萵苣
減輕焦慮與憂鬱	洋甘菊、達米阿那、薰衣草、香蜂草、燕麥、玫瑰、聖約翰草、刺五加
加強呼吸系統	金盞花的花、款冬、西洋接骨木果、土木香、大蒜、歐夏至草（horehound）、光果甘草、療肺草（lungwort）、毛蕊花、鼠尾草、百里香
改善視力	山桑子、藍莓、銀杏、枸杞
協助調節血壓	蕎麥、大蒜、銀杏、歐山楂
提升能量	人參（任一種）、瓜拿納果（含咖啡因）、巴拉圭冬青（yerba maté，含咖啡因）、本書的長者能量球（見第313-314頁）

眼睛老化・視力退化

　　幾乎每個年逾四十五的人，都會察覺到視力出現變化。我和年長朋友們出門吃飯的經驗就令我啼笑皆非。菜單來了以後，總是會有好一會兒大家把菜單往

前往後挪動，試圖找出最佳焦距。他們是什麼時候開始把字印得這麼小的？我們是看太多字了嗎？是不是超出焦距了？我知道自己的視力從過了五十歲後就開始惡化。最早的跡象是我還來不及看清楚路標，路標就已一閃而過了。我知道為了自己和他人著想，自己是時候要戴眼鏡了。但看近處的視力也開始模糊時，我就知道該採取行動了。在幾種忠實藥草的協助和自己的持之以恆下，我察覺到整體視力有所改善。雖然開車時還是要戴眼睛，但看近處的視力幾乎恢復正常了。

雖然相較於其他器官，雙眼相對較小，但其結構卻十分複雜。我們將雙眼描述成靈魂之窗，眼睛也是我們觀看外界、讓人生充滿生動色彩與視覺刺激的窗口。但眼睛也可能因過度使用而疲憊，尤其是今日世界充滿了這麼多令人目不暇給的視覺刺激。雙眼需要休息、運動，獲得適當的滋養，才能運作良好。奇怪的是，雖然我們明顯很仰賴視力，但要等到視力減退，我們才會想到護眼。我相信我們應該教大家如保健視力，就像教大家如何每天刷牙、用牙線一樣。只要一點簡單的保健，就能迅速改善眼睛健康。

讓眼睛休息

眼睛疲勞是視力惡化的常見原因。不讓眼睛休息，它就會變得疲倦，無法以最佳水準運作。電腦工作、看電視、在昏暗的光線下閱讀、壓力等，都可能導致眼睛疲勞。

閱讀或做手工時，使用良好的照明很重要。還記得父母告訴你光線不佳會怎樣嗎？他們是對的。光線不佳會造成視力模糊。但光線昏暗不是影響視力的唯一原因；強光也是問題。柔和、溫暖的光線才是最理想的。

如果白天時需要讓眼睛休息片刻，請試試戴眼罩。這是一種做起來很有趣、效果也很驚人的技巧。只要用力摩擦雙手，再將手掌覆在雙眼上即可。壓密一點，數到五十，期間享受一下眼前的光線變化。

晚上時再以溫熱的洋甘菊敷眼，使雙眼煥然一新。用半杯熱水泡兩個洋甘菊茶包，或兩大匙的散洋甘菊。然後將兩三個棉球或棉布塊泡進茶湯中，待其冷卻到適合溫度後輕輕扭乾，讓棉塊不致滴水，然後再敷於雙眼上。將燈關掉，

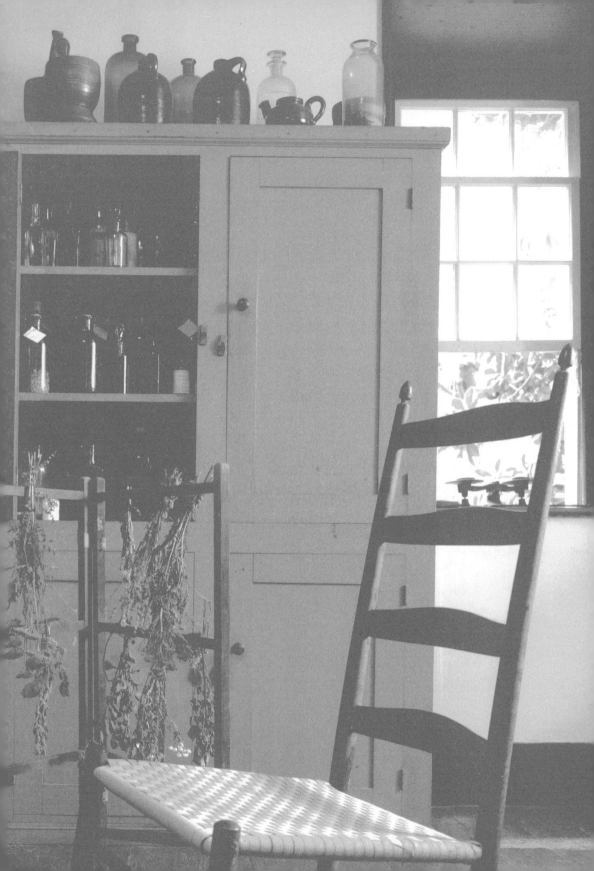

放一些放鬆身心的音樂，然後靠著享受這段二、三十分鐘的舒緩儀式。啊，真好……

眼睛操

就像身體的所有肌肉，適當的運動也可加強眼睛肌肉，改善循環與肌肉協調。一位親愛的朋友安德莉亞·雷森（Andrea Reisen）從小就戴著厚重的眼鏡，此後戴了大半輩子。在統計數字說她的視力可能會惡化的四十歲後，她開始每天進行一連串的眼睛操。不久，她竟連眼鏡都不用戴了。

眼睛操每天只花你幾分鐘，就能改善雙眼的感受，也能讓視力大幅改善。步驟如下：

先讓雙眼盡量向右看，拉伸眼部肌肉。停下來。然後緩緩挪到正中央上方。盡量向上看，彷彿像要看到頭頂裡去一樣。停下來。繼續緩緩讓眼睛挪到左邊，盡量向左看。停下來。緩緩將眼睛挪到中央下方，將肌肉往下拉。然後再將目光聚攏，盯著你的鼻尖看。

重複操練雙眼四次。再從反方向做一回。完成後，你會感覺雙眼煥然一新，眼部肌肉感覺放鬆，眼部周圍的微血管會充滿新鮮、滋養的血液。

供給雙眼營養

我們的眼睛需要各式各樣的營養來維持最佳健康。以深綠色葉菜、新鮮水果、優質蛋白質為主的健康飲食，能為雙眼供應所需的大部分營養素。但你聚焦於改善眼睛健康的同時，還可多注意維生素 A、鋅、蛋白質、抗氧化劑、葉黃素含量特別豐富的食物。許多黃色與橘色水果及蔬菜如蘿蔔、美國南瓜、冬南瓜、杏等，都富含 β-胡蘿蔔素與其他類胡蘿蔔素、維生素 A 前驅物，對眼睛特別有幫助。深藍色或紅色水果如山桑子、藍莓、蔓越莓、覆盆子、越橘莓（huckleberries）等，通常都富含葉黃素與花青素，這類化合物對雙眼也尤其有益。

雖然直接日晒有害眼睛健康，但自然光能滋養雙眼。每日讓雙眼暴露在陽光下是很重要的。深色墨鏡有助於保護雙眼不受強烈的陽光刺激，但應只在必要

時配戴。

護眼食物

還有什麼藥比美味可口的食物更好？請讓以下食譜定期成為三餐的一部分，有助於維護眼睛健康，使其在日後發揮正常功能。

🍁 護眼蔬菜汁

一份甜菜

一份胡蘿蔔

一份黃瓜

混合上述蔬菜，放進果汁機攪勻後喝下。

🍁 好莓果茶

兩份西洋接骨木果

兩份乾歐山楂果

兩份枸杞果

一份越橘莓或山桑子

一份覆盆子葉

蜂蜜（可不用）

混合上述所有材料。每杯水兌一大匙茶料，依第 397 頁的指示浸泡三十到六十分鐘。如果想要的話，可加入蜂蜜增加甜味。每日飲用一杯。

🍁 好視力免煮藥草醬

這種製作方便的藥草醬名稱很長，但你會發現它既有益又好喝，而且容易調製。

一份藍莓

一份西洋接骨木果

一份無籽乾歐山楂果

一份無籽乾玫瑰果

現磨的薑

蜂蜜

1. 拿平底鍋上述莓果全加入混合後，加入一兩撮薑。倒入一點水完全淹過莓果，然後再多加兩杯水。

2. 蓋上鍋蓋但留一點縫。將莓果水煮沸，然後轉到小火慢燉，直到水分減少到剛好蓋過莓果為止。

3. 移開平底鍋放涼。將莓果水放進果汁機打成泥。

4. 將泥倒回平底鍋，加入蜂蜜調味。加熱到能充分攪入蜂蜜的程度。

5. 倒進或舀進玻璃罐，貯放於冰箱，最多能放兩週。如果做好的量多，可把一些醬倒進冷凍袋，放進冷凍櫃留待日後使用。每天吃一兩坨果醬，抹在吐司、餅乾、貝果上，或以任何你喜歡的方式食用。

藍莓天國

我首次注意到自己的視力改變時，就開始補充葉黃素和一種特別的視力飲食補充品。要說有什麼改變，那變化也很小。兩年前，我們家的藍莓破紀錄地豐收。夏季的那幾個月，我每天享用大量藍莓。秋天來時，我的冰箱裡塞滿了多汁的大藍莓。整個冬季的早晨，我都會享用藍莓果昔，或放進熱穀物中食用，還闊氣地加進優格裡吃。宛如置身藍莓天國一般。來年春天到來時，我可以認真地說，我發現自己的視力顯著改善了。大自然又再度以它數不盡的法寶提出了適當的配方。藍莓富含葉黃素、維生素 C、花青素與維持毛細血管健康所必需的其他生物類黃酮，是護眼的完美營養補充品。

好眼力補充劑

讓休息和運動等視力保健法成為日常習慣很重要。此外，也要補充營養，以高品質的補充劑來強健並保護你的雙眼，如以下的補充劑：

● **抗氧化配方**。每日服用抗氧化補充劑，能協助保護眼睛不受自由基侵害。

● **商業補充劑**。Twinlab 品牌的護眼（OcuGuard）配方與 Nature's Plus 品牌的視力保健（Ocu-Care）配方，充分含有可補眼的各種營養素。

● **螺旋藻**。這種藍綠藻是地球上現存最古老的植物生命後代，富含能保護並滋補眼睛的抗氧化劑與蛋白質。每天一大匙就能為眼睛供應最佳的綠色營養素。

● **維生素 A**。維生素 A 是保持視力健康的基本要素。視網膜結合蛋白質形成的視桿與視錐視色素，是來自維生素 A，且會隨著視覺影像的形成而用罄。所幸自然食物構成的飲食可提供維生素 A，只是身體的吸收不盡理想，年紀愈大就愈是如此。如果視力下降，建議你補充維生素 A。每日服用二萬五千 I.U.。

● **鋅**。雖然太多和太少皆有害，但鋅公認是最重要的礦物質補充劑之一，原因是它不僅對身體機能很重要，在美國飲食中也很缺乏。鋅能支持免疫系統健康，對酶系統而言是基本要素。由於它對眼睛的血管膜很重要，因此被認為它能改善視力，協助保護眼睛。

雖然蛋、全穀類、堅果、果仁（尤其是美國南瓜與南瓜籽）、貝類（尤其是牡蠣）等常見食物中多半含有鋅，但年長者的飲食中卻往往缺乏這類食物。建議六十五歲以上長者每日補充十到二十毫克的鋅。請不要超過建議劑量，因為太多鋅會導致反胃、嘔吐。請試試鋅的含片，在大多數天然食品店都買得到，較膠囊或藥片更容易使身體吸收。

白內障與黃斑部病變

白內障與老年性黃斑部病變（ARMD）影響了一千三百萬名美國人。如果是早期階段，通常還可以治療，但其症狀進展十分緩慢，因此有時不易偵測；這兩種疾病是造成世界各地的人們失明的首要原因。

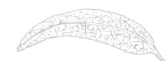

白內障的特徵是水晶體變得厚而混濁；黃斑部病變則是黃斑部的緩慢惡化，黃斑部是視網膜中負責細部視覺的區域。白內障與黃斑部病變好發於六十五歲以上的人，經常是自由基損害的結果。然而，自由基本身並非問題所在。自由基原為免疫系統的一部分，對壓力做出反應。不論是因為內在還是外在刺激，系統的壓力過大，就會產生過多的自由基。

依據《科學》（*Science*）期刊報導，身體處理不了食物中的高糖分，是造成白內障最大主因。乳糖與精緻白糖又是其中的兩大禍首。其他使視力衰弱、容易罹患白內障與黃斑部病變的因素，還包括食物脂肪過多、糖尿病、消化與吸收不良、環境汙染物、紫外線、缺乏蛋白質等。

預防是這兩大眼疾的最佳療方。請依上述說明休息、運動、滋補眼睛，此外：

●服用銀杏精與歐山楂精，以改善眼部的微血管循環；銀杏與歐山楂也是極佳的抗氧化劑，能保護眼睛不受自由基侵害。

●食用山桑子與藍莓，或補充山桑子精與藍莓精；這兩種莓類含有的抗氧化劑出奇豐富。

●每日補充七萬五千 I.U. 的 β-胡蘿蔔素。研究顯示，類胡蘿蔔素攝取得愈多，罹患黃斑部病變的風險就愈低。

●提升海藻與藍綠藻的食用量。每日一大匙的螺旋藻與三十克的海藻，有助於保持視覺清晰。

青光眼

青光眼是另一種與年齡有關的眼疾，特徵是眼壓緩慢累積。青光眼在早期階段往往沒有症狀，因此通常不會發現。但如果沒有紓解，累積的眼壓就會導致視網膜與視神經顯著受損，有可能導致失明。

青光眼在美國影響著兩百到三百萬人，大多是六十五歲以上的老年人。它沒有單一肇因，不過營養失衡、壓力、高血壓、麩胺酸過高、膠原代謝障礙等是幾個成因。預防就是最好的治療。請依前文提出的建議保健眼睛、治療白內障與黃斑部病變。在這之外，請考慮服用下列補充劑：

●卵磷脂。卵磷脂是攝取膽鹼與肌醇的良好來源，膽鹼與肌醇是對眼部與

腦部健康很重要的維生素 B 群。請依瓶身指示服用。

● 毛果芸香（Jaborandi）。這種雨林藥草用於治療青光眼的相關眼壓問題，已有百年以上。其中含有毛果芸香鹼的有效成分。

● 毛喉鞘蕊花（Coleus forskohlii）。阿育吠陀醫學以這種東印度藥草來治療青光眼，經研究證明確實有效。

此外，每晚請以繁縷來敷眼部，能大幅舒緩並減少發炎。要製作敷袋，請取兩大匙切細的繁縷到碗裡。混入足量的熱水形成糊狀，裹入一小塊方型軟棉布中。將做好的敷袋置於眼部，放鬆，讓繁縷在接下來的二十分鐘左右發揮奇效。

維護腦力與記性

忘記名字、忘記車鑰匙在哪裡、忘記購物清單放哪兒去了，這在各個年齡層都很常見。即使偶爾因為疏忽而忘了週年紀念日或生日，也不足以大驚小怪。但分不清東南西北和／或時時出現記憶喪失，以致影響生活品質時，那就不再能看成是自然的了。我們所公認的老年正常特徵，其實與其說是因為年紀，往往是因為健康出問題。世界各地都有大量研究顯示，在正常情況下，老年人心智清明、求知欲強，認知能力堪與同一個社群中的其他成員媲美，年齡並不是問題。我們的社會以為老化是自然秩序的一環，但種種症狀大多是因為大量壓力與營養不良所致。問題僅是出在腦部疲累且營養不足，因此出現短路。這實在是一大不幸；在我們最需要深思熟慮而有心的長者來引導年輕世代的時候，卻出現了文化上的腦部疲勞。不過，我們有許多方法能喚醒腦部的全部潛能。

以下的訣竅與配方有助於磨練心智敏銳度，改善記性，加強腦力。你可能需要四到六週才看得出認知能力的改善，但這段時間的努力一定是值得的。

● 採納第二章的建議（見「改善你的心智敏銳度」，第 40 頁）。

● 補充卵磷脂，這是腦部運作的要素膽鹼的豐富來源。你可以服用卵磷脂膠囊或將卵磷脂粒撒在食物上食用。

● 補充 Omega-3 脂肪酸；Omega-3 對腦部功能有至關緊要的重要性，西方飲食中卻往往不足。

● 將螺旋藻加入日常飲食中。雖然這種強力的綠色食物沒有讓人垂涎三尺的美味，但對你十分有好處，應定期食用。這種超級食物含有大量的易消化植物性蛋白，是腦部必要的物質。請每日服用一到兩大匙。請拿出創意，發掘讓這種綠色食物進入胃裡的方法；我喜歡將螺旋藻放進果汁機打成飲料，並混入沙拉、湯、砂鍋中食用。

● 讓增強腦力的藥草配方成為飲食的日常補充劑。以下是三種我最喜歡的配方。

🍁 健腦球

它的美味會讓你記得每天食用！

中東芝麻醬或其他堅果醬

蜂蜜

兩份銀杏粉

一份雷公根粉

一份刺五加粉

半份枸杞粉

四分之一份迷迭香粉

角豆或巧克力片（可不用）

椰子（可不用）

枸杞或葡萄乾（可不用）

杏仁粒（可不用）

角豆粉

1. 混合等量的中東芝麻醬與蜂蜜，或依口味調整分量（你可能希望蜂蜜少一點、芝麻醬多一點，諸如此類）。
2. 混合各種藥草粉。將適量的藥草粉混入前述的芝麻醬與蜂蜜中，攪成濃稠的膏糊狀。
3. 混入你喜歡的任何小東西——角豆或巧克力片、椰子、枸杞或杏仁粒。

4. 加入足量的角豆粉後捏成團。滾成一顆顆小球。貯放於冰箱，能保存兩到三個月。每日食用一顆。

🍂 腦力調味料

請將以下的調味料加進沙拉、爆米花、湯，還有任何主菜中食用。

三份芝麻籽

四份營養酵母

兩份裙帶菜粉

一份銀杏粉

一份雷公根粉

一份卵磷脂粒

一份螺旋藻

四分之一份迷迭香粉

任選的藥草調味料，磨成粉（我喜歡用百里香與大蒜）

1. 將芝麻籽倒入大煎鍋中烘烤，然後以果仁或堅果研磨器磨細。
2. 將磨細的芝麻籽混入其他材料中，加入你選擇的藥草調味料調味。

與其知道人得了什麼病，我更想知道會得病的是哪種人。

——希波克拉底（Hippocrates）

🍂 醒腦配方

你可以將這種促進腦力的配方做成膠囊或酊劑。

兩份銀杏

兩份雷公根

一份藍莓或山桑子（乾）

一份靈芝

四分之一份迷迭香

要做成膠囊，請以小研磨器或果汁機將上述藥草磨攪成粉，裝入 00 號尺寸的膠囊。每日三次、每次服用兩顆膠囊。

要製作酊劑，請依第 401 頁的指示將配方做成酊劑。每日三次，每次飲用一到兩茶匙。

阿茲海默症

大多數老年人最大的恐懼不是癌症或心臟病，而是阿茲海默症。這並不令人意外——美國有四百萬人（大多超過五十歲）受這種疾病所苦，[7] 令人震驚。你不僅會失去認知能力，還會失去記憶與人格，想到這點就令人驚恐不已。但老化與老年並不是一定會導向失智。直到二十世紀前期，知悉阿茲海默症的人還相對地少，由於罕見，大多數人甚至不擔心會染上這種病；因此，我們的環境一定有某些尚未辨認出來的因素，才會導致失智症變得如此盛行。我們日常生活是否普遍存在著減損腦力的汙染物？食物著色劑、防腐劑、基因改造食品對人體有何影響？這些物質進入食物鏈的時間不過六、七十年。人體對無法吸收或排出的食物會怎麼做？食物鏈中的合成荷爾蒙增加，是否會影響人體健康？有鑑於這類荷爾蒙對動物健康造成的不良影響，我們不禁想像它對人體也有害無益。當然，也許造成阿茲海默症暴增的原因不是食品添加劑與合成荷爾蒙，但過去一百年來，確實有什麼東西進入了我們的環境中，造成腦部衰弱。

科學家大衛·斯諾登（David Snowdon）曾以聖母院修女學校的六百七十八名修女進行為期十五年的研究計畫。這項被適切地稱為「修女研究」的開創性研究顯示，除了遺傳易感性之外，飲食、生活型態、精神刺激在阿茲海默症上具有的作用，較以往以為的還重要。此外，斯諾登也發現，中風過的修女較沒中風過的修女更容易罹患阿茲海默症。在他近期出版的著作《優雅的老年》（*Aging with Grace*）中，斯諾登對自己的研究提出了動人的個人看法，為這個

---

7. 美國阿茲海默症協會（Alzheimer's Association）公布的「2023 年事實與數據」（2023 Alzheimer's Disease Facts and Figures）指出，全美已有超過六百萬的阿茲海默氏症患者。

陰暗的主題投下了若干新曙光。

依據修女研究與其他研究，阿茲海默症有諸多可能的風險因素。營養不足經確認是可能因素之一；許多失智症者體內的葉酸、鋅、維生素 B_{12} 低於正常值。此外，失智症者體內的有毒金屬汞的濃度也偏高。

鋁可能也與阿茲海默症有關。鋁中毒的症狀多半與阿茲海默症類似：記憶喪失、心智能力降低、癲癇、頭痛、焦慮、口齒不清、腸胃疾病等。鋁只要少量就可能有毒，但從常見廚具到除臭劑等，卻普遍使用於各種產品中。更令人不安的是阿茲海默症、鋁、氟化水之間的關聯。研究發現，飲用氟化水增加身體對鋁的吸收六倍——只要想想市內供水有多少都加了氟，就令人頭皮發麻！

至於其他許多文明病中，哪些是造成 阿茲海默症的原因，都尚未清楚地辨認出來，雖然健康醫療工作者傾向認為並不少。我們可能永遠不知道確切的原因，但儘管如此，仍能採取一些行動來預防它的發生。首先，請採納前述改善記性與腦力的建議。其次，請遠離所有含鋁的東西：罐頭食品、鋁製廚具、除臭劑、制酸劑、阿斯匹靈、鋁箔等。同時，無論如何也請避開汞；即使是古早溫度計中的那一點點汞，毒性也很高。然後，請考慮服用以下補充劑，做為進一步的預防性藥物。

● **抗氧化劑**。請食用富含抗氧化劑的食物。銀杏、山桑子、大蒜、藍莓、菠菜、歐山楂、綠茶、水飛薊籽精和其他許許多多水果、藥草、蔬菜，都含有豐富的抗氧化劑。重點與其說是要攝取抗氧化劑，不如說是要讓新鮮蔬果與藥草成為飲食習慣的一部分。大自然提供了藥物，只待我們去服用。

● **肉鹼**。乙醯左旋肉鹼（ALC）是體內各處皆有的自然物質，有助於將脂肪轉化為線粒體，改善多巴胺、乙醯膽鹼等重要腦部神經傳導物質的活動，研究顯示，使用 ALC 治療阿茲海默症病患確實成效可期。在一項以兩百七十九名輕微至中度認知下降的患者為對象的安慰劑控制組臨床研究中，病患服用 ALC 後，在認知功能測驗中有大幅改善，服用安慰劑的患者則改善不多。ALC 的食物來源包括奶類、魚與其他動物脂肪。然而，在治療阿茲海默症時，建議也定期服用 ALC 補充劑；請在一週中的五天服用兩顆五百毫克的藥片，兩天休息，如此周而復始。請持續這段週期三個月，然後中斷一個

月，接著再繼續這段大週期。ALC 的最大缺點是費用，服用一個月的成本可能高達三千元。

● **運動**。每日運動。運動能使能量運行全身，刺激循環、賦予心智活力。心血管健康與防範阿茲海默症之間有顯著關聯。事實上，瑜伽對長者而言，是因應各種老化相關健康問題的最佳療方之一。

● **葉酸與維生素 B$_{12}$**。年紀較大的人（依據《美國臨床營養學期刊》〔The American Journal of Clinical Nutrition〕，有多達三○％的人）往往缺乏葉酸與維生素 B$_{12}$，這些都是腦部要健康運作的重要營養素。請每日服用含有葉酸與 B$_{12}$ 的補充劑，並將富含這類營養素的食物納入飲食中，例如營養酵母、螺旋藻、全穀。

● **銀杏**。《美國醫學會雜誌》（The Journal of the American Medical Association）的數份研究報告指出，標準化銀杏萃取物對阿茲海默症患者具有明顯的有益影響。銀杏能改善腦部血流，減緩腦部的老化過程。建議劑量是每日二或三次、每次一百至兩百毫克，或依瓶身建議的劑量服用。雖然我通常不覺得需要使用標準化的藥草產品，但顯示能有效減緩阿茲海默症進程的研究，皆是使用標準化的銀杏萃取物。

● **有益心臟的藥草**。請將能鞏固並維持心血管健全的藥草與食物納入飲食，包括薑、辣椒、雷公根、藍莓、覆盆子、山桑子。也別忘記最能滋補心血管功能的歐山楂。

● **Omega-3**。請將富含 Omega-3 脂肪酸的食物納入飲食；海藻、螺旋藻、亞麻、月見草、黑升麻籽、琉璃苣籽、蛋、全穀等，都能提供這些補腦的基本脂肪酸。

心臟健康

長久以來，心臟一直都與我們的各種情感與活力感聯繫在一起。心臟是我們一切生命之源，是一條流過存在的內在風景、滋養每個細胞、支持整個系統的生命之河。這個肌肉構成的大器官追蹤著我們在世上度過的時間，無論我們是

睡著還是醒著，每日穩定地搏動。當它停止跳動，生命便就此告終。

　　健康的心臟就像健康的大腦一樣，是我們健康安適的基本要件。這是常識。
要感覺活力充沛、精力旺盛，就要讓血液（我們個人的生命之流）流暢無阻地
在其渠道（人體的固有系統）中迅速流動，哺育、清除、滋養著整個系統。更
合理一點來說，我們要承認飲食與生活型態對心臟健康有莫大的影響。不過有
趣的是，整個二十世紀，醫學界都否認飲食與心臟疾病之間有任何關聯，偏好
採用強力醫療措施多過預防醫學。繞道手術、血管成形術、雷射內膜切除術等，
變得比相較簡單、往往也更有效的自然措施還受歡迎。雖然上述每種醫療程序
無疑拯救了數不盡的生命，我父親也是其中一人，但仍有不少人因此喪命。心
血管疾病是美國人的首要死因；每年有一百萬以上的人是死於各種形式的心血
管疾病。

　　有鑑於飲食與生活型態對心臟健康的重要性，不強調兩者對罹患心臟病風險
高者而言是基本的保健層面，是不智的。事實上，研究顯示，尋求標準醫療同
時改變飲食與生活的人，比施行繞道手術和／或血管成形術的人，更不會出現
併發症，因此也較長壽。

　　心臟疾病牽涉到許多因素。膽固醇升高、動脈硬化、高血壓，是心血管問
題最常見的已知原因。我想心碎、孤獨、憂鬱的影響，也比我們以為的重要。
我們要如何否認自己的整體情緒、對感受的知覺、從內心與周遭世界連結的能
力，對心臟健康而言很重要？要如何否認這是心臟疾病的潛在肇因？不論男
女，我們都很常孤立於自己的感受之外，遠離著親友生活，在並不支持自己的
情境下工作。人們往往遠離著家人與童年朋友，在無法帶給人情緒滿足與刺激
的社群中生活。我也認同友人格林的觀點，相信心碎——不是與初戀情人分手
的那種典型的心碎，而是今日許多人感受到的那種精神上的孤獨——才是大多

數心臟病底下的肇因。

我們需要社群來支持心臟的健康。我們需要彼此。我們要有親密的朋友與家人來滋養並填滿我們的心。我們也需要健康的食物、新鮮空氣、運動、工作帶來滿足，並支持生命。我們要的不多，是吧？

心是火做成的。

——《英倫情人》，麥可‧翁達傑（Michael Ondaatje）

讓心臟快樂健康的四大步驟

心臟保健應以預防醫學為基礎，包含生活型態、飲食，自然補充劑。遵循以下四個簡單的日常生活規則，你就能讓心臟獲得終身的健康與快樂。

1. 每日運動

人體天生就是要來活動的，所以久坐不動的生活型態幾乎一定會導致心臟問題。運動應該成為日常生活正常的一部分。「忙到沒空運動」是一種矛盾的說法，因為應該要為運動而忙碌才對！就算你要長時間坐在桌前工作，也要意識到身體的需要。請時時伸展四肢，在椅子上動一動，起身走走。如果你在工作時運動，你會發現自己會變得較能專注，身體較放鬆，生產力也較理想。

運動未必意味著要花大把時間上健身房、踩跑步機和室內腳踏車。只要起身活動，就是健康的運動——走路、種花、伸懶腰、追著小寶寶滿屋子跑。做什麼不重要，重要的是起身去做。我撰寫本書草稿時，好友與藥草師同行克里斯多夫‧霍布斯正在賢山教進階藥草訓練班。這位寫過二十多本書的作者了解截稿帶來的壓力。但在前後兩堂課的休息時間，他會來接我一同去散個步，到林地走走二十分鐘左右。我們會尋找剛開的春天花朵，站在西洋接骨木樹下，沐浴在春天的花雨中，或只是在樹林中邊走邊聊天。那樣既有趣又能振奮精神。我回到桌前時，會感覺滿心幸福。每天走進周圍的世界中一會兒，怎麼可能會因為太忙而做不到呢？沒有這麼做，人心就容易寂寞。

隨著年齡漸長，你的身體會變得較不靈活、不強壯，運動能力變差。但盡量起身活動仍是至關緊要的。請讓身體經受一點考驗。慢慢地動、穩穩地動，但

要常動。多走動。多扭動。多笑。這些都是很好的運動，對身心而言皆然。

　　國內的每座城市與鄉鎮，都有為老年人設計的運動課程。在 YMCA、老人市民中心、醫院、健康療養中心等，這類提供給六十歲以上老人的課程通常是免費的。如果你不喜歡單獨運動，或希望養成運動的習慣，請考慮加入這類課程。

2. 有益心臟的飲食

　　請不要吃壞了心臟，要多吃有益心臟的食物。心臟是體內最重要的肌肉，它時時運作著、時時要將帶來生命的血液打入全身系統。給它適當的營養，照理說便能讓它發揮最大功效。

　　心臟病在二十世紀以前很少見，所以回顧我們的老祖宗怎麼吃、怎麼過日子，可能是明智的做法。他們通常攝取不到飽和脂肪與糖，其飲食中往往以不飽和脂肪、全穀、堅果、新鮮蔬果為大宗。今日的心血管健康領域專家無不同意，我們老祖宗們賴以為生的低脂飲食，能紮下心臟健康的基礎。

　　以下的食物有益心臟健康，非常推薦：

　　● 必需脂肪酸（EFA）。EFA 有助於維持皮膚健康，強化心臟。體內無法製造這類脂肪酸，必須透過飲食攝取。月見草、琉璃苣、黑升麻籽、山桑子、西洋接骨木果、藍莓、橄欖油、大多數堅果、魚、魚油等，皆富含 EFA。

　　● 新鮮蔬果。一份以近四萬名男性為對象的八年研究發現，每天吃五份以上蔬果的人，中風的機率會比不這麼做的人少三九％。

　　● 大蒜與洋蔥。許多文化都很看重蔥屬植物，尤其是大蒜與洋蔥這兩種香氣十足的成員。蔥屬植物皆富含能降低膽固醇的化合物，大蒜與洋蔥又更是如此。請讓它們成為你日常飲食的一部分。

　　● 高纖食物。全穀與新鮮蔬果是纖維的極佳來源；然而研究顯示，如燕麥麩等的穀類纖維似乎最有益。

　　● 海藻。海藻充滿了各種營養素，包括鈣與磷，十分推薦給想保持心臟健康的人。大多數超市與天然食品店都買得到各種海藻。

　　● 香菇。每週兩次，每次少量食用三或四朵香菇，就能降低多達十二％的膽固醇。請加入香菇採購社團，請人將新鮮有機香菇送到你家門口！

　　● 不飽和油。做菜用的主要是不飽和油（如葵花籽油、紅花油、玉米油）

與單元不飽和油（如橄欖油、芝麻籽油）。橄欖油又是其中的佼佼者，因為它也對心臟也有益。

● **水**。新鮮的純水是有益心臟健康的最佳天然利尿劑。人們大多以為一天喝一兩杯水就夠了，但一份近期研究顯示，單是一天喝五杯以上的水，就能減少罹患心臟病的風險達五成！然而，這可能是要維持心臟健康最難做到的藥方，因為我們的水源並不理想。如果你無法取得泉水，請幫你的心臟和身體一個忙，購買瓶裝泉水。城市與鄉鎮的供水往往含有各種物質，如氟化物，對心臟健康反而有害。

● **全穀**。全穀能提供膳食纖維、必需脂肪酸與有益心臟的營養素。

要避開的食物包括：

● **過多的鹽**。雖然鹽是人體必需的營養素，但我們僅需要少量就夠了。許多食物都自然含有鹽，包括海藻、蔬菜和一些藥草；我們可以從這類自然來源取得所需的鹽。過多的鹽會造成動脈硬化。不幸的是，就和糖一樣，市面上所有包裝食品幾乎都添加了鹽。美國人食用的鹽遠遠超過了身體所需的分量。

● **過多的糖**。市面上所有的包裝食品幾乎都含有糖。請盡量將糖的攝取量降至最低。

● **炸物**。油炸食品，包括洋蔥圈、薯條、洋芋片和超市貨架上的其他許多零食，對肝臟與心臟的毒性甚高。

● **加工肉品**。請避開市面的包裝午餐肉、熱狗、香腸與其他形式的加工肉類。這類食物會毒害心肌。加工肉品應該加上「你吃啊！我對你的身體有害」這類警語才對。

● **飽和脂肪**。烘焙產品包括麵包、蘇打餅、甜餅乾、糖果等，幾乎都含有飽和油。

● **汽水**。以下成分在汽水中的含量都很高，會造成心肌壓力：鹽、咖啡因、糖、防腐劑。

● **興奮劑**。壓力與焦慮，是高血壓與心跳快的主因。焦慮會為負擔過重的心臟添加額外壓力，強力的興奮劑則總是使情況更為惡化。

為遏止心臟疾病在國內大行其道，我們必須大力改變國民的飲食方式。除了心痛使國人奄奄一息之外，我們還需要更多證據說明美式飲食不足以支持健康的身體功能嗎？但我們似乎是鐵了心要讓心臟的工作無比沉重。光是到現代超市逛一圈，心臟病差不多就要發作了。當我們生產的食品造成了國人的健康問題，這就鑄成了大錯特錯的悲劇。

3. 每日使用支持心臟的藥草

次頁表列出的有益心臟藥草，可當成滋補劑使用——能滋補、調理、修復、加強心臟。請時時使用在茶、膠囊、酊劑中。請參考附錄二的劑量指引。

✿ 歐山楂果醬

這種可口果醬是將歐山楂——一種非凡的補心藥草——納入飲食的好藉口。我還會在果醬中加入切碎的柳橙、乾蔓越莓、切碎的胡桃；你可以依自身喜好做出漂亮或簡單的果醬。

無籽乾歐山楂果

蘋果汁

蜂蜜

薑（磨碎或磨粉）

肉桂

使用須知

還有幾種藥草也有益心臟，包括毛地黃、麻黃、鈴蘭等，但它們含有的生物鹼如果使用不當，可能有害人體。如果沒有合格醫療從業人員的指導，我不建議各位使用。曇花也被普遍用來治療心臟問題；然而，這種植物已因產地破壞與野外採集者過於積極的採集而大量減少。你不應使用野外的曇花，而不幸的是，這種重要藥用植物的栽培者少之又少，幾乎付之闕如。

---

1. 將歐山楂果放進平底鍋，倒入剛好可淹過果實的蘋果汁。以小火燉煮十五分鐘。關火後蓋上蓋子，靜置一夜。

有益心臟的滋補藥草

藥草	效果
辣椒（學名 *Capsicum frutescens* 與相關種類）	有益循環最重要的藥草之一；對心肌尤其有滋補效果
大蒜（學名 *Allium sativum*）	降膽固醇、降血壓
銀杏（學名 *Ginkgo biloba*）	改善循環、降血壓、擴張末梢血管、增加末梢血流，經證實也有助於治療血管性機能不足
歐山楂（學名 *Crataegus oxyacantha & C. monogyna*）	西方藥草學中已知最重要的心血管滋補藥草。有助於改善大多數心臟問題，無毒，可做為心臟藥物安全服用。
椴樹（學名 *Tilia* spp.）	一種用來降血壓的舒緩藥草
歐益母草（學名 *Leonurus cardiaca*）	可治療壓力與焦慮造成的心臟問題，對改善心搏過速特別有益
燕麥（學名 *Avena fatua & A. sativa*）	一種舒緩、滋補型的藥草，對因應高血壓、心搏過速、壓力與焦慮特別有效
西番蓮（學名 *Passiflora incarnata*）	因其安神與舒緩功效而深受重視；對改善高血壓、心搏過速尤其有效
美洲花椒（學名 *Zanthoxylum americanum*）	可治療循環問題並當成強心劑；其功能近似辣椒，不過生效較慢，不會產生那種「火氣」
刺五加（學名 *Eleutherococcus senticosus*）	有益心臟的重要藥草；歷來公認是高血壓、壓力、過勞的有效療方
纈草（學名 *Valeriana officinalis*）	一種心臟鬆弛劑，能加強並調養心臟；可用於治療高血壓、心搏過速與不規則
西洋蓍草（學名 *Achillea millefolium*）	能擴張末梢血管，有利降低血壓；其發汗功效也有助於紓解心臟壓力

2. 加入蜂蜜、薑、肉桂等增添甜味。貯放於冰箱，能保存兩到三週。

你也可以把歐山楂果做成極佳的糖漿；事實上，那是我最喜歡用來獲得其驚人好處的方法之一。在歐洲，雜貨店、藥局與藥草店都買得到這種糖漿。若要自行製作，只要依第 399 頁的指示進行即可。你還可以加入其他有益心臟健康的藥草，如枸杞、西洋接骨木果等，也能做成令人垂涎的補心糖漿。

4. 每日服用有益心臟健康的補充劑

有益心臟健康的推薦補充劑，多半與維持良好視力、改善大腦敏銳度、預防或減緩阿茲海默症進程的補充劑相同。這類補充劑富含 Omega-3 脂肪酸、螺旋藻、抗氧化成分、維生素 E、卵磷脂、葉酸等。你可以在維生素專賣店與大多數天然食品店買到這類補充劑。

感動於春花盛開的草地，或深深感受到紅杉林的磅礴氣勢時，心會天馬行空起來，精神獲得療癒。但大自然也帶來身體的治療，為受盡折磨的心臟提供滋補與氣力。

——大衛‧霍夫曼（David Hoffmann），
《心臟健康》（*Healthy Heart*，暫譯）

此外，也請考慮補充輔酶 Q10（CoQ10）。身體的每個器官系統都有這種化合物，但心肌的 CoQ10 濃度尤其高。它是促進免疫系統的重要因子，能加強心臟與心血管系統，使血壓恢復正常。體內的 CoQ10 量會隨著年齡遞減，CoQ10 低與諸多年齡相關的障礙有關，包括心臟病、甚至鬱血性心衰竭。心臟衰竭的嚴重性往往與這種強力營養素嚴重不足有關。CoQ10 在食物中很常見，可以在肉類（尤其是內臟）、蛋、魚、堅果中發現。維生素專門店與天然食品店也大多買得到 CoQ10 補充劑。建議每日服用五十到三百毫克。不幸的是，CoQ10 補充劑相當貴，品質卻往往不怎麼樣。請查證你的購買來源，向可靠的公司購買（我最喜歡的品牌是 Rainbow Light）。

> **維生素 E 對心臟的效用**
>
> 維生素 E 是一種強力抗氧化劑，能加強心肌、改善循環。如果你的心臟問題很多，請少量服用就好，每日不超過五〇 I.U.。如果心臟正常，每日可服用兩百到四百 I.U.。

賦予長者活力

活力不足是多數老年人常見的問題。缺乏活力的原因一言難盡——可能是睡眠不足、吸收不佳、缺乏運動、免疫系統有損、腎上腺疲勞等，原因不一而足——但改善飲食、良好的運動計畫，加上一夜好眠，就能輕易回復你的活力，使你從內心再度感受到生命的綻放。

請試試以下的五步驟活力計畫，持續四週，你會發現自己的內在之火與力量泉源都確實回復了。試過八週後，你會發現自己又重獲健康了。

1. **睡眠**。每晚睡滿八小時。如果你睡不好，請參考第三章緩解失眠的建議（見第 74 頁）。

2. **運動**。每天至少進行三十分鐘的某種低強度運動。瑜伽是回復活力的理想運動；除了能提供簡單運動的好處外，它的姿勢特別有助於改善系統耗竭與疲勞。散一點步來展開並結束你的一天，能大幅恢復你的活力。事實上，以我來說，要恢復平衡與活力，沒有什麼比到野外的林地走走更有效。

3. **消化**。請依第四章的建議（見第 106 頁）恢復消化系統的健康。

4. **腎上腺**。請每天喝兩杯提神茶（見第 315 頁的食譜），持續四到六週。

5. **綠色力量**。要改善並恢復活力，請每天飲用一杯「綠色」飲料或服用螺旋藻、綠藻或藍綠藻膠囊。我最喜歡的是瑞秋綠飲（Rachel's Green Drink），在大多數天然食品店都買得到。

❧ 長者能量球

這是專為老年人改編的配方，沒有我著名的活力球那麼「活力四射」。使用的藥草全是粉狀。

中東芝麻醬或其他堅果醬

蜂蜜

一份花旗參或高麗參（有機栽種）

一份黃耆

一份歐山楂果

一份何首烏

一份刺五加

四分之一份瓜拿納

角豆或巧克力片（可不用）

椰子（可不用）

枸杞或葡萄乾（可不用）

杏仁粒（可不用）

角豆粉

1. 混合等量的中東芝麻醬和蜂蜜，或依口味調整分量（你可能希望蜂蜜少一點、芝麻醬多一點，諸如此類）。
2. 混合各種藥草粉。將適量藥草粉加入前述的芝麻醬與蜂蜜中，攪成濃稠的膏糊狀。
3. 加入你喜歡的任何小東西——角豆或巧克力片、碎椰子、枸杞或杏仁粒。
4. 加入足量的角豆粉捏成團。滾成一顆顆小球。貯放於冰箱，能保存兩到三個月。但何必放那麼久呢？

🍃 能量奶昔

這種美味奶昔充滿了可鞏固能量的營養素。製作方便，也很容易消化。以下是我最愛的配方，但你可以使用任何水果與果汁的組合，再添加各種藥草粉來增添活力。

兩杯鳳梨汁（或另一種米奶「米夢」〔Rice Dream〕，或杏仁奶）

一大匙瑞秋綠飲

一茶匙高麗參或刺五加粉

一茶匙歐山楂粉

半杯優格

四分之一到半杯藍莓、覆盆子、桃子或任何當季水果

一根香蕉（新鮮或冷凍皆可）

將上述材料放進果汁機攪勻。

🍁 活力速飲

這種配方是為偶爾需要迅速補充活力的情況設計的，例如長途開車。瓜拿納含有咖啡因，是疲憊與耗竭的剋星。Alacer Emergen-C 沖泡飲能提供兩千毫克的維生素 C，加上各式各樣的生物類黃酮。

兩包 Alacer Emergen-C 沖泡飲（在天然食品店買得到）

八分之一茶匙瓜拿納粉

一杯水或果汁

以小容器混合 Alacer Emergen-C 與瓜拿納。搖勻後，倒入水或果汁中飲用。

🍁 提神茶

兩份歐山楂果、葉和／或花

兩份蕁麻

一份銀杏

一份光果甘草（見下方的使用須知）

四分之一份肉桂

四分之一份薑

以三十克藥草料使用九百五十毫升水的比例，依第 397 頁的指示浸泡藥草四十五分鐘以上。每日飲用兩到三杯。

治療靜脈曲張

毛細血管與靜脈失去彈性，變得鼓脹扭曲時，就會發生靜脈曲張。靜脈曲張不僅是一種外觀問題，還可能帶來疼痛，使走路坐下都不舒服，它也是靜脈系統需要關注的徵兆。老人家有靜脈曲張，通常是因為血液循環問題與靜脈壁脆弱所致。

為預防並減輕靜脈曲張的症狀，請勿長時間站立，尤其不要站在水泥或其他堅硬表面上。血液會聚集在脆弱的毛細血管，使其更為鼓脹。可能的話，請坐下並將雙腿稍微抬高到臀部以上。如果你必須站著一段時間，請務必確保腳下有軟墊。夜裡就寢時，請把雙腿墊高。

維生素 C 與生物類黃酮是保持毛細血管與靜脈健康的基本要素。請多吃富含維生素 C 的食物，如玫瑰果、山桑子、藍莓等。我也建議服用維生素 C 補充劑。我最喜愛的是 Alacer Lite Emergen-C 沖泡飲（超市大多買得到），富含生物類黃酮，身體能迅速吸收（但請勿在晚上飲用，不然會刺激身體，讓你好幾個小時睡不著覺）。

請將能改善循環的藥草納入飲食，辣椒、西洋接骨木果、薑、銀杏、歐山楂等，都是很好的選擇。

靜脈曲張治療搽劑

要協助治療靜脈曲張，請每晚塗抹這種搽劑。假葉樹（butcher's broom）治療靜脈曲張特別有效。

兩份金盞花的花葉

兩份七葉樹

一份假葉樹

一份金縷梅樹皮

金縷梅萃取物

1. 將藥草放進夸脫瓶，倒入高出五至十公分的金縷梅萃取物（在藥房買得到的那種）浸泡。靜置在溫暖的地方兩週。
2. 濾出藥草後，將水裝回瓶中，貯放於陰涼處。
3. 坐下並將雙腿稍微抬高。將一碗搽劑、一塊薄棉製小手巾擺在手邊。將手巾完全浸入搽劑中，慢而穩定地按摩雙腿，由下往心臟的方向按摩。持續十到十二分鐘。
4. 以這條浸滿搽劑的手巾裹住腿。坐著抬高腿二十分鐘。

靜脈健康療癒茶

這種藥草茶有助於預防或舒緩靜脈曲張。

兩份假葉樹

兩份歐山楂

兩份玫瑰果

一份白橡樹皮

混合上述材料，依第 397 頁的指示泡成茶飲。每日飲用兩到三杯。

維生素 C 敷劑

一份金盞花

一份康復力

一份西洋蓍草

五千 I.U. 維生素 C

金縷梅萃取物

將金盞花、康復力、西洋蓍草切碎後混合，加入維生素 C。然後加入適量的

金縷梅萃取物攪成濃稠糊狀。直接塗敷在有靜脈曲張的地方，或多墊一條細棉布再敷。靜候三十至四十五分鐘。

預防與治療潰瘍

許多老人家深受消化性潰瘍的疼痛所苦，這類問題的原因多半出在壓力、飲食習慣不良、腸胃道異常等。每十名美國人中就有一名有某種潰瘍，這種疾病如此普遍常見，道出了引發美國人這種健康問題的可悲寫照。消化性潰瘍以往被認為是老年人和生活糜爛者才有的疾病，在富有、發福、年紀大的男女身上最常見。但今日，年齡與階級已不再是決定因素；人人似乎都可能在繁忙的現代生活中，因壓力與緊張而百病叢生，大多數美國人的飲食習慣也不健康，飲食過量且糖分過多。

幽門螺旋桿菌是一種常見的胃部細菌，被認為是胃潰瘍的主因。人體的保護性腸膜失效時，幽門桿菌就會入侵，釋放出大量的氨與二氧化碳，刺激胃壁。但幽門桿菌不是造成潰瘍的唯一元兇。這種細菌本來就居住於腸道，通常不會造成任何問題。然而，飲食習慣不良、壓力過大而導致體內系統失衡時，身體就會成為細菌過度滋生的完美媒介，潰瘍便是由此形成。

祖母多年前教給我的療方，始終是我最喜歡用來因應消化性潰瘍的療方。在祖父過世不久後，祖母就開始出現難受的消化性潰瘍。也難怪！以前她都是仰賴祖父來面對外界。購物是祖父負責，他要開車載她去她要去的地方，生意也都是他一手照料。祖母不是不忙。恰恰相反！她忙的程度不亞於祖父——只是她是忙著養一大群孩子、打理寄宿住房、煮我吃過最豐盛的飯菜、避免我們的靈魂墜入永劫不復的深淵。持家和支應帳單與家用，實在是另一回事。祖父過世後，她傷心自己失去人生伴侶之餘，還要接管祖父留下的生意，因此產生了難以負荷的壓力。她辨認出了消化性潰瘍的顯著徵兆——飯後嚴重的胃灼熱、噁心、失去活力——因此她很快到店裡買了很多高麗菜囤積。她禁食了七天，只偶爾吃一片水果，加上新鮮高麗菜汁，每天兩三次，從不錯過。不到七天，潰瘍就消失了，她自此未再患過潰瘍。

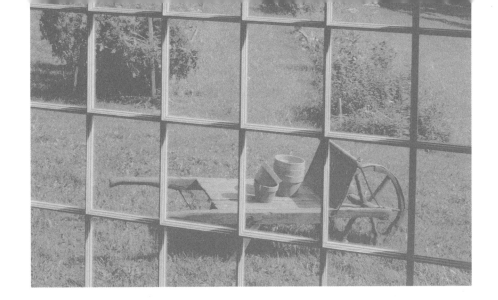

祖母瑪莉的高麗菜汁雞尾酒

新鮮高麗菜

將高麗菜葉放進果汁機攪打成汁後，馬上倒進玻璃杯一飲而盡。高麗菜汁氧化得很快，氧化後便會失去其大多數的珍貴功效。新鮮高麗菜汁滋味甜美，但如果擱置一段時間，味道和氣味道就會變得辛辣，非常不好喝，像一頭發情的老山羊。

解壓茶

這種綜合茶飲既能舒緩潰瘍，也能舒緩心靈。

三份燕麥（奶綠色麥尖）

一份光果甘草根

一份藥蜀葵

一份馬齒莧（purslane）或繁縷

混合上述材料，以一杯水加入兩茶匙藥草的比例，依第 397 頁的指示浸泡藥草三十到四十分鐘。每日飲用兩到三杯。

🌿 解潰瘍茶

舒緩、多黏液、強化免疫系統的藥草，對治療潰瘍有絕佳功效。這種綜合茶飲既有效又好喝。

鉤藤（uña de gato）是來自雨林的一種有療癒奇效的藥草。然而，如果不容易找到，可用不難找到的風鈴木來替代。

兩份光果甘草根

一份藍莓或越橘莓

一份藥蜀葵根

一份鉤藤或風鈴木

四分之一份肉桂樹皮

混合上述材料，以一杯水加入兩茶匙茶料的比例，依第 397 頁的指示熬煮二十分鐘以上。每日飲用兩到三杯。

聽力喪失與耳鳴

據估計，每十個美國人中，就有一人會歷經某種形式的聽力喪失。雖然六十五歲以上的人多少會體驗到聽力喪失，但研究顯示，年輕人聽損的比例也較以往高，而主要原因出在噪音汙染。舉例來說，我父親（近八十歲）和我的伴侶羅伯（四十五歲左右），都有某種程度的聽損。但我父親是心臟病藥物導致的聽損，羅伯則是因為前一個工作的噪音汙染而造成聽損。

雖然六十五歲以上的人，有三分之一以上有聽損問題，但這未必是年齡漸長的緣故，而是因為耳部供血生變的關係，這類變化通常是心臟病、糖尿病、循環失衡等問題造成。噪音汙染則是另一個主因。人們不論年紀多寡都會受噪音汙染影響，只是老年人（和兒童）的耳朵較敏感，所以受影響的程度往往更深。耳朵敏感的聽力機制，內建著某種保護機關，會在噪音變得太大或太惱人時發出警訊——只待我們去聆聽。當噪音成為對耳朵的攻擊或損害，我們耳裡常會聽見特殊的嘶嘶聲或很高的嗶聲，或像是我們從水面下聽聲音。這種警訊稱為

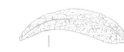

暫時性的聽力閾值變化（TTS），顯示傳送聲音的內耳細毛已在強力聲波下受損。從衝擊性噪音中脫離並休息一夜，是回復聽力正常的必要做法。如果持續讓耳朵暴露於那種噪音下，損傷就會變得不可逆轉，造成永久性的聽力閾值變化（PTS）。

有八五％的聽損者會出現耳鳴，這是一種尤其惱人的聽損問題。一般認為是神經受損、噪音汙染、耳道過敏造成充血所致，特徵是持續或反覆聽到嗶聲或嗡嗡聲。有些人會一直聽見，其他人則是反反覆覆，似乎沒有固定模式。耳鳴可能極令人難受，往往使人神經衰弱。這種情況下，對抗療法幾乎無法減輕耳鳴症狀，但有幾種自然與草本療法，經證實是有益的。

促進循環以減輕耳鳴

有些耳鳴的例子，是因為腦部血液循環不良所造成的。銀杏這種促進血液循環的強力藥草，經證實能協助許多人改善這類耳鳴。我通常偏好使用全株植物的酊劑與漿液，我發現對患者大多是有效的。請每日三次、每次飲用半茶匙到一茶匙酊劑，或每日服用三次、每次兩顆膠囊（六十毫升）。然而，如果全株植物酊劑似乎沒有在三、四週內改善症狀，請改用市面上含二四％黃酮配醣體（有些研究者認為是主要活性成分）的標準濃縮製劑。請以包裝上的使用建議為指引，再依年齡與病患健康狀況來調整劑量。

♣ 耳部循環與耳鳴茶

以下配方既可口又能有效刺激循環，能協助增加全身循環，改善某些人的耳鳴與聽力喪失。

一份銀杏
一份歐山楂果
四分之一份肉桂
四分之一份薑

混合上述材料，依第 397 頁的指示泡成茶飲。每日飲用三到四杯。

這種配方也能做成糖漿，請依第 399 頁的指示進行。

過敏與聽力喪失

過敏與對某些食物敏感，往往會造成鼻竇充血，進而刺激耳道與聽覺機制。這類問題對聽力喪失的效應為何，目前尚不清楚，但經證實，減少造成過敏反應的食物，可以大幅改變性情，掃除長期疾病，使身心重獲能量、活力與精神。

我家那隻漂亮的伯恩山犬就是個好例子。迪娃是我向一位育犬者買來的，十二週大的她投入我溫暖的懷抱時，就已經出現了免疫系統不佳與過敏的症狀。我毫不遲疑地依我的老師、也是熱情的愛狗人士與育犬人列薇的指示，開始給予迪娃全天然的飲食：有機生肉、茅屋起士、全穀、蔬菜。那是很好的飲食方式，但迪娃的情況並未改善。雖然她是可愛得不得了的小狗，但她變得暴躁、易怒且過動。她的耳朵有股惡臭，耳垢過多，她常常甩頭，想把耳垢甩出來。她的聽力也不太好。發現過敏原需要時間，但我們很努力，最後終於發現她是對牛肉、羔羊肉、小麥、乳類過敏。

應該請各位看看迪娃現在的樣子。撇開最近碰上豪豬的遭遇不提，她充滿了健康與活力。如果她能以言語分享她的體驗，告訴我們她在過敏發作時有何感受，我相信她會抱怨自己有耳鳴。

我相信過敏反應造成耳鳴與聽力喪失的情況，就和噪音汙染、壓力、循環不良一樣頻繁。食物過敏測試可能要價不斐，也未必樣樣精確，但如果你能負擔，還是值得一試。食物排除療法也值得花時間試試，這種做法是將某個食物群從飲食中移除一到兩週，然後檢視效果如何。實行起來可能不容易，但結果往往很驚人。過敏源千奇百怪，但小麥、乳類、糖是最常見的觸發因子。

隨著四季的更替循環生活；呼吸，飲水，品嘗水果，任萬物影響自己。

——亨利・大衛・梭羅

除了排除可能造成過敏反應的食物，你還可以多吃辣根、薑、辣椒來清鼻竇。辣根醬是我最喜歡的清鼻竇充血療方。

🌿 改善鼻竇充血與耳鳴的辣根醬

有鼻竇充血或耳鳴的人，應該來試著自製這種醬看看。它可以做為療法的一部分——請勿使用食物調理機，不然無法充分發揮效果！

辣根的根
蘋果醋
蜂蜜

1. 使用手動磨碎器，將辣根的根磨細。請磨到逼出眼淚與鼻涕為止。這時辣根已經開始發揮效用了！

2. 將磨碎的辣根混入蘋果醋與蜂蜜，以增添風味。將醬料放進密封玻璃罐，貯放於冰箱，能保存六個月。每日食用兩茶匙；我偏好將它倒進穀物與蔬菜，或塗在餅乾上食用。味道可口，也是治療鼻竇充血的強力療方。

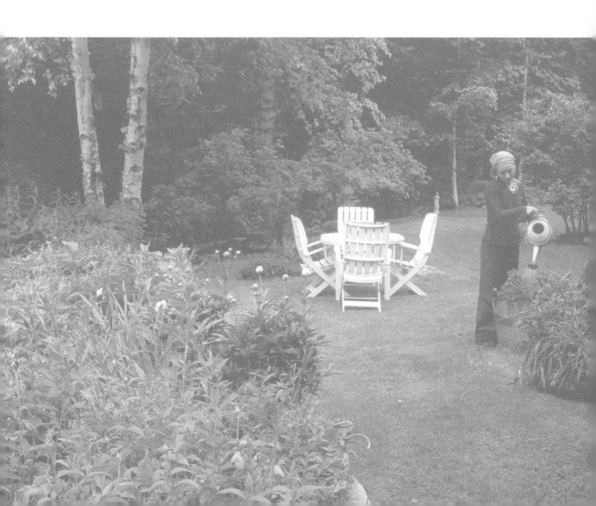

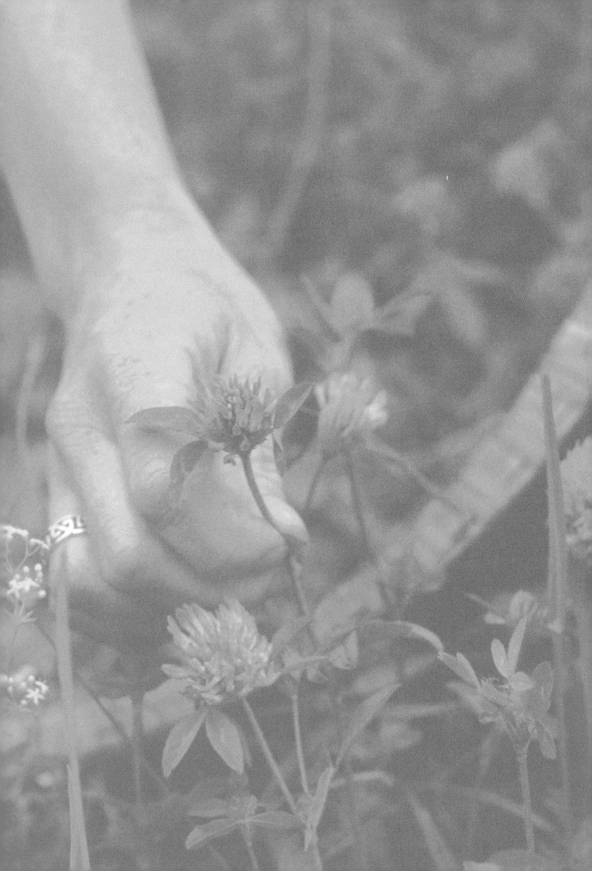

藥草藥材指南（依字母順序排列）

　　雖然決定將哪些功效絕佳的藥草納入以下這類列表，永遠是一項具挑戰性的任務，但我將討論限制在使用歷史最悠久，以及居家療法中也是常見材料的藥草。這些藥草大多可有效、安全地長期用於各種不同目的。需要警示時，我會適時提出。如果希望獲得更完整的有益藥草列表，或得知本書藥草的進一步資料，請查閱今日任何可獲得的藥草百科大全。

　　閱讀能使你的腦海充滿關於每種植物的詳盡事實與故事，但藥草療法不僅要用「頭腦」學習，植物也會透過互動來教導我們，因此體驗是認識每種藥草的最佳可能方式。讀過資料後，如果你覺得某種藥草似乎很適合你的情況，請試用看看。你的身體——味覺、嗅覺、對藥草的人體效用進行的分析——就是判定它有效與否的最佳實驗室。

　　教學生使用藥草時，我會堅持要他們泡茶試喝每一種看看。透過這種方式，他們就能認識到每種藥草的風味與效應。接著，我會請他們從幾本優良參考書中研究那種藥草。學習不同藥草師針對某種藥草推薦的各種用途，能開啟你對它的直接體驗。

　　認識藥草最重要的，是仔細聆聽：聆聽身體的智慧，聆聽你使用藥草時的感受，聆聽你從閱讀中獲得的書本知識。

研究不嫌多

研究藥草時，我始終覺得有必要針對我計畫使用的每種藥草，研究三本以上的藥草專著。因為藥草有許多面向，沒有哪本書能給你完整描述，鉅細靡遺地告訴你那株藥草是什麼、有何用途。多閱讀幾本書來研究藥草，能給你更詳盡的資訊，拓展你對其深度與可能性的理解。

蘆薈（aloe vera，學名 *Aloe vera*）

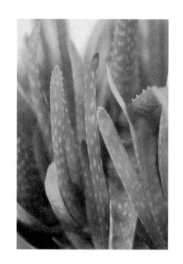

使用部位：新鮮的葉子、乾葉樹脂、萃取自新鮮葉子的凝膠。

益處：蘆薈可說是植物的急救箱，能成為居家種植最有用的藥草之一。新鮮的葉子是皮膚擦傷、外傷、燒燙傷（包括熱輻射灼傷）的舒緩潤膚劑。內葉凝膠的自然 pH 值約有 4.3 ，非常適合使用在皮膚與毛髮上。無論內服或外用，對於治療粉刺、面皰、痤瘡等皮膚問題也相當有效。蘆薈也含有蘆薈素，一種天然的防晒霜，能阻擋多達三〇 % 的陽光紫外線。此外，有研究顯示，蘆薈做為 HIV 與 AIDS 病患的溫和抗病毒療方，效用可期。

蘆薈是最著名的清腸藥草之一，多個世紀以來都當成瀉藥使用。要內服之前，一定要先將新鮮葉子的外皮剝除，不然蘆薈素這種多集中於葉刃附近的棕色凝膠可能會有刺激性。一般而言，內服時會使用新鮮蘆薈汁。

建議用途：請種植這種藥草以供使用！外用時，將植物的葉片從葉根切下。新鮮的切口處會流出清澈的凝膠，但它會很快癒合。將葉片放進冰箱能保存數週，可隨時取用。可從葉片擠出凝膠，或直接拿葉片來塗抹傷燙傷、皮膚不適、褥瘡等，也可做為化妝品配方的成分。

內服時，請飲用新鮮蘆薈汁──在大多數天然食品店都買得到。請依製造商的建議劑量飲用。

注意事項：內服蘆薈時要小心謹慎，確實依照建議劑量飲用，不然可能會因此肚子痛、胃痙攣與腹瀉。正在哺乳的母親請避免內服蘆薈，它會透過母乳影響喝奶的嬰兒。孕婦也不應內服蘆薈。

雖然很推薦以蘆薈來治療大多數的皮膚問題，但有葡萄球菌、膿痂疹或其他類似葡萄球菌感染的問題時，請勿使用。蘆薈的甜凝膠會成為葡萄球菌滋長的完美培養皿。

茴芹（anise，學名 *Pimpinella anisum*）

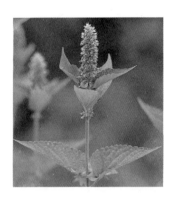

使用部位：主要為籽，但葉也很實用。

益處：茴芹是一種祛風（驅風）、暖和的消化促進劑，有一種光果甘草般的清香。

建議用途：用來泡茶可治嬰兒腸絞痛與其他消化問題。由於茴芹味甜，可摻入其他不那麼美味的藥草中，中和一下味道。

朝鮮薊（artichoke，學名 *Cynara scolymus*）

使用部位：所有部位都可使用，但突出的大葉片（不是我們食用的頭狀花序）最有醫療效果。

益處：如同它的親戚水飛薊與其他薊屬成員，朝鮮薊富含洋薊酸，這種化學物質能輔助並保護肝臟。朝鮮薊也含有能積極刺激肝臟與膽囊的苦味素。因應消化緩慢或不順、吸收不良，朝鮮薊尤其有效。整株植物都具有療效，但葉子特別富含菊糖、洋薊酸與苦味素，是其最常使用於草藥的部位。我認為朝鮮薊是我們最好的苦草；由於它在美國國內多個地區都很容易種植，所以反而沒

有被善加運用，十分可惜。在它原生的地中海地區，朝鮮薊以做為糖尿病的出色食材著稱，因為能有效降血糖。

建議用途：將朝鮮薊與其他補肝藥草如西洋蒲公英、皺葉酸模、牛蒡等混合，能有效促進消化，帶來滋補。

南非醉茄（ashwagandha，學名 *Withania somnifera*）

使用部位：根

益處：這種古老的阿育吠陀藥草往往被稱為「印度人參」，而南非醉茄的使用方式確實十分接近亞洲人使用人參的方式。這種出色的適應原藥草能全面提升身體適應與抵抗壓力的能力。在印度，它也用來增強記性、促進學習效果，既能帶來活力，也有舒緩功效。南非醉茄主要被歸類為一種男性的滋補藥草，但女性也能使用。它是有益生殖系統的經典補方，能協助回復與性有關的「氣」（或能量）。

建議用途：這種藥草特別能因應活力不振、全身虛弱、性能量不足、神經緊繃、壓力、焦慮等。它能促進整體健康，加強耐力（這說明了它為何廣受運動員歡迎）。

據說南非醉茄聞起來像母馬的尿與種馬的雄汗，所以味道可能不盡如人意。我建議摻入薑、墨西哥菝葜（sarsaparilla）、肉桂等較香的藥草，泡成一杯好入口的茶。將根磨成粉後混入牛奶，便是一杯經典的印度活力飲料。也可試著混入你最喜愛的印度拉茶看看。也可以製成酊劑或膠囊服用。

黃耆（astragalus，學名 *Astragalus membranaceus*）

使用部位：根

益處：這種能有效賦予活力的滋補藥草，是鞏固免疫力、給予全身活力最傑出的藥草之一，對脾臟、肺臟尤其有效。它的滋補效果一流，多用於治療慢性失衡。黃耆能刺激骨髓重建儲量，強化並支持身體的「保護盾」，以及恢復免疫系統功能。黃耆能預防也能治療長期感染，包括久病不癒的傷風、一再復發的流行性感冒、念珠菌症等，對人類疱疹病毒第四型也有效。黃耆能促進循

環、刺激膳食糖的正常代謝，因此糖尿病患者也常用。

以黃耆輔助接受放射線和／或化學療法之癌症患者的研究，顯示成效似乎不錯。雖然黃耆似乎並不含有能直接殺死癌細胞的成分，但這些研究指出，黃耆能加強免疫系統抵抗感染的能力，從而促進病患的整體健康。

建議用途：請以黃耆泡茶，用來治療長期病症、重建能量值、從裡到外強化並鞏固免疫能力。你也可以將黃耆加入湯中；只要將一兩條完整的根放進湯鍋，燉煮數小時即可。也可將黃耆製成膠囊服用。

黃耆分成許多等級與品質。根會切壓成片，看起來與醫師使用的壓舌板很相近。請尋找長一點、寬一點、直一點的黃耆根，通常泛白或是黃中帶乳色。黃耆根有股可口的甜味，兒童會把它當光果甘草糖般嚼食。

山桑子（bilberry，學名 *Vaccinium myrtillus*）

使用部位：葉、果

益處：山桑子（歐洲越橘、歐洲藍莓）可預防也可治療眼睛問題。葉含有高濃度的抗氧化劑與生物類黃酮，果實更高，尤其是花青素這種複合群，能促進流向眼部的血液，加強眼部與眼周的毛細血管。

山桑子果與葉能降低過多的血糖，經證實對糖尿病有益。如果接連使用數個月，山桑子能協助調節高血糖。它也是泌尿系統的刺激滋補藥草，能強化膀胱與腎臟功能。它有殺菌與利尿功能，能用來治療泌尿器官感染，這方面通常會結合蔓越莓或熊果使用。此外，山桑子也有益於循環系統，能改善靜脈曲張與痔瘡，重建結締組織。

建議用途：市面上買得到含二五％花青素標準化定量的山桑子萃取物。不過在大多數情況下，我會建議使用全株植物做成的酊劑或茶，至於黃斑部病變與糖尿病視網膜病變，則請服用標準化製劑，因為其濃度較高。

請別把山桑子果醬與山桑子酒排除在你的療方之外，兩者的甜美滋味是誘人沉浸在其療效中的絕佳方法。

黑莓（blackberry，學名 *Rubus* spp.）

使用部位：果、葉、根

益處：長久以來，原住民就將黑莓當成可口食物食用，它也是一種重要的民間草藥。黑莓含有維生素 C、單寧、有機酸、黃酮類化合物等諸多營養素，這說明了它為何能發揮療效。雖然果實略有通便效用，但根葉皆是腹瀉與痢疾的有效療方。黑莓葉的功效較溫和，尤其適合拉肚子的兒童。黑莓根則是我旅行時的最愛良藥，每次我到中南美洲旅行時，就會將黑莓根酊劑帶在身上，效果十分良好。

建議用途：黑莓是做水果派、果醬、果凍的絕佳材料，也能做成美味又營養的黑莓酒與咳嗽糖漿。黑莓葉也很芬芳；往往會結合覆盆子等其他懸鉤子屬植物的葉子使用。黑莓葉茶能有效治療兒童的輕微腹瀉與拉肚子。黑莓根含有的單寧最多，是腹瀉與痢疾的強力療方。早春或晚秋採收的黑莓最佳，但要掘出根並不容易，這或許能解釋為何這種出色療方沒有大量出現於市面。幼嫩的根較容易切片，請勿使用堅硬如木的大根，其中含有的醫藥成分較少。

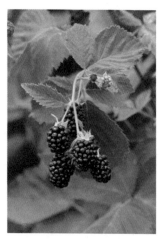

黑升麻（black cohosh，學名 *Cimicfuga racemosa*）

使用部位：根狀莖、根

益處：黑升麻與藍升麻並無關係，但兩者經常一起使用；它們不是可互換的植物，但其功效能相輔相成。黑升麻有類似雌激素的作用，能調節並使荷爾蒙分泌正常化，常用來製成平衡女性荷爾蒙系統的配方。它也被高度評價為是一種安神劑與肌肉鬆弛劑。

建議用途：黑升麻結合藍升麻，能刺激子宮收縮，經常用在臨盆前最後一週，以促使子宮做好分娩準備，並改善母親或胎兒過期妊娠的壓力。由於黑升麻有雌激素般的效用，所以特別適合更年期女性，也會用在平衡荷爾蒙分泌的配方

中。黑升麻常用來催經，有助於舒緩常伴隨月經出現的壓力與神經緊繃。

黑升麻也很適合用來舒緩頭痛與肌肉痙攣。它有抗發炎功效，所以對關節炎、肌肉與神經痛皆有助益。

注意：除了臨盆前，懷孕期間請勿食用黑升麻，也務必在合格整體醫師的監督下才使用。

黑胡桃（black walnut，學名 *Juglans nigra*）

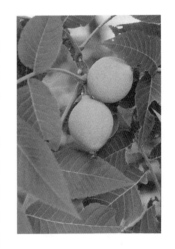

使用部位：堅果及其綠莢

益處：高大的黑胡桃樹廣受家具製造者與工藝家喜愛，因為其木質堅硬。藥草師則著重於黑胡桃未成熟前的果莢，內服能清血管、清腸胃，外用能治療皮膚。

在北美，含有黑胡桃的製劑，是治療香港腳及其他真菌感染的熱門民間療方——今日仍是如此；在歐洲，黑胡桃的親緣物種奶油胡桃也有相近用途。我發現黑胡桃對治療各類型的真菌感染都很有效；我會用在足部藥粉、搽劑、香港腳與感染性皮膚不適的沖洗液中，不過皮膚會染上奇怪的顏色，數天才消退。

黑胡桃的綠莢是胡桃醌的豐富來源，胡桃醌是抗真菌、抗寄生蟲的化合物。製成酊劑內服的黑胡桃十分有助於改善梨型鞭毛蟲、念珠菌等腸道寄生蟲引起的腸胃道問題，包括腹瀉與便祕。

堅果本身則美味又營養；一般認為黑胡桃對因病日益消瘦的人特別有效，因為黑胡桃富含優質油類，有助於穩定體重減輕的情況。

建議用途：黑胡桃粉可用來做成足部藥粉、足浴水、皮膚感染的沖洗液。果莢磨粉後，也能做成膠囊內服。通常我建議將黑胡桃與其他藥草混合使用，例如混合薑、茴香可改善腸胃道問題，混合木餾油灌木及金印草可改善寄生蟲問題。酊劑劑量為每日三到四次、每次兩根滴管，或是每日三次、每次兩顆00號膠囊，不宜超過。持續三到四週，如果需要進一步治療，請先中斷一週，

再重複上述週期。

黑胡桃酊劑可局部塗抹治療疱疹與唇疱疹。

注意：黑胡桃不建議長期使用。其果莢療效甚強，所以內服時請特別留意劑量與頻率。

不論是新鮮或乾黑胡桃莢，局部使用於皮膚時都會迅速染色。我從不介意，因為治療香港腳與其他真菌感染真的非常有效。對我來說，腳看起來一片烏青還是比又癢又痛好多了！染到色的地方幾天後就會消失了。

藍升麻（blue cohosh，學名 *Caulophyllum thalictroides*）

使用部位：根、根狀莖

益處：以前的人將藍升麻稱為葳嚴仙根、美類葉升麻，美國原住民女性一般會在懷孕後期使用，以確保分娩與生產順利。早年的一位藥草醫派（Physiomedical）的草藥醫師叔克博士（Dr. Shook）說：「這種價值非凡的藥草被稱為『女人最好的朋友』當之無愧，因為它非常可靠，能使緩慢、疼痛的分娩較順利，減少大量危險。它也是十分古老的印度藥方。印度人相信它是大自 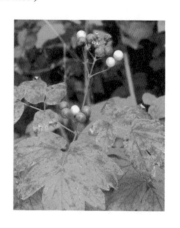 然最佳的助產劑，他們的女性習慣在分娩前幾週喝這種茶。」一八八二至一九〇五年的《美國藥典》（*United States Pharmacopeia*）將藍升麻列為助產劑，一般都是在懷孕最後幾週才使用。懷孕前也會使用，以使子宮做好分娩準備。

建議用途：今日的藥草師仍普遍使用藍升麻；它被認為是極佳的刺激子宮及通經藥草。藍升麻含有的化學成分花椰菜皂苷 *Caulosaponin* 能大力刺激子宮收縮，促進血液流入骨盆區，有助於紓解經痛。

注意：藍升麻是一種強力藥草，效果十分強烈，所以請務必在經驗老到的藥草師監督下使用，才是負責的做法。由於它有刺激子宮的效用，懷孕期間不應使用。請勿食用藍升麻果，因為有毒。

琉璃苣（borage，學名 *Borago officinalis*）

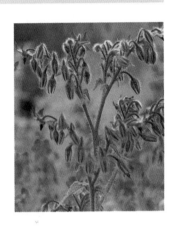

使用部位：花、葉

益處：傳統上，琉璃苣是用來紓解焦慮與壓力，更能有效提神。使用琉璃苣一天下來，有助於消解憂鬱。

建議用途：這種植物晒乾後會失去大量療效，所以盡可能使用新鮮琉璃苣。琉璃苣可製成花精，或以其花葉泡茶。

山布枯（buchu，學名 *Barosma betulina*）

使用部位：葉

益處：山布枯是來自非洲南部的療癒藥草，一八四七年成為北美洲的重要藥物，當時亨利・漢姆波德（Henry Helmbold）將山布枯當成專利藥品引進。漢姆波德的「複方山布枯精」很快就成為治療腎臟與泌尿道問題最受歡迎的藥品，也用來治療「因輕忽引起的疾病」。自命為山布枯王的漢姆波德藉此成為百萬富翁，野生山布枯會絕跡，有一部分就是因為他的緣故。

山布枯的葉子有股強烈、芳香、幾乎像薄荷的味道。其中含有大量的揮發油、硫化合物、黃酮類、黏質等，可做為尿路消毒劑、利尿劑、興奮劑。山布枯是治療各種腎臟與膀胱問題的極佳藥草，包括膀胱炎、尿道炎、水腫、腎結石等。

它能刺激排尿，清除腎臟與膀胱的黏液、尿酸與其他物質，還能加強泌尿系統組織。山布枯特別能舒緩排尿的相關疼痛。

建議用途：山布枯的怡人香氣與水溶性化合物，使其尤其適合泡茶飲用。要治療慢性排尿問題請每日喝兩、三杯山布枯茶。治療膀胱炎與其他尿路感染等急性情況，請取一份山布枯、一份藥蜀葵根和／或玉米鬚泡茶，每小時喝四分之一杯，直到感染消退為止。山布枯葉酊劑也很有效，不過治療尿道感染時，一般會使用茶。如果要使用酊劑治療慢性問題，請每日三次、每次飲用一到兩根滴管的量，急性問題則每小時飲用四分之一滴管的量。

注意：孕婦不應服用山布枯。這種藥草含有具強力墮胎與通經效果的胡薄荷酮，普列薄荷中也含有這種物質。

風險警示：野生山布枯已很罕見，所以請僅購買有機栽種的山布枯。非洲與南美洲的數個地區有大量栽種。

牛蒡（burdock，學名 *Arctium lappa*）

使用部位：主要是根與籽，但葉也可外用。

益處：牛蒡確實是優秀的滋補藥草，既可預防也具療效。牛蒡富含鐵、鎂、錳、矽、硫胺，以及其他多種維生素與礦物質。牛蒡就是皮膚問題的最佳救星，可內服並可外用來治療溼疹、乾癬、粉刺與其他相關的皮膚失衡問題。它特別適合用來治療肝臟問題，也因為氣味芳香，所以經常搭配其他較不可口的「補肝藥草」使用。

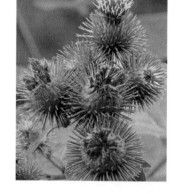

牛蒡清涼，有鹼化效用，可用來治療血流不順的問題，也是極佳的清血劑或另類藥方。它能促進腎臟健康運作，將尿酸逐出體外，所以對痛風、風溼皆有療效。

建議用途：新鮮嫩牛蒡根可以像蘿蔔一樣成為煮湯、炒菜與其他菜餚的食材。在日本，牛蒡被認為是頂級蔬菜，往往會成為高級餐廳的菜色。將牛蒡磨碎後稍微蒸過，再淋一點烘芝麻籽油，你就認不出自家後院裡那株頑強野草的

樣子了。牛蒡也能泡成甚具風味的牛蒡茶，倒入果汁或其他藥草茶中給青少年飲用，可治療皮膚問題；牛蒡做成的外用沖洗液，對治療動物的皮膚炎問題也很有效。牛蒡茶也可成為用餐的配茶，幫助消化。將牛蒡葉做成軟膏與沖洗液，治療發癢不適的皮膚很有效；牛蒡籽則可做成皮膚油膏。牛蒡酊劑在濃度四十％的酒精中會漲高，但不要被積在酊劑底部的濃稠白色「乳汁」嚇到了，那不過是牛蒡中的菊糖被酒精分離出來了。

金盞花（calendula，學名 *Calendula officinalis*）

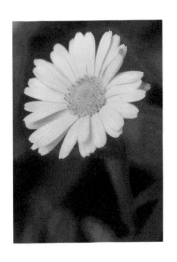

使用部位：花

益處：這種陽光的小花能照亮大多數的花園。金盞花是一種強力外傷藥，能促進細胞修復，進而療癒身體，也可做為殺菌劑，保護傷口不受感染。金盞花最常做為挫傷、燒燙傷生瘡、皮膚潰瘍的外用藥，也能內服治療發燒及潰瘍、痙攣、消化不良、腹瀉等腸胃問題。當然，如你所見，金盞花因為具有舒緩皮膚的效用，所以也出現在許多化妝品中。

建議用途：含金盞花的軟膏可治療燒燙傷與皮膚不適，金盞花浸劑則能治療各種皮膚問題、發燒、腸胃不適。三倍效力的金盞花茶湯，能當成極佳的潤絲精使用。

花菱草（california poppy，學名 *Eschscholzia californica*）

使用部位：籽、花、葉

益處：花菱草，也稱為加州罌粟。這種活力充沛的金色花卉、加州的州花，和聲名狼藉的罌粟頗有關聯；它也有鎮靜與麻醉的功效，但效用輕得多，也不會使人上癮。花菱草的功效溫和，

能十分有效地建立平衡、平撫神經壓力與興奮。花菱草尤其推薦給晚上睡不好、過於興奮的兒童服用。

建議用途：舉世聞名的藥草師與我的良師列薇建議將籽磨碎，混入三餐或蜂蜜中食用。她會將這些「糕餅」晒乾，餵給有壓力與焦慮情形的兒童食用。花菱草籽也可以也可以做成茶（每杯水配一茶匙籽，浸泡二十分鐘）或酊劑。

美鼠李（cascara sagrada，學名 *Rhamnus purshiana*）

使用部位：晒過的老樹皮

益處：看來便祕似乎一直困擾著人們。美鼠李是一種原本只生長於太平洋西北地區的大灌木，美國原住民傳給西班牙探險家，後者再於歐洲傳開來，於是美鼠李可通便的名聲自此迅速遠播。這種植物的名稱在西班牙文中意指「聖樹皮」——多有趣的輕瀉劑名稱啊！這種藥草能刺激大腸蠕動，同時對抗消化道的有害細菌，進而紓解便祕。雖然美鼠李是安全的輕瀉劑，能恢復結腸張力，但功效甚強，不應經常使用。它也能滋補肝臟系統，對膀胱尤其有益。你可以把它當成養肝藥少量服用，還可治療膽結石。

建議用途：雖然美鼠李是最安全的輕瀉劑之一，但可能會造成肚子痛與胃痛。合併其他促進消化的藥草使用是最佳方式，例如薑、肉桂、茴香等，可以減輕任何胃腸不適。老樹皮可做成茶、酊劑與膠囊。許多藥草師會建議服用一段時間來整腸，但長期使用任何輕瀉劑，不論成分天然與否，都會養成習慣。然而，如果你的慢性便祕令你頭痛，以美鼠李來刺激常規排便，總比腸子不蠕動好。治療慢性便祕時，請務必改變飲食習慣來配合。

注意：如果你正在或快要腹瀉、拉肚子或腹痛，不推薦你服用美鼠李。如果你懷孕、正在哺乳或服藥，請在使用美鼠李前諮詢你的醫師。最重要的是，請務必使用老樹皮；新鮮樹皮是有毒的。

貓薄荷（catnip，學名 *Nepeta cataria*）

使用部位：葉、花

益處：貓薄荷是另一種用途很廣、有效、好用的神奇植物。花園內外都很

常看見貓薄荷——如果你能好好拉住貓咪，不讓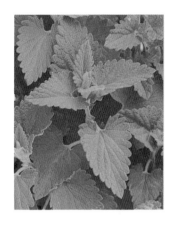
牠太快吃掉的話。雖然貓薄荷會讓貓咪樂翻天，
但對人也有平靜、鎮靜的效果，不論男女老少。
它是一種極佳的鎮靜藥草，可用來因應各類型的
壓力，特別有助於退燒、舒緩長牙的疼痛或一般
牙痛。貓薄荷能對嬰兒與幼兒安全地發揮鬆弛效
果，因此備受重視。它也能促進消化，治療消化
不良、腹瀉、腸絞痛。著名藥草師克羅斯在《回
到伊甸園》（*Back to Eden*，暫譯）中寫道：「如
果每個母親都能把貓薄荷放在架子上，能省去孩子的許多折磨，她也就無須整
夜擔心了。」

建議用途：貓薄荷嚐起來頗苦，所以往往會與其他味道較佳的藥草一起使
用，例如燕麥、香蜂草等。請在孩子長牙期間，讓他一整天都喝這種茶。餐前
喝幾滴酊劑，則能促進消化。睡前喝幾滴酊劑，能協助安撫愛哭鬧的孩子。要
退燒時，貓薄荷酊劑或貓薄荷灌腸劑皆很有效。

辣椒（cayenne pepper，學名 *Capsicum annuum*）

使用部位：果實

益處：喜愛辣椒的人正日益增加，而它也當之無愧。辣椒能做為人體的催
化劑，刺激其自然的防禦系統。它也具有殺菌功效，是一種暖身、促進循環效
果極佳的藥草。辣椒是最佳補心藥草之一，能增加脈搏、調理心肌。它是有止
血功效的自然凝血劑，也是出色的祛風藥，能刺激消化過程，改善充血與便祕。

建議用途：請少量使用辣椒的各種配方（茶、膠囊、酊劑、食物）來催化
或刺激身體系統運作。它產生的那種灼熱感是表面上的，不會造成傷害。

注意：雖然辣椒無比安全，但它很辣！即使是酊劑配方中的一小撮辣椒也
可能辣翻人，一顆以上的藥草錠能讓你辣到衝破天花板。

洋甘菊（chamomile，學名 *Anthemis nobilis* 與 *Matricaria recutita*）

使用部位：主要是花，但葉子也會使用

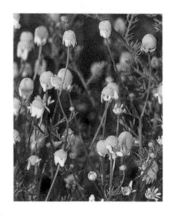

益處：這種美麗、溫和的小花長久以來都泡成茶飲，但其強力藥效也頗受重視。洋甘菊說明了溫和不代表不有效。它是最佳的兒童萬用藥草之一，可治療兒童的腸絞痛、神經壓力、感染、胃部不適等。還記得彼得兔的故事嗎？小彼得從麥奎格先生的菜園回家（一段壓力重重的經驗，因為他差點丟了小命）後，母親給他喝了一杯洋甘菊茶，然後送他上床睡覺。洋甘菊花也富含能做為強力抗發炎劑的揮發油。

建議用途：以蜂蜜增加甜味的洋甘菊茶，可以喝一整天，有助於安撫有壓力或緊張的孩子。加幾滴洋甘菊精油加強的按摩油也有同樣的鎮靜功效，還能舒緩肌肉痠痛。飯前飲用幾滴酊劑有助消化。將洋甘菊花加入嬰兒洗澡水中，便是效果驚人的舒緩洗滌水。

科學明證

藥理與臨床研究證實了藥草師早已清楚的事實：常見的路邊植物洋甘菊，是能治療神經系統的一種非常重要的藥物。洋甘菊的主要成分之一是甘菊藍，有著美麗的蔚藍色，是能以水蒸氣蒸餾獲得的揮發油。甘菊藍含有可做為抗發炎與殺菌劑的一整群活性成分。它的療效在這三大領域最為明顯：神經系統、免疫系統、消化系統。

木餾油灌木（chaparral，學名 *Larrea tridentata*）

使用部位：葉、開花的小枝

益處：木餾油灌木幾年前曾引起不小的爭議。有三個通報的肝臟中毒病例疑似是木餾油灌木所引起的，因此美國食藥局下命收回所有含有木餾油灌木的商品，並發出在美英兩地禁止販售這種藥草的禁令。那三名病患通報的那一

年，有三萬噸醫療用的木餾油灌木在美國海內外販售。如果食藥局以同樣的標準來評判非處方藥品，那麼藥局所有藥品都要下架了。雖然這三個肝臟中毒的病例可能是木餾油灌木引起的，但沒有一例經過證實，食藥局最終撤銷了指控與禁令。

不過，在市面上買不到木餾油灌木的同時，其「地下」供應量卻很穩定，何以如此？美國西南部原住民長久以來都認為木餾油灌木是萬靈丹，認為它有清血管、抗發炎的優秀功效，最重要的是，它也是抗腫瘤劑，經常成為各種腫瘤、纖維瘤、囊腫的配方與治療計畫的一部分。雖然它的效用與金印草不同，但我常會拿它取代金印草（一種瀕危植物），治療久病不癒、對其他療法似乎無效的重感冒和流感。它能促進排汗，有抗菌功效，也是我們目前最重要的抗真菌藥草，常結合黑胡桃來治療皮膚感染。雖然記載著木餾油灌木如何有效的研究不過數篇，但現有的證據讓它值得深入研究。

建議用途：木餾油灌木味道極苦，能壓過那種苦味的味道不多。基於這點，還有它的木脂含量高，不易溶於水，所以木餾油灌木最常做成酊劑。你也可以做成油膏與軟膏來治療香港腳及其他皮膚感染。

注意：木餾油灌木是一種強力藥草，應小心使用。請謹慎依照建議劑量服用，且不應長期使用。

貞潔樹（chaste tree，學名 *Vitex agnus-castus*）

使用部位：莓果

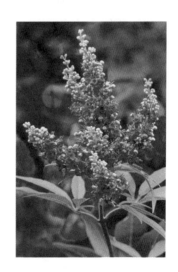

益處：貞潔樹也稱為西洋牡荊，有刺激腦下垂體的功效，腦下垂體調控男性與女性的荷爾蒙合成與分泌，並使其保持正常。貞潔樹以做為內分泌腺的極佳滋補藥草著稱，也用來保持兩性的生殖系統正常。在過去，僧侶與教士會以西洋牡荊來壓抑性衝動，這項傳統給了它「僧侶椒」與「聖潔莓果」的俗稱（不過無論如何，不是很有用）。在保持荷爾蒙分泌正常與平衡的同時，

西洋牡荊如果不是會壓抑性表現，就是會刺激性表達。

西洋牡荊會透過對內分泌系統的效應，回復並平衡體內儲備的能量。它是許多女性舒緩更年期症狀與經前症候群、調節任何經期失調的首選。也有很多人會以它來加強性活力。

建議用途：西洋牡荊可滋補生殖系統、平衡荷爾蒙、舒緩與中年危機有關的憂鬱與焦慮。西洋牡荊可製成水果酒、利口酒、酊劑或膠囊。它的辛辣味可能不是每種茶都適用。可試試取代延壽茶（見第 51 頁）或男子漢奶茶（見第 262 頁）中的黑胡椒，看看效果如何。

繁縷（chickweed，學名 *Stellaria media*）

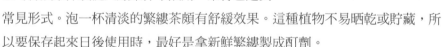

使用部位：植物的地上部分

益處：這種蔓生的植物在世界各地都很常見，尤其是潮溼的耕作土壤中，無不見這種植物的蹤影。繁縷的潤膚與緩和功效備受重視，可用來治療皮膚不適、眼睛發炎、腎臟問題。它略有利尿作用，所以可改善水腫。它也是極佳的敷劑，經常出現在藥膏配方中，以發揮緩解皮膚不適的功效。此外，它還是富含鈣、鉀、鐵等各種營養素的寶庫。

建議用途：繁縷的新鮮嫩枝做成沙拉很可口。也可打成果汁或混入鳳梨汁中飲用，藥膏也是其常見形式。泡一杯清淡的繁縷茶頗有舒緩效果。這種植物不易晒乾或貯藏，所以要保存起來日後使用時，最好是拿新鮮繁縷製成酊劑。

肉桂（cinnamon，學名 *Cinnamomum zeylanicum*）

使用部位：樹皮與精油

益處：肉桂是一種不可思議的植物！它不僅以醫療功效著稱，還十分可口，肉桂樹是印度的原生種，但如今廣泛栽種於世上大多數熱帶地區。雖然西方人

普遍認為肉桂僅是一種香料，但多個世紀以來，藥草師都將肉桂當成促進消化的暖身藥草。它有絕佳的溫和刺激效果，可結合薑來治療循環與消化問題。肉桂樹富含揮發油、單寧、黏質與香豆素，有抗病毒與殺菌功效，所以是抗感染的利器。由於它風味絕佳，所以常加入不同藥草配方，以掩蓋其他藥草較不佳的味道。很少有哪種茶飲不會以暖和、香氣十足的肉桂來加強風味。

建議用途：可將半茶匙到一茶匙的肉桂樹皮加入一杯沸水中，浸泡十五到二十分鐘，泡成一杯暖身茶。我們最常將肉桂結合其他藥草，以加強其功效——例如加薑可改善循環問題，加洋甘菊可改善消化不良，加西洋蓍草與胡椒薄荷可治療傷風感冒。樹皮磨成的粉可用於料理，是許多主菜與甜點風味絕佳的佐料。樹皮粉也能製成膠囊。將肉桂精油加入軟膏配方中，可做為局部止痛劑及暖和、具刺激效果的鎮痛軟膏。

注意：桂皮是生長於中國與日本的相關物種，成分與肉桂相近，時常用來取代肉桂。我兩者都喜歡，但我發現肉桂的效果較微妙，藥性也稍微顯著一點，桂皮的滋味與氣味則較強烈。

拉拉藤（cleavers，學名 *Galium aparine*）

使用部位：植物的地上部分

益處：拉拉藤是另一種常見的庭園雜草，經常生長在繁縷附近；兩者也常是配方中的好搭檔。拉拉藤與繁縷都是溫和、安全的利尿劑，皆能調理、舒緩腎臟與泌尿系統不適。此外，拉拉藤也能有效清淋巴，常用來治療腺體腫脹、扁桃腺炎及某些腫瘤，安全而有效。

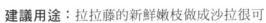

建議用途：拉拉藤的新鮮嫩枝做成沙拉很可口。也可打成果汁或摻入鳳梨汁中飲用。拉拉藤不易晒乾或貯藏，所以要保存起來日後使用時，最好是拿新鮮拉拉藤製成酊劑。

款冬（coltsfoot，學名 *Tussilago farfara*）

使用部位：葉

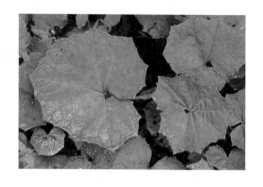

益處：款冬在中古世紀極受歡迎，在地藥材店甚至以款冬做為其標誌。款冬屬名中的「Tussilago」意指「去咳」，而它自古以來也確實常用來治療咳嗽、傷風與支氣管充血。它有抗氣喘、化痰功效，有助於擴張支氣管並祛痰。

建議用途：款冬可泡出一杯功效極佳的茶；結合其他利肺藥草如康復力、土木香、毛蕊花、蕁麻等效果最佳。

注意：使用款冬有幾項安全疑慮，因為據發現，它含有吡咯里西啶生物鹼（PLA，與致命的肝病有關）。然而，這類研究仍顯不足，範圍也不夠廣。由於款冬已安全有效地使用了數百年，所以我仍會繼續使用。

康復力（comfrey，學名 *Symphytum officinale*）

使用部位：葉、根

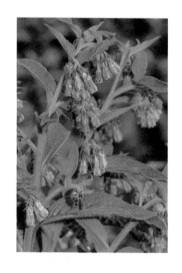

益處：康復力富含尿囊素與黏質，其舒緩功效頗受重視，也是各種敷劑、軟膏、油膏的常見成分，能促進並激發受損組織的療癒。康復力也是治療韌帶撕裂、拉傷、瘀傷、任何骨骼或關節損傷的最佳藥草。

建議用途：康復力根與葉有類似的功效：根的功效較強，但葉較容易入口。製作軟膏與油膏時請兩者皆用。泡康復力茶喝能舒緩組織發炎。康復力根須煎煮，康復力葉則須浸泡。康復力也可製成膠囊服用。

注意：一九六〇、七〇年代，藥草師廣泛使用康復力，但幾年前的研究發現，

康復力的植物株含有吡咯里西啶生物鹼。然而，這類研究從未有任何結論。我衷心相信康復力是安全的，所以我個人仍持續使用，不過我不會推薦給他人使用。你必須自行做決定。

玉米鬚（corn silk，學名 *Zea mays*）

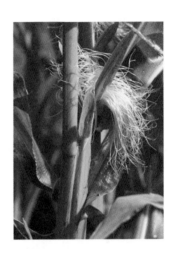

使用部位：金色而非棕色的玉米鬚

益處：玉米鬚是玉米的雌蕊，歷來都做為一種泌尿器官的滋補藥草。它對泌尿系統有殺菌、利尿、緩和鎮痛的功效，能刺激並清尿道，同時舒緩發炎。玉米鬚是治療尿床與尿失禁的最佳藥草之一。

建議用途：要協助加強泌尿系統，請在白天喝玉米鬚茶，睡前三、四個小時停止飲用。就寢前一刻則服用玉米鬚酊劑，有助於預防尿床。

補充說明：只靠玉米鬚往往無法治癒尿床。要促進最大功效，應結合其他療法使用，如諮詢醫師並進行凱格爾運動。我也建議你先進行過敏測試，因為玉米鬚在助長過敏上可能具有重要作用。

請務必確定你使用的玉米鬚是有機的，超市販售的玉米鬚多半含有大量殺蟲劑。

莢蒾皮（crampbark，學名 *Viburnum opulus*）

使用部位：樹皮、嫩枝幹

益處：莢蒾皮是一種不可思議的子宮鎮靜藥草，對放鬆子宮肌肉有驚人功效。這是我治經痛最喜愛的療方，我發現它非常可貴，能紓解神經壓力與子宮緊繃造成的流產威脅。最著名的藥草師之一克里斯多夫博士宣稱，莢蒾皮「可能是我們能給子宮與卵巢的最佳女性調經放鬆劑，特別有助於改善經痛與月經不順，減少懷孕期間神經問題帶來的流產威脅。」

建議用途：如同纈草，莢蒾皮也富含纈草酸，具鎮靜與放鬆效用；然而，

它的效用對生殖系統特別有效。英蒾皮也富含單寧，通常會建議經血不止的女性當成滋補與有療效的藥草使用，尤其推薦更年期的女性使用。

達米阿那（damiana，學名 *Turnera aphrodisiaca*）

使用部位：葉

益處：雖然達米阿那激發熱情與浪漫的名聲卓著，但我會把它加入我最愛的延壽藥草，因為它具有完全恢復健康的滋補功效，能使疲憊的神經、疲憊的夢境、疲憊的精神重振，也有助於恢復性活力。它的種名「*aphrodisiaca*」（催情劑）充分洩露了它的底細。達米阿那歷來都被用來加強生殖系統，男女皆然。

達米阿那的安神與調理功效，使其成為神經系統的優秀通用藥草，也是放鬆劑與抗憂鬱藥。它也是最有助於做夢的藥草，能刺激並促使人記得自己的夢，往往能激發色彩豐富的幻夢，雖然不盡然是好夢。

建議用途：可用於治療性活力下降、陽痿、不孕、神經疲憊、與性有關的焦慮和憂鬱、肌肉與神經疲憊，進行夢境治療時也可運用。達米阿那最常使用的形式是酊劑或膠囊。泡茶喝也很有效，但因為它味道苦，所以應結合燕麥、香蜂草等其他味道較好的藥草泡茶。最可口的方式是做成著名的「達米阿那巧克力濃情利口酒」（見第 263 頁）。

西洋蒲公英（dandelion，學名 *Taraxacum officinale*）

使用部位：葉、根、花

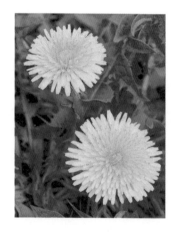

益處：我相信西洋蒲公英是不論何時皆適用的優秀滋補藥草。整株植物都有滋補與回春功效。根部是極佳的助消化苦味劑，特別能刺激肝臟，引出膽汁，清理肝臟系統。西洋蒲公英根也是公認最安全、有效的利尿劑，能調理腎臟，協助水分適當排出，同時維持鉀的濃度適中。鋸齒狀葉子富含多種維生素與礦物質，包括鈣、鎂、鐵、維生素 A、維生素 C 等，花則能做成好喝

的西洋蒲公英酒。

　　建議用途：西洋蒲公英既是食物也是藥物。幼嫩的根可以炒來吃，成為湯和砂鍋的食材。因為味道苦，所以請不要加太多。西洋蒲公英也可煎煮成滋補茶。西洋蒲公英葉也有苦味，可泡成茶喝、蒸煮來吃，或加入沙拉生食。用油與醋去醃，能消除一大半苦味。食用西洋蒲公英葉時，我最喜歡的方式是蒸過後，以義大利沙拉醬與蜂蜜醃漬一夜。噢，實在太美味了！

蒔蘿（dill，學名 *Anethum graveolens*）

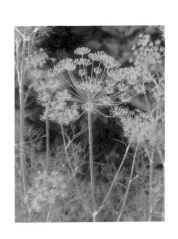

　　使用部位：主要是籽，但葉也很有用。

　　益處：蒔蘿是很好的助消化藥草，但幫助排氣的名聲可能更響亮。

　　建議用途：請將蒔蘿當成料理用藥草使用。你可以磨碎蒔蘿籽製成膠囊，或泡進茶裡喝，其具有紓解腸絞痛與脹氣的功效。

當歸（學名 *Angelica sinensis*）

　　使用部位：根

　　益處：當歸是對女性最有益的滋補藥草之一，常被稱為「女性的人參」，不過男性與女性食用皆有效。食用當歸一段時間，能有效加強並平衡子宮。當歸能補血，也有些微的刺激與清肝作用。雖然對荷爾蒙沒有特別功效，但透過對肝臟與內分泌系統的正面影響，它能發揮調節荷爾蒙，維持其正常分泌的效用。

　　建議用途：當歸對種種婦科失調問題幾乎無不有效，因為它有加強、鞏固的效能。可用於治療經期不規律、經痛、遲經或月經不來。

　　注意：當歸可能會刺激經血，所以行經與懷孕期間不建議食用。如果你食用當歸已有一陣子，請在月經開始前一週停止食用，待月經結束後再繼續。

紫錐菊（echinacea，學名 *Echinacea angustifolia*、*E. purpurea* 與 *E. pallida*）

使用部位：根、葉、花

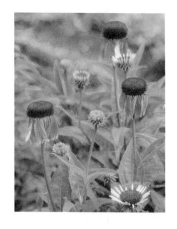

益處：這種免疫系統增強劑，是我們今日最重要的十大藥草之一。紫錐菊直到一九五〇還名列《美國藥典》中，但後來失寵，直到一九七〇年代中期才被一群藥草師誤打誤撞地重新發現。雖然它很有效，但目前還不清楚對人體是否有副作用或會在體內累積殘留。紫錐菊是透過增加一種巨噬細胞 T 細胞的活性來發揮作用，進而增強身體抵抗傷風感冒及許多其他疾病的第一道防線。它既可預防，也可治療。雖然效果強而有力，但紫錐菊對兒童、老年人及兩者間的所有年齡層，都百分之百安全。許多人可能認為僅有根部有效，但其實葉與花也非常有力，能促進免疫功能。

建議用途：紫錐菊中的大多數化合物都可溶於水，所以很適合泡茶。根可以煎汁；地上部分則可泡成浸劑。整株植物也可做成酊劑。乾紫錐菊的功效很強，可磨成粉裝入膠囊，或將粉直接摻入食物或飲料中。我最喜歡的方式是在從院子裡現採下來，啃它的嫩花苞與葉子吃，整個生長季就這樣吃。新鮮的紫錐菊會帶給舌頭刺刺麻麻的感受。

在開始出現感冒、流感徵兆或治療支氣管感染時，將小劑量的紫錐菊加入茶或酊劑中，可增強免疫力。將紫錐菊茶當成喉嚨痛的噴劑也很有用。牙齦痛、嘴部發炎時，可製作紫錐菊根的漱口水，並加入胡椒薄荷或綠薄荷增添清香。

補充說明：如果持續使用，紫錐菊的效力會減退。最好是以週期的方式使用，一般是使用五天，休息兩天，重複這段週期，直到感染或疾病痊癒。

風險警示：由於人們對紫錐菊的需求量很龐大，其野生產地遭到無情的盜採。淡紫花紫錐菊（*E. pallida*）和狹葉紫錐菊（*E. angustifolia*）大多必須從野外採集，但兩者在整個原生地帶的數量正迅速減少。因此，我建議僅使用有機栽種的紫錐菊。尤其是紫花紫錐菊（*E. purpurea*），不僅在許多產地都很容易繁殖，也是非常美麗的植物，能為每一座花園增色。

西洋接骨木（elder，學名 *Sambucus nigra*）

使用部位：莓果、花

益處：西洋接骨木花糖漿是歐洲治療傷風、感冒、上呼吸道感染最受重視的配方。花與莓果都是強力發汗劑；發汗之後，燒就會退了。西洋接骨木也有加強免疫力的功效，結合紫錐菊尤其有效。

建議用途：西洋接骨木有幾個種類；請使用會結藍莓果的那一種。西洋接骨木果能做出你嚐過風味最佳的糖漿與莓果酒。西洋接骨木花經常用來泡茶治療發燒，是西洋接骨木花水的主要成分，這種花水是傳統的美容沖洗液。西洋接骨木花也可食用：每年夏天我都會從長成一大片的花叢採花，炸幾個餡餅來吃。抹上西洋接骨木果醬很美味，而西洋接骨木果醬也是另一種享用其良好藥效的傑出方法。

土木香（elecampane，學名 *Inula helenium*）

使用部位：根

益處：這種巨大、陽光如葵花的植物，在每座花園中都是一幅美景，也很容易種植。土木香是具刺激、祛痰效果的滋補藥草，通常是咳嗽、支氣管炎、氣喘、慢性肺病，甚至肺結核的藥方。土木香是我用來治療溼性、多痰的支氣管感染時，最喜歡的藥草之一。

建議用途：土木香根可煎煮後泡茶；味道有

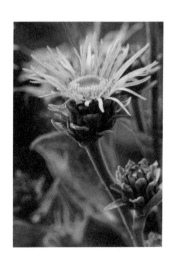

點辛辣、有點苦，所以第一次飲用的人，也許比較想喝酊劑。請結合紫錐菊來對抗久病不癒的支氣管感染。

尤加利（eucalyptus，學名 *Eucalyptus globulus*）

使用部位：葉、精油

益處：尤加利樹（藍桉、藍膠尤加利）是原生於澳洲的一種美得驚人的樹木，在澳洲也有長遠的藥用歷史。它是澳洲原住民治療感冒、發燒、咳嗽的最愛療方，芳香的尤加利精油也備受推崇。今日我們使用尤加利的方式，與他們相去不遠。

尤加利是 Vicks VapoRub 舒緩膏與其他非處方咳嗽及感冒藥品的成分，小時候生病臥床時，家裡那股尤加利的味道，在很多人心裡仍很鮮明。尤加利也會出現在喉錠與咳嗽藥方中。尤加利治療呼吸道感冒與咳嗽十分有效。精油含有其最重要的藥用成分，是一種強力、用途甚廣的抗生素與抗菌劑。尤加利樹也含有豐富的單寧、樹脂、黃酮類化合物。

建議用途：可將尤加利精油滴入熱洗澡水中，或做成治療感冒與呼吸道感染的蒸氣吸入液；它是治療鼻竇炎的絕佳療方。將精油滴入軟膏，可用來按摩胸部，有效治療呼吸道感染。精油也可做為消毒清洗與抗生素局部塗抹。以尤加利葉泡茶，可用來漱喉，治療喉嚨痛；你也可以將尤加利葉、款冬、胡椒薄荷一起泡成茶，以舒緩感冒不適症狀。

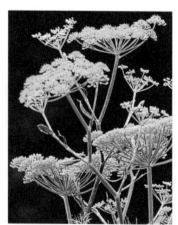

茴香（fennel，學名 *Foeniculum vulgare*）

使用部位：主要是籽，但葉與花也很有用

益處：茴香以祛風、助消化著稱，早期的希臘醫師會以茴香來增加哺乳母親的乳汁量與營養。它也是一種制酸劑，能中和腸胃中多餘的酸，清除關節中的尿酸。更一般的做法是以茴香來刺激消化、調節食欲、消解脹氣。

建議用途：茴香茶不但美味可口，還能協

助緩解腸絞痛、促進消化，以及幫助排出體內氣體。哺乳的母親每日可飲用二到四杯，以增加乳汁的量與營養。喝溫茴香茶可治療結膜炎與其他眼部發炎問題。由於茴香有光果甘草般的怡人味道，所以可為味道較不佳的藥草有效增添風味。

葫蘆巴（fenugreek，學名 *Trigonella foenum-graecum*）

使用部位：籽

益處：葫蘆巴籽是藥草療法有歷史記載以來，最早提及的藥草之一，富含油分與黏質，可舒緩喉嚨不適與胃黏膜發炎。葫蘆巴籽含豐富營養，被用來治療令人衰弱、消化性營養不良的疾病。葫蘆巴籽也有助於調節血糖值。

建議用途：由於味苦，所以葫蘆巴必須結合其他藥草一起使用，才好入口。請結合其他味道較怡人的藥草來泡茶，治療喉嚨及消化道的疼痛與發炎。哺乳的母親可飲用葫蘆巴茶來協助增加乳汁營養。

小白菊（feverfew，學名 *Tanacetum parthenium*）

使用部位：葉、花

益處：近年的藥理學研究證實，小白菊緩解偏頭痛、一般頭痛、發炎、壓力相關的緊繃等問題的功效卓著。一七七二年，一位美國藥草師寫道：「在最嚴重的頭痛中，這種藥草的功效超過任何已知的藥草。」小白菊的活性成分小白菊內酯（倍半萜內酯）能制住體內負責產生過敏反應的化學成分，還能抑制與發炎、腫脹、經前症候群相關的前列腺素分泌。

建議用途：雖然小白菊能幫助緩解活動性偏頭痛，但為預防而服用一到三個月，效果更是顯著得多。它的作用類似阿斯匹靈，效果更強，但使用時間較長。有些人發現，每天從庭院中直接摘下小白菊的一兩片葉子食用，有助於預防偏頭痛。小白菊內酯對熱十分敏感，如果在晒乾或製劑過程中，將小白菊暴露在高溫下，會很容易破壞小白菊內酯。如果你使用的產品無效，請試試另一個品牌。

注意：大多數人都可長期食用小白菊而無副作用；然而，食用小白菊還是

要注意某些事項。由於小白菊的療效之一是促進排經，它可能會刺激經期不必要地早來，或引起痙攣與經痛。懷孕女性、有在吃抗凝血劑的人也不建議食用。

小白菊頭痛藥

我偏好將小白菊混合薰衣草及其他鎮靜藥草，製成緩解偏頭痛的有效療方。請以九百五十毫升的沸水沖泡三十克的小白菊花與葉，加入其他想添加的藥草後蓋緊，浸泡二十分鐘。濾出藥草後，請每三十分鐘喝四分之一杯，直到頭痛消失為止。

使用小白菊酊劑時，請每小時以半杯溫水或香蜂草茶稀釋四分之一茶匙的酊劑飲用，直到頭痛解除為止。

何首烏（fo-ti，學名 *Polygonum multiflorum*）

使用部位：根

益處：在所有經典中醫補藥和延壽藥草中，何首烏是最著名、也是我最愛的藥草之一。據說它能恢復活力，還能使灰白的頭髮恢復原來的髮色，雖然這點我還沒親眼看過。幾百年來已有數百萬人以何首烏來增加活力與內在能量。何首烏也是中草藥大師李清雲最喜愛的藥草之一；據說他每日食用何首烏與人參、枸杞及其他著名的滋補藥草。

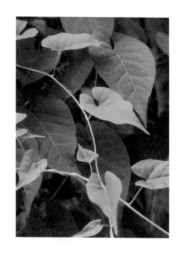

何首烏如同許多延壽藥草，有增進性能量的響亮名聲，能增加男性的精蟲數，加強女性的生育週期。它特別有清肝、固腎氣的效用。雖然何首烏是一種能賦予活力的出色滋補藥草，但也有放鬆功效，感覺有壓力、焦慮的時候也可食用。現代研究顯示，何首烏含有白藜蘆醇與卵磷脂，這兩種化合物對膽固醇量有正面效果，還能加強循環功能。

建議用途：定期食用何首烏能達到其最大效用。結合黃耆、牛蒡根、人參、

枸杞等使用有出色功效。何首烏也能泡成茶或製成膠囊。我會將何首烏與其他藥草一起磨成粉，如人參、光果甘草、肉桂、小豆蔻等，以蜂蜜混成糊狀。吃吐司、餅乾時便抹來吃，有時也會直接拿湯匙挖來吃。味道不錯！

大蒜（garlic，學名 *Allium sativum*）

使用部位：球莖

益處：大蒜是人類所知道最古老的療方之一，含有硫與揮發油，使其成為體內外的強力殺菌劑。大蒜能刺激身體的免疫系統，也是著名的驅蟲藥，可用來驅逐人體或動物體內的腸胃道蟲子。大蒜能有效維持健康的血膽固醇基準，降低高血壓。如果上述療癒力還不夠，大蒜還很美味。

建議用途：要利用大蒜的強效療癒力，最好的方式是加入三餐食用。依據最新研究，不同於普遍看法，大蒜的活性成分會因為烹調而稍微流失，但仍然存在，所以請不要猶豫，用大蒜來炒菜，做成醬汁、湯與其他菜色吧。我喜歡製作大蒜酊劑、醃大蒜（加上有機 tamari 醬油與醋），並製作大蒜藥草油。

歐洲黃龍膽（gentian，學名 *Gentiana lutea*）

使用部位：根

益處：歐洲黃龍膽很可能是最受歐洲人推崇的助消化苦味滋補藥草。數世紀以來，人們都拿歐洲黃龍膽製成各種苦味配方，包括著名的安格拉苦精（Angostura bitters）。歐洲黃龍膽根能促進膽汁、唾液、胃酸分泌，有補養腸胃系統的功效。歐洲黃龍膽常會推薦給想刺激食欲、改善消化的人食用。此外，歐洲黃龍膽也是補鐵的好來源。

建議用途：可混合歐洲黃龍膽與其他助消化、暖身的藥草，例如小豆蔻、肉桂、茴香、薑等，做成苦味的助消化滋補品。要達到最大功效，請在餐前三十分鐘飲用這種消化苦味劑。

注意：歐洲黃龍膽不推薦給有潰瘍，或胃部發炎或不適的人食用。

風險警示：聯合植物保護者組織將歐洲黃龍膽列入「瀕危」名單，許多全球保育團體也認為它已是一種瀕危植物。請千萬不要購買以野外採集的歐洲黃

龍膽製作的產品。如果產品標示不是寫「有機栽種歐洲黃龍膽」，請把它放回貨架。

薑（ginger，學名 *Zingiber officinale*）

使用部位：根

益處：薑備受重視不僅是因為它很美味，也因為它有非同小可的療癒力。薑是傳統中藥最經典的藥草之一，也因為有益生殖系統、呼吸系統、消化系統而備受重視。它是男女生殖系統滋補配方的主要成分之一，有助於改善骨盆循環；它也是我治療經痛的妙方。薑是治療孕吐、動暈症的一種往往有效又安全的藥草——且沒有令人不適的副作用。薑也是良好的發汗劑，能打開毛孔，促進排汗。它能改善消化，協助身體有效率地排出廢物。

建議用途：薑是炒菜與亞洲菜的出色食材。把薑磨碎加入檸檬與蜂蜜，便可泡出一杯可口的茶。薑富含揮發油，儘管是根部，但最好浸泡成薑茶飲用。也請試試薑糖漿，美味無比。要享用這種「藥」，一個特別令人愉悅的方式是吃薑糖。要治療痙攣與胃部緊繃，可把薑熱敷在骨盆部位。

銀杏（ginkgo，學名 *Ginkgo biloba*）

使用部位：葉、果

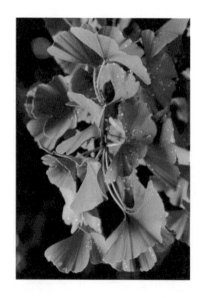

益處：雖然一般會推崇銀杏樹的果與籽，認為具有藥效，但最常使用的其實是扇形的銀杏葉。中國的歷史文獻證實，銀杏葉可改善腦部功能，而歐洲四十多年來的臨床研究也支持這點。銀杏葉是增強記憶力、活力、循環的最佳藥草之一。我建議每個四十五歲以上的人都要定期服用這種補藥。銀杏葉的活性成分能改善循環與血管擴張。雖然經證實這種效用可縱貫全身，但對大腦區的效果最明顯。對於與年齡相關的腦功能退化，如

阿茲海默症、中風、短期或長期記憶衰退等，銀杏的療效可期。銀杏也有防腐功能，能有效對抗損害細胞健康、加速老化的自由基。

雖然關於銀杏的文獻大多聚焦於其改善記憶力的功能上，但它的其他傑出功效卻總是被忽略。銀杏是最有益循環系統的藥草之一，能增加動脈壁的強度，進而滋補心臟。它也能減少血管發炎，協助預防可能導致動脈阻塞的血小板凝集與血塊。銀杏是最能促進全身血流與氧合的一種藥草，也是治療暈眩的絕佳藥草，能有效治療耳鳴。經證實，它治療動脈性勃起功能障礙的功效卓著。

建議用途：有些研究指出，銀杏不會在水中分解，但我發現銀杏茶的效力驚人。由於各時代的藥草師都是將銀杏置於水中，我不確定前述研究是如何做出那類結論的。要改善記憶力，銀杏能與鼠尾草、迷迭香、雷公根搭配得宜。要促進循環，可將銀杏混合歐山楂、香蜂草。要因應壓力與焦慮，尤其是心理壓力與焦慮，可混合銀杏與燕麥、蕁麻服用。

市面上經常可見標準化的銀杏產品，我會推薦各位服用，另外也喝茶與全株植物製成的酊劑。銀杏是營養劑，不是藥物，所以必須長期服用，且量要足夠，持續服用數週或數個月，才看得見效果。

史前的植物

銀杏是已知最古老的銀杏科樹屬唯一存留至今的樹種，銀杏科可上溯至兩億多年前。事實上，現存的銀杏化石遺跡可上溯至恐龍時期。銀杏確實是一種能教我們如何優雅老去的植物。這種出色的健腦與增強記憶力的食物之所以有效，有一部分或許是因為，其細胞組成留有整個物種的記憶──甚至一整個時代的記憶。

花旗參（ginseng, american，學名 *Panax quinquefolius*）

使用部位：根

益處：西洋參是另一常見名稱。這是我最喜愛的林地植物之一，不過今日已很難在它的原產地發現這種植物了。人參鑑賞家認為花旗參是世上最好的一種人參，亞洲的人參愛用者也多使用花旗參。雖然花旗參的使用方式類似高麗

參，但其化學與能量組成並不相同。高麗參性暖，能穩固體內的能量與熱，花旗參則偏平性，能養陰並舒緩系統，所以是多數美國男性更好的選擇。花旗參和高麗參一樣，具有滋補的適應原作用，長久以來一直是固本強身的藥草。

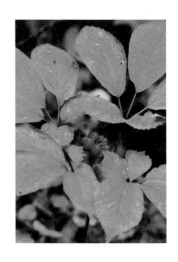

花旗參是一種能平衡全身功能的補藥，使用一段時間有助於回復能量，可用來治療全身衰弱，讓頭腦清晰，也是調理全身系統的極佳適應原藥草。它也可用來治療貧血與其他氣血虛弱的問題，對體力透支與性功能障礙很有效，尤其是因為疲憊或壓力造成的性功能障礙。

建議用途：生長五、六年以上的花旗參根較佳。使用方式請參見下文的高麗參。它有一種可口的苦甜味，可以嚼食。

風險警示：野生花旗參在其原產地大多已瀕臨滅絕。認清你購買的花旗參根來自何處很重要。請僅使用有機栽種或移種的野參（移種並成長於林地的野參）。食用本身就受濫採與產地破壞所苦的人參，是無法讓你更健康的。

高麗參（ginseng, asian，學名 *Panax ginseng*）
　　使用部位：根

人參的廣泛用途

西元一九六年的《神農本草經》描述人參「主補五藏，安精神，定魂魄，止驚悸，除邪氣，明目開心益智。久服輕身延年。」

然而，一九八〇年初的一份美國研究認為人參是造成消化不良、高血壓、全身不適的原因之一。這種又稱「人參濫用綜合病徵」（ginseng abuse syndrome）的「新發現」問題，令人參的長期使用者困擾。這份報告發表後不久，人們就發現其研究有嚴重失誤。許多拿來試驗的藥草其實根本不是人參，而是一種生長於美國大草原的酸模。

益處：人參是公認的補藥之王，在藥草王國中的名聲最高。它的屬名「Panax」在希臘文中意指「萬靈丹」，長久以來皆以男性壯陽藥著稱。久生的根往往會長成人形。如果使用的人參根品質優良、成熟，人們宣稱的種種人參功效——不可思議的強效與療癒力——皆是千真萬確。市面上的人參種類繁多（高麗參、韓國人參、中國人參等），但都是上好的適應原藥草，有助人體抗百病。

市面上的高麗參常分為「白」參或「紅」參。紅參其實就是白參慢蒸烘乾而成。蒸的過程會影響人參的活性成分人參皂苷，使紅參較白參具刺激性。紅參經常是給能量低下的人食用。

使用一段時間後，人參能恢復人的活力與健康，對鞏固性活力尤其有效。雖然最常與男性生殖系統連在一起，但我發現對女性同樣有效，尤其是需要「補陽」或地氣的女性，人參即是以補陽著稱。人參能使整個神經系統回春，使受損或衰弱的神經再生，減少情緒化與憂鬱。持續使用三到四個月能重建並回復能量。

建議用途：應使用至少五、六年生的人參根；愈老愈好。人參根有一種好聞、苦甜、濃郁的味道。很多人喜歡單純地嚼新鮮參根。切片泡進蜂蜜又是另一番風味。經典做法是拿成熟的根煎煮成高品質的參汁。人參也能良好地搭配黃耆、牛蒡、西洋蒲公英、何首烏、薑、蕁麻等多種安神滋補藥草，調製成一種美味的醬，直接泡茶喝或抹在餅乾上皆很適合（見「延壽強身醬」，第50頁）。我尤其偏好將人參、薑、肉桂混合為茶飲（見「延壽茶」，第51頁）。人參精與膠囊到處都買得到，但因為風味不錯、製作也簡單，我建議使用人參粉、拿人參根煮湯，並以這種藥草中的老祖宗泡茶。

注意：雖然人參是極佳的強身補藥，但有時會使體內太熱或充血，尤其是有高血壓的人。我發現人參對 A 型人格的人會有反效果。

美國進口的高麗參和許多在美國本地生長的高麗參根，都噴灑了大量有毒物質。美國農業部在近年的一份祕密調查中，發現在威斯康辛州採集的人參根中，有三十六件含有非法的有毒物質。如果人參根看起來很大、過於飽滿，而且偏白，請多留意其品質。請只買移種或有機栽種的人參。

刺五加（ginseng, siberian，學名 *Eleutherococcus senticosus*）

使用部位：根、樹皮

益處：西伯利亞人參又稱刺五加，和人參屬的親戚幾乎功效一模一樣。它是一種優秀的適應原藥草，對健康的益處多得令人印象深刻。刺五加長久以來都是用來提振男性雄風，常做為男性生殖系統的補藥。

刺五加能幫助身體產生非特異性抵抗力，抵抗潛在的失衡，無論其壓力源的特定性質為何。這是我用來增加耐力與持久力的最佳藥草，可以鞏固並加強我們對壓力因子的抵抗力，不論是情緒、身體，還是心理的壓力因子。

建議用途：刺五加的味道不明顯，可以任意混合其他滋補的適應原藥草來泡茶。我也常將刺五加粉混入食物與蠟燭中。刺五加根是多種酒與漿液的重要材料。要獲得最佳效果，請使用一段時間，至少數個禮拜到幾個月。

金印草（goldenseal，學名 *Hydrastis canadensis*）

使用部位：根、葉

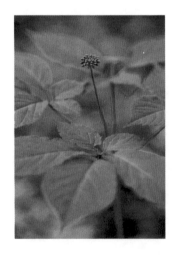

益處：金印草，也稱為北美黃蓮，可能是北美最有用也最有價值的植物之一。對治療黏膜特別有效，可用來做成洗眼液、治療感染的沖洗液（要小心，如果配方不正確，可能會使陰道過乾）、治療嘴部與牙齦痛的漱口水、溼疹與乾癬的局部療方。它是天然的抗生素，經常結合紫錐菊來協助抗感染、抵擋感冒與流感。金印草苦味濃烈，常做成苦味補藥與消化促進劑。

建議用途：要製作苦茶，請浸泡（而非煎煮）金印草根。這種茶可做為治療牙齦感染的漱口水、割傷的沖洗液。金印草根常會磨成粉，做成治療感染、膿瘍、外傷的敷劑。

注意：如果持續長時間使用，金印草可能會刺激黏膜、造成發炎與不適。請不要一次使用三週以上。

風險警示：請僅使用這種瀕危植物的有機栽種版。如果你擁有林地，可自行栽種金印草。

雷公根（gotu kola，學名 *Centella asiatica*）

使用部位：葉

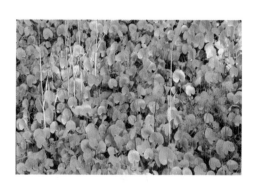

益處：這種如紫羅蘭般美麗的植物，是各熱帶與亞熱帶地區的原生種，在美國較溫暖的地區很容易生長，也可在溫室栽種，每天都能供應新鮮可口的小葉子。

雷公根是我最愛的滋補大腦藥草之一，我常拿來搭配銀杏使用。雷公根對記憶喪失特別有效。公認它是最佳的安神滋補藥草之一，在癲癇、思覺失調行為、阿茲海默症的療程中都成功展現出療效。它是神經壓力與虛弱療方的絕佳成分，能溫和但穩定地供給營養並滋補腦部，進而增加思緒清晰度與活力。雷公根也能改善身體對疾病與壓力的非特異性反應。

建議用途：我偏好將雷公根做成酊劑，以增強記憶力。你必須持續使用四到六週以上，才會產生變化。你還能期待多快生效呢？你可不會某天早上醒來就成了愛因斯坦。但你可能會感覺到記憶力有微妙且明顯的改善，以及思緒變得敏銳，而令你心情較愉悅。

新鮮雷公根滋味不錯，可當成沙拉生菜生食，也可泡成茶喝。

注意：市面上買得到的雷公根大多品質很差。如果可能，我建議你自行栽種，或從可靠來源僅購買有機栽種的雷公根。

歐山楂（hawthorn，學名 *Crataegus oxyacantha* 與 *C. monogyna*）

使用部位：葉、莓果、枝幹末梢

益處：歐山楂是對心臟好處甚多的藥草，而健康的心臟是活得長久和有建樹的人生的基本要件。它的花、莓果、枝幹末梢、葉都能滋補、強健、調理心肌及其血管。這種補心藥草神通廣大，能溫和刺激心臟，也能在必要時抑制心臟的活動。

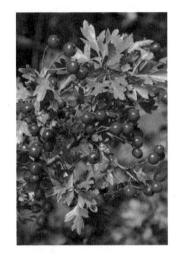

歐山楂能擴張動脈與靜脈，促使血流更順暢，緩解心血管的收縮與阻塞。它能降血壓，並有助於維持健康的膽固醇值。歐山楂能有效預防心臟問題，也能治療心臟病、水腫、心絞痛、心律不整等。如同銀杏與鋸葉棕櫚，它也是我建議四十五歲以上男性要定期服用的藥草之一。由於歐山楂含有的生物類黃酮濃度高，所以它也是很有效的抗氧化劑，可抵抗體內的自由基。

雖然文獻中很少提，但歐山楂也是「心碎」、憂鬱與焦慮的絕佳療方。對於不善表達感受、壓抑情緒的人，歐山楂可發揮療效。歐山楂有助於人愉快喜悅、敞開心房，並療癒。

建議用途：歐山楂是一種滋補藥草，應使用一段時間才看得見效果。歐山楂可做成茶、酊劑、膠囊、糖漿、果醬、果凍等。一般劑量是每天三到四杯茶，或每天一茶匙酊劑，或每天三次、每次兩顆膠囊。然而，由於歐山楂風味甚佳，我通常會建議做成如果醬、果凍等美食。利口酒等，滋味絕佳，能完整保留植

歐洲各地的藥草園裡或附近，大多種有歐山楂樹，多個世紀以來，它始終深受推崇，傳說不斷。我祖母來到這個國家時，會在每個她居住過的屋子後院種歐山楂樹。她強韌老邁的雙手所種下的那些古老歐山楂樹，多數仍茁壯至今。

物的滋養益處。尤其是歐山楂果醬,十分可口,在雜貨店與藥局都買得到。請將果醬塗在餅乾上,讓你吃得心花朵朵開。

歐山楂果也能泡成美味茶飲,通常會搭配香蜂草與燕麥,以治療高血壓。另一種治療高血壓的療方,是取歐山楂葉、歐山楂果或花,結合西洋蓍草與歐益母草泡茶。歐山楂果、葉、花結合銀杏葉,也是很好的滋補血管配方。

注意:我發現在服用心臟病藥物的同時食用歐山楂,沒有任何安全疑慮,但如果你決定這麼做,請先諮詢你的心臟科醫師。

洛神花(hibiscus,學名 *Hibiscus sabdariffa*)

使用部位:花

益處:洛神花富含維生素 C 與生物類黃酮,味道略澀,可有效治療小傷風、感冒、瘀傷與腫脹。

建議用途:這是讓詩尚草本(Celestial Seasonings)這個牌子遠近馳名的植物。這種熱帶大洛神花泡成的茶湯呈漂亮的紅寶石色,初嚐有些酸,但後味帶甜。

啤酒花(hops,學名 *Humulus lupulus*)

使用部位:毬果

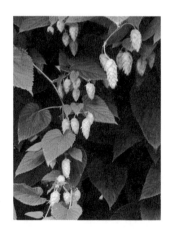

益處:我在美麗的加州北部丘陵中長大,那裡的鄰近地區就種植著啤酒花。啤酒花是一種美麗的植物,布滿金色的毬果在夏末開花,從金綠色的藤蔓垂下。若隱若現地藏在這些毬果中的綠花與金色花粉粒,就是這種植物的藥用部分。啤酒花富含蛇麻素、揮發油、樹脂與苦味質,是一種強力的藥用植物,因其舒緩神經系統的效果而備受重視。啤酒花是我治療失眠的最愛療方,對高血壓特別有效,還能舒緩男性的緊繃與焦慮,減少過多的性慾。啤酒花是最有效的苦味劑之一,是十分出色的助消化苦味劑,對治療因神經焦躁與焦慮而造成的消化不良特別有效。

建議用途：啤酒花味道極苦，沒有哪種藥草能真正掩蓋那種苦味，所以通常會製成啤酒花酊劑或膠囊。啤酒加入啤酒花也是一種良藥，既有鎮靜效果，也是一種助消化苦味劑。請務必使用高品質的啤酒，或自行種植啤酒花並釀酒。

要治療失眠，我偏好混合啤酒花酊劑與纈草酊劑使用。請在睡前兩三小時前飲用。將酊劑擺在床邊。如果半夜醒來，可拿溫水稀釋幾管酊劑後飲用。

要幫助平衡過於旺盛的性慾，請以溫水稀釋半茶匙的啤酒花酊劑，每天喝三到四次。

你可以結合啤酒花與其他苦味藥草，例如艾草、歐益母草、朝鮮薊葉、西洋蒲公英根、皺葉酸模等，做成助消化苦味劑。請依第 401 頁的指示製作酊劑。每餐前飲用半茶匙。

注意：由於啤酒花有強烈的鎮靜功效，所以不建議讓憂鬱症患者大量服用。

卡瓦胡椒（kava-kava，學名 *Piper methysticum*）

使用部位：根

益處：卡瓦胡椒，又名為卡瓦醉椒，有放鬆身體、同時喚醒心智的獨特能力。它能產生一種放鬆感，但同時能提升覺知，使你感覺較敏銳。它有助於減少緊繃、焦慮、壓力，其鎮痛功效能協助緩解疼痛。

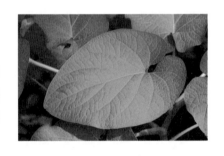

建議用途：市面上可買到卡瓦胡椒酊劑、漿液、膠囊。酊劑效果快而有效，且使用方便。它在感到壓力、需要迅速放鬆時很有益，能協助你看清整體局勢。膠囊能有效因應長期壓力與焦慮。

卡瓦胡椒獨一無二的風味可能需要時間適應。第一次嘗試時可別嚇到，它會使舌頭麻掉，讓整個嘴巴產生刺刺麻麻的感覺。這種感覺是暫時的，是卡瓦胡椒含有的活性化合物卡瓦內酯造成的。

通常我偏好拿卡瓦胡椒來泡茶或調成潘趣酒。請泡一杯濃茶，加入肉桂、薑、

小豆蔻增添風味。讓茶靜置數小時或過夜，然後濾出藥草。添加鳳梨汁與椰奶的風味，放入冰塊後上桌。我在多場大型藥草聚會中提供過這種卡瓦胡椒潘趣酒，確實似乎能振奮人們的精神，讓心情明亮起來。

卡瓦酷

卡瓦胡椒是玻里尼西亞、美拉尼西亞、密克羅尼西亞的原生植物，數百年來備受其原住民文化推崇。它在每種儀式中都具有重要作用，現身在大多數的社交聚會、慶典、開幕式、會議中。我見過報上有卡瓦胡椒的廣告，也聽過人們在藥局裡談論，也在不只一場派對中碰到卡瓦胡椒飲料。它確實是一種令人驚奇的藥草，無怪乎在這裡這麼受歡迎。俗話說得好：「有了卡瓦胡椒，人心就不再有恨。」

注意：卡瓦胡椒有可能被過度使用與濫用。雖然它是一種慶祝用的藥草，但不代表要醉到沉湎其中。食用太多卡瓦胡椒可能會令你噁心，昏昏欲睡，損害身體協調性，甚至導致你失去意識。曾有人因為「酒醉」駕駛而遭逮捕，但其實他們不是喝醉，而是因為食用了過多卡瓦胡椒。要尊重這種藥草的力量，只要使用得當，它是一種極佳的放鬆劑與解壓劑。

薰衣草（lavender，學名 *Lavandula* spp.）

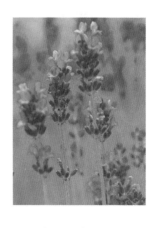

使用部位：花

益處：薰衣草原生於地中海地區，美麗、芬芳且耐寒暑，能賜予我們多種實用的益處。它是一種強力鎮靜劑與溫和的抗憂鬱藥，是頭痛患者的一大福音。結合小白菊有助於緩解偏頭痛。薰衣草是泡浴的最佳藥草，可緩解緊繃、壓力、失眠。薰衣草精油也有舒緩蟲咬、蜂螫、燒燙傷（混入蜂蜜）的絕佳功效。

建議用途：使用少量薰衣草泡茶（只要一撮就夠了，因為它的氣味強烈得

難以抗拒），也可用甘油或酒精為基底製作可口的酊劑。將薰衣草精油倒入洗澡水中，可以舒緩神經。要治療頭痛，可將兩、三滴在太陽穴與頸背上。薰衣草茶也可局部塗抹在蟲咬處，或做為割傷的沖洗液。

瓶中急救藥

薰衣草精油又稱「瓶中急救藥」，可以有效因應諸多情況。有一次我與學生里拉在園中工作，她跪下時壓到一隻蜜蜂，牠不假思索地狠狠螫了她一下。但里拉只從口袋拿出一瓶薰衣草精油，拍了幾滴精油在傷口上。傷口幾乎沒有腫脹，她事後回報也不怎麼痛。

香蜂草（lemon balm，學名 *Melissa officinalis*）

使用部位：葉、花

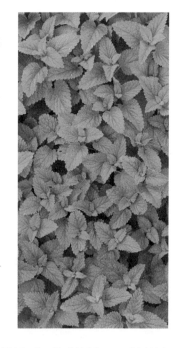

益處：香蜂草，也稱為蜜蜂草，這種美麗芬芳的薄荷家族成員有鎮靜、抗病毒、殺菌功效，是大自然最好的鎮靜藥草之一。香蜂草的葉與花含有揮發油、單寧與苦味，對胃部與神經系統有顯著的放鬆、解痙攣效果。它是因應胃部不適、全身疲倦的絕佳藥草，可做成治療失眠的溫和鎮靜劑。根據發現，局部使用香蜂草有助於治療疱疹，通常會為此而將它做成乳霜，不過我發現酊劑的效果一樣好，精油在歐洲國家則是治療首選。

建議用途：以新鮮的香蜂草做成藥劑最有效。它可以泡茶，加上檸檬與蜂蜜喝一天下來，可緩解壓力與焦慮。要製作美味的迎神滋補飲，可混合等量的香蜂草、燕麥、洋甘菊製作。香蜂草也是最可口的酊劑之一。以甘油為基底的酊劑，可做為兒童的可愛療方。

光果甘草（licorice，學名 *Glycyrrhiza glabra*）

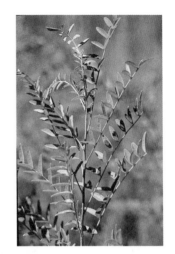

使用部位：根

益處：甜甜的光果甘草根，是內分泌系統的傑出滋補藥草，對生殖系統尤其有效。它特別能有效緩解深陷憂鬱者十分常見的腎上腺疲勞。事實上，常歸類為中年危機的症狀，往往可能與腎上腺疲勞有密切或直接的關係。使用幾週或幾個月，光果甘草能強健腎上腺、重新賦予腎上腺活力。它含有功能類似人體內天然類固醇的成分植物固醇。

光果甘草備受推崇的地方還在於，它能療癒呼吸道系統，可做為舒緩用的鎮痛劑與呼吸道問題的抗發炎療方。

這種藥草的功效與美味，使其成為最重要的兒童用藥草療方之一。光果甘草可用來治療各種病痛，包括支氣管充血、喉嚨痛、咳嗽、消化道發炎（如潰瘍或非特異性疼痛）。

建議用途：由於味道極甜，光果甘草最好與其他藥草一同使用。它是極佳的協調成分——在含有多種藥草的配方中，光果甘草能緩解功效較強的藥草引起的不適症狀，而又不干擾其益處。它有濃郁的黏稠度，能為任何糖漿或茶添加舒緩功效。我使用光果甘草粉來增添其他藥草粉的風味，捲成可口的小藥丸與藥球。小孩子很喜歡嚼光果甘草根。

因應腎上腺疲勞、精神萎靡、疲乏，可混合光果甘草、黃耆、墨西哥菝葜、牛蒡根、西洋蒲公英，或混合光果甘草、野生山藥、墨西哥菝葜、牛蒡根、檫木泡茶，每日飲用兩到三杯。光果甘草常會做成咳嗽糖漿治喉嚨痛，混合柳葉馬力筋根與土木香可治療久病不癒的支氣管發炎，結合藥蜀葵根則可治療消化道發炎與潰瘍。

注意：有研究顯示，光果甘草有引發水腫、進而升高血壓的作用，但大多數這類研究都是以甘草精、甘草糖及對抗性療法藥物來測試——不是整株植物或光果甘草根的天然製劑。不過，光果甘草也不推薦給血壓高的人食用，以免

引起水腫。有服用心臟病藥物的人，使用光果甘草前也應先諮詢醫療從業人員。雖然兒童大多沒有這類病症，但光果甘草也不應給血壓高或有腎臟／膀胱疾病的兒童，或服用類固醇的年輕人。

雖然有不少人對使用光果甘草提出警示，但我們必須記得，光果甘草是世上使用最廣泛的藥草之一；因為食用這種藥草而中毒的案例少之又少。一般而言，它對兒童與老年人是安全的，這通常意味著對其他年齡層的人也很安全。光果甘草對因病而體衰力弱的人特別有益。

烏拉爾甘草

烏拉爾甘草（學名 *Glycyrrhiza uralensis*）是光果甘草的近親，是中醫裡最重要的藥草之一，又稱「眾藥之王」與「國老」，因為以甘草混合、調和其他藥草的配方多不勝數。它是優秀的延壽藥草，可用來恢復整體系統的健康與活力。據說長期使用烏拉爾甘草能延年益壽，使人煥發健康光彩。

北美山梗菜（lobelia，學名 *Lobelia inflata*）

使用部位：植物的地上部分，尤其是籽、葉

益處：北美山梗菜可能是屬於壞處較多，但仍有益於治療嚴重呼吸道問題的藥用植物之一。經證實，北美山梗菜的主要活性成分山梗菜鹼能刺激腦部的呼吸中樞，產生較深、較強力的呼吸。它是一種強力的解痙藥草，這意味著它能放鬆胸部，打開收縮的支氣管通路，它也是絕佳的化痰劑，對治療痙攣性咳嗽或「乾咳」與喘鳴極為有效。此外，外用的北美山梗菜能舒緩發炎，減少疔瘡與風溼的疼痛。

早期的折衷醫學與藥草師非常推崇北美山梗菜鬆弛肌肉的功效，在聯合植物保護者組織所撰寫的《培植未來》（*Planting the Future*）一書中，凱瑟德·安德森·蓋勒（Cascade Anderson Geller）表示，她「知道有些孩子是在母親服用了適量口服北美山梗菜精放鬆子宮後才生下的」。

北美山梗菜的名聲廣泛，由於效果多樣，所以不免引起藥草師之間的一番爭

論。幾乎人人都同意一件事：這是一種強而有力的藥草，最好與其他藥草混合成配方，且服用時應飲用適量的水。否則就像它的俗名「嘔吐草」所暗示的，它很可能會引起嘔吐。

建議用途：第一次使用某種藥草時，始終不變的重點是應先從小劑量試試看，而對於北美山梗菜，這點更是重要。視每個人對其成分有多敏感而定，這種藥草對人體的效用十分廣泛。請從小劑量開始服用，並使用混合其他藥草的配方，以茶或水稀釋。即使是採納酊劑與膠囊瓶身上的建議劑量，效果可能還是會令人措手不及。成人劑量是三滴到半根滴管的酊劑。

注意：懷孕期間不建議服用北美山梗菜。

風險警示：由於原生產地的產量有限，但受歡迎的程度卻逐年遞增，聯合植物保護者組織將北美山梗菜列為「觀察」的危險名單。如果沒有其他選項，有限度的野外採集尚可接受。但只要可能，請使用有機栽種的北美山梗菜。

枸杞（lycium，學名 *Lycium chinense*）

使用部位：果

益處：枸杞子是我最喜愛的滋補藥草之一，可口、色彩鮮豔，且據說能提神。在中國，枸杞有能延年益壽的響亮名聲；它是長壽聖者經常食用的藥草。活了兩百多年的李清雲就是一例（科學研究證實了他的年齡屬實！），根據報告，他十分喜歡可口的枸杞子，這是他著名的「長壽湯」中的基本成分。

枸杞子特別能養肝，有助循環，也可用來補血。

建議用途：一種著名的中國長壽補藥是：混合相同比例的五味子與枸杞子泡茶。每日飲用兩到三杯，連續數週，據說能養氣提神，使人精神愉悅。

枸杞子本身滋味就不錯，可以當零食吃、加入早餐燕麥中食用，也可用於烘焙。烘焙時，我常用枸杞取代葡萄乾；我喜歡枸杞的效用，也偏愛枸杞的風味。枸杞加入茶飲也可增添美好的甜味。

要調出美味的滋補飲料，請將枸杞浸泡在果汁或酒中。這是我最喜歡的一種「吃藥」方式。

藥蜀葵（marsh mallow，學名 *Althaea officinalis*）

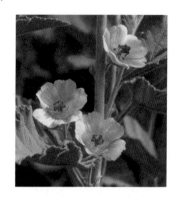

使用部位：主要是根，但葉與花也很有用

益處：藥蜀葵是一種具舒緩效果、有黏性的藥草，用法和滑榆差不多。不過，藥蜀葵遠比滑榆更容易取得，多半也很容易種在庭院裡。在局部使用方面，它是滑榆很好的替代品，滑榆已列入了聯合植物保護者組織的「瀕危」名單。

建議用途：藥蜀葵茶可治療喉嚨痛、腹瀉、便祕、支氣管炎。請加水將藥蜀葵攪成糊狀，局部塗抹皮膚，可緩解不適。藥蜀葵也可用來做為舒緩身心的泡浴水；請結合燕麥來達到最大功效。

營火邊的藥蜀葵？

誰能相信黏答答、甜滋滋、孩子們喜歡用棒子拿在火上烤的那種棉花糖，真身就是藥蜀葵這種常見藥草有黏性的根？我們的老祖宗把藥蜀葵根拿來加上蜂蜜或糖，煮成膨軟的球狀給孩子吸吮，為的是舒緩他們的喉嚨痛。

水飛薊（milk thistle，學名 *Silybum marianum*）

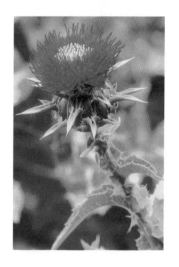

使用部位：籽，野饌愛好者喜歡取葉為食

益處：水飛薊，也稱為乳薊、牛奶薊，是一種強力抗氧化劑，能協助克服自由基的損害效果，改善許多年齡相關疾病的影響。水飛薊能刺激肝功能、重建被疾病、高油脂食物、肝炎或攝取酒精損害的肝細胞。籽富含稱為水飛薊素的物質，能刺激肝細胞透過所謂蛋白質合成的過程再生。水飛薊籽有保護肝臟不受有害化學物質損害的極佳作用，是唯一已知能舒緩死帽蕈毒性的物

質，死帽蕈是已知最厲害的肝毒。水飛薊籽也有益膽囊與腎臟。

　　建議用途：雖然水飛薊籽是一種效力驚人的藥草，但毫無毒性，可有效發揮藥性，又能做為預防性的滋補藥草。我發現最能有效從水飛薊的硬籽中萃取活性成分的方法是，把籽放進磨豆機磨碎，或以鐵鎚敲碎。磨碎後的粉很可口，能泡茶喝、加入穀物與湯中食用，或製成膠囊。

　　製作水飛薊籽的酊劑時，請將籽加入一些酒精，放進果汁機攪碎。這樣能讓水飛薊籽的療癒功效統統流進酒精中，使製作酊劑的過程更迅速。

歐益母草（motherwort，學名 *Leonurus cardiaca*）

　　使用部位：葉

　　益處：歐益母草最著名的是對女性很有益，尤其是更年期女性，但滋補心臟也同樣有效。它的學名「*Leonurus*」意指「獅心」。歐益母草是滋養與強化心肌及其血管的超群補藥，能治療大部分的心臟病、神經痛、心搏過速，其有益諸多女性健康問題的功效也頗受重視，如月經週期不規律，以及經期間與經血少有關的子宮痙攣、水腫、熱潮紅、心情起伏不定等問題。

　　建議用途：可做成浸劑、混入其他較芳香的藥草，或製成酊劑。

> **鑑往知來**
>
> 「我的意見是，水飛薊是能抵抗所有黑膽汁類疾病的最佳療方。」約翰‧傑勒德（John Gerard）在六世紀寫道。當時的黑膽汁類疾病是指肝病。十七世紀，知名藥草師與占星家尼可拉斯‧卡爾佩伯（Nicholas Culpeper）認為水飛薊有利於「去除肝膽阻塞」。受他們與其他使用這種植物的先人啟發，德國科學家在一九七〇年代開始研究水飛薊，並發現水飛薊含有對受損肝臟組織而言最可貴的化學成分。

巴西榥榥木（muira puama，學名 *Ptychopetalum olacoides* 與 *Liriosma ovata*）

　　使用部位：樹皮

　　益處：巴西榥榥木原產於巴西，後來南美與歐洲人將它做為壯陽藥，隨後

才慢慢被北美人「發現」。它是無法（持久）勃起的男性最愛的療方。

巴西榅桲木可能是藥草中最大的祕密之一：它能為苦於陽痿與性活動低下者提供莫大的好處。這種藥草又通稱為「強木」，做為強力壯陽藥與鎮靜劑的名聲悠久而穩固。我們至今仍不清楚它產生效用的模式為何，但它似乎並無副作用。人們也會用它來治療痢疾、腹瀉與其他需要強力收斂劑的疾病。

建議用途：巴西榅桲木經常與南非醉茄、刺五加與助循環藥草如銀杏、歐山楂等結合，以幫助鞏固生殖系統的健康與活力。它是一種絕佳的生殖系統滋補藥草，可泡茶、製成酊劑，也可做成膠囊。泡成茶時，請每天三到四次、每次喝一杯。若飲用酊劑，請每日兩次、每次喝半茶匙到一茶匙，持續數週（做愛前可喝得更頻繁一點）。如果服用膠囊，一般建議劑量是每日三次、每次兩顆膠囊。

注意：巴西榅桲木公認是一種滋補藥草，服用治療用的劑量似乎並無任何有害的副作用。然而，我們對這種藥草所知甚少，所以使用時仍應多加留意。如果你察覺到任何不理想的副作用，請即刻停止使用。

毛蕊花（mullein，學名 *Verbascum thapsus*）

使用部位：葉、花、根

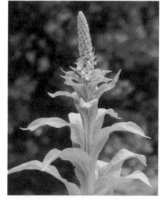

益處：毛蕊花是我最喜愛的路邊野花。它姿態端莊，有時花莖會伸入空中一兩公尺。那些開滿在花莖上的美麗而芳香的黃花，絕對是治療耳部感染的最佳良藥。毛蕊花過去又稱為火炬花，因為人們會將它的長花莖晒乾沾油脂，點燃成緩慢燃燒的火炬。

葉子是最常使用的部分，多用在咳嗽配方與呼吸道感染、支氣管感染、氣喘、腺體失衡的療方中。

建議用途：花可製成浸泡油，用來治療耳部感染（請見第 95 頁的配方）。葉可做成酊劑或治療支氣管充血、傷風、咳嗽的浸劑。要治療腺體問題，請結合毛蕊花、紫錐菊、拉拉藤使用。

沒藥（myrrh，學名 *Commiphora myrrha*）

使用部位：乾樹脂

益處：數千年來，人們都將沒藥當成一種芳香治療植物。依據基督教傳說，沒藥是東方三賢人送給嬰兒耶穌的禮物之一。

沒藥是一種殺菌藥草，有高濃度的揮發油，常與金印草結合以治療感冒、流感，肺充血。它有助於增加巨噬細胞活動，進而增強人體的保護盾（表面免疫系統）。沒藥的濃稠度有助於形成嘴部與喉嚨的保護層，對治療喉嚨痛與嘴部、牙齦、鼻竇、上呼吸道系統的感染特別有效。

建議用途：由於沒藥是一種濃稠的樹脂，不溶於水，所以如果不是晒乾磨粉，就是要製成酊劑使用。請將酊劑稀釋，當成喉嚨痛、牙齦炎與其他嘴部感染的沖洗液。沒藥粉可用來當成敷劑，或做成膠囊內服，以治療口腔潰瘍、牙齦炎、齒槽膿漏、咽喉炎、鼻竇炎、喉炎等。以沒藥敷劑治療疔瘡、擦傷、其他外傷也很有效。

蕁麻（nettle，學名 *Urtica dioica*）

使用部位：葉、籽、根、嫩蕁麻尖

益處：蕁麻（異株蕁麻），就是農夫嫌惡、登山者痛恨、大人要兒童避而遠之的那種會刺人的植物。但世界各地的藥草師都拜倒在這種綠色女神／男神的腳下。我相信它是一種不凡的滋補藥草，重要性不亞於許多著名的中國「延壽」藥草。

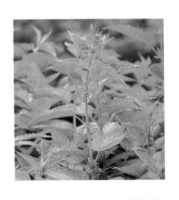

蕁麻是維生素工廠，富含鐵、鈣、鉀、矽。鎂、錳、鋅、鉻，以及諸多其他維生素與礦物質。它是我最喜愛的全能療方之一，能有效滋補頭髮與頭皮，加強並調理全身系統，進而活化新陳代謝，還有益於舒緩兒童成長期間骨骼與關節發痛（就像老人家！）的生長痛。蕁麻是男女生殖系統的絕佳滋補藥草，可用於緩解經前症候群與更年期症狀。它是極有益於泌尿生殖系統的藥草，能加強虛弱的腎臟，而腎臟健康是活力與能量的基本要件。它對肝臟問題也有效，還能出色地治療過敏與花粉熱。在上述功效之外，蕁麻的滋味也不錯！

建議用途：要治療任何肝臟問題，可將蕁麻用來泡茶、製成酊劑或膠囊。要調理神經系統，可結合蕁麻、香蜂草、燕麥、洋甘菊泡茶。要減少過敏與花粉熱症狀，可服用冷凍乾燥的的蕁麻膠囊。要照顧泌尿器官、治療水腫，可結合蕁麻與西洋蒲公英葉，泡幾杯茶來喝。要克服活力衰弱與性功能失常的問題，可將蕁麻、奶綠色燕麥尖、覆盆子葉拿來泡茶。要減少攝護腺腫大問題，可結合蕁麻和鋸葉棕櫚製作酊劑。

新鮮嫩蕁麻葉有濃郁的綠色風味，可取代任何食譜中的菠菜，但得確實蒸熟，不然會扎嘴！我常把蕁麻塗在吐司或放進歐姆蛋、湯中，並做成菠菜蕁麻派。請以蕁麻尖取代希臘菠菜派中的菠菜看看，或拿來搭配菲達起士與橄欖油。蕁麻根也可蒸來吃，不過大多數人會因為嫩蕁麻尖而忽略蕁麻根。

藥草師與野外採集高手萊恩・德魯姆（Ryan Drum）認為，可在秋天採收的蕁麻籽，是最好也最營養的藥草興奮劑。

燕麥（oats，學名 *Avena sativa*〔栽種〕與 *A. fatua*〔野生〕）

使用部位：奶綠色麥尖、籽、莖

益處：燕麥是神經滋補藥草中的上品，也是絕佳的心臟滋補藥草。常加班、壓力大或焦慮的人，或是神經末梢因燒燙傷或痔瘡而發炎不適的人，都應將燕麥化為日常飲食的一部分。燕麥能提升全身的健康與活力，進而提供能量。燕麥常用來治療神經系統障礙、憂鬱與焦慮、性活力低下、焦躁易怒、尿失禁等問題。這種植物的黏質，使其特別有助於修復包覆並保護神經纖維的

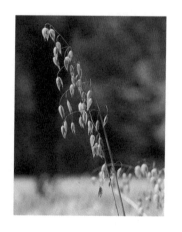

髓鞘的損傷。燕麥有助於舒緩尼古丁與其他化學物質的戒斷不適症狀。它是久病後療養身體的主要輔助藥草之一；燕麥常成為體虛衰弱、吃不下東西的人飲食中的療癒成分。

燕麥尖中的二氧化矽、鈣、鉻出奇豐富，是陸地上含量最高的鎂來源之一。燕麥莖含有的礦物質雖然不及其奶綠色麥尖豐富，但也具有藥效。

建議用途：雖然燕麥稈富含二氧化矽與鈣，但燕麥果或籽才是主要使用的部分。燕麥果含有數種活性生物鹼，包括葫蘆巴鹼、蘆竹鹼（大麥與西番蓮中也有），還有澱粉與維生素 B 群。我建議麥稈、果皆用。麥子轉為綠金色但尚未完全成熟前，是採收的最佳時機。市面上的燕麥多半是黃色的麥稈。雖然黃稈可能有利園中的護根作業，但泡成藥茶的功效就不是那麼好了。請尋找綠金色的麥尖與稈。

通常我們想到燕麥，腦海就會浮現經典的燕麥片。但對藥草師而言，燕麥片是早餐吃的，可口的燕麥尖則是泡茶用的。奶綠色麥尖與麥稈都能泡成美味又營養的茶──我覺得是茶中極品。請泡一杯濃茶並加入果汁飲用。

燕麥加香蜂草、西番蓮，可製成很好的安神劑；加入纈草有助睡眠；加入助消化苦味劑則能治療任何肝臟或消化問題。最後，用燕麥（燕麥片與未成熟的奶綠麥尖）可做出最能舒緩神經壓力與敏感易癢皮膚的藥草泡澡水。加幾滴薰衣草精油，能使泡澡過程尤其放鬆。

奧勒岡葡萄（oregon grape，學名 *Mahonia aquifolium*）

使用部位：根

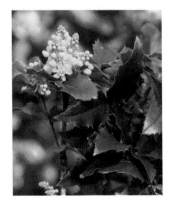

益處：如冬青般美麗的這種植物的根，近年正逐漸掀起風潮──希望不會造成它的滅絕──因為它含有小檗鹼，金印草也含有類似的化合物，而有些證據顯示，奧勒岡葡萄根可用來代替瀕危的金印草。奧勒岡葡萄根有極佳的抗發炎、殺菌、抗病毒功效，能有效克服全身性感染，也能進行局部清理，使其特別能有效治療面

皰、溼疹、乾癬等皮膚問題。

建議用途：將根煎煮成茶，可做為感染部位的局部沖洗液，也可內服以治療各種感染、消化不良，還可做為肝臟滋補藥。

風險警示：在野外採集奧勒岡葡萄時請小心。雖然它生長起來往往很茂盛，但奧勒岡葡萄是一種成長緩慢的多年生植物，生長範圍有限。在不久的將來，我們可能得決定是否僅能取用人工栽種的奧勒岡葡萄，給野外的植物種群留下一線生機。

西番蓮（passionflower，學名 *Passiflora incarnata*）

使用部位：葉、花

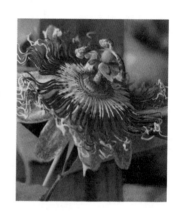

益處：雖然西番蓮名字中有「passion」（熱情）一字，但其實它是一種有鎮靜放鬆效果的藥草。它在其原生的南美地區使用的歷史悠久，當地人多用它來治療癲癇、焦慮、失眠、恐慌發作等。西番蓮是一種有效但溫和的藥草，可用在成人身上，也可治療過動的兒童。西番蓮稍有鎮痛效果，所以多少可用來緩解牙痛、頭痛、經痛等。它有強力解痙效用，所以能有效因應痙攣、抽筋或肌肉抽搐。這種植物以助眠功效著稱，常結合纈草來增進睡眠。它也是因應壓力、焦慮、憂鬱的最佳藥草之一，可有效搭配聖約翰草使用。

建議用途：請將花葉泡成浸劑，一天中時時飲用。在就寢時間飲用酊劑，可促進深沉的一夜好眠。

胡椒薄荷（peppermint，學名 *Mentha x piperita*）

使用部位：葉、花

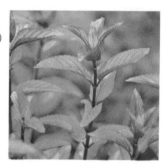

益處：胡椒薄荷常被稱為「噴發的純綠色能量」。不是說沒有比它更強力的興奮劑存在，只是它們很少能像胡椒薄荷這樣讓人感覺清爽、煥

然一新。胡椒薄荷最常用來做為助消化劑，也能有效減少噁心與胃痙攣，使口氣清新。

建議用途：胡椒薄荷可泡茶、做成酊劑（應稀釋再飲用）。它是牙膏與牙粉的常見成分。由於氣味怡人可親，所以常用來增加其他藥草的香味。我認為從園子裡現採來吃，最清爽美味。

傘形喜冬草（pipsissewa，學名 *Chimaphila umbellata*）

使用部位：葉

益處：傘形喜冬草（繖形冬青）的名字「Pipsissewa」是克里（Cree）語，意指「變成小碎片」；這種藥草能讓腎結石碎裂成小片，以利排出。傘形喜冬草又稱為王子松，有益整個泌尿系統，可做為利尿劑與泌尿系統的殺菌劑，效用十分近似熊果，但較溫和、和緩。它也有助於預防或治療各種程度的攝護腺不適，以及其常見的膀胱炎症狀。傘形喜冬草能發揮清理、調理、舒緩不適的功效，使器官恢復常態。原住民則會用這種藥草來敷水泡、疔瘡、腫脹，舒緩關節疼痛。

建議用途：傘形喜冬草一般會泡成茶來治療泌尿器官問題，但也可做成膠囊或酊劑。

風險警示：傘形喜冬草是小型林地植物，僅在北美部分地區生長，聯合植物保護者組織已將它列為「瀕危」植物。產地破壞與藥草業的過度採集，讓這種美麗的植物付出了代價，今日我們仍沒有大規模栽種傘形喜冬草的作業。請不要在野外採集傘形喜冬草，並僅購買清楚標示為「有機栽種」來源的商品。

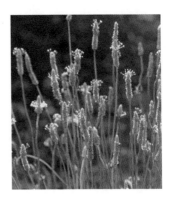

大車前草（plantain，學名 *Plantago major* 與 *P. lanceolata*）

使用部位：籽、根、葉

益處：大車前草是一種幾乎遍布北美各地的常見小草，也是一種營養的食物。它是最佳敷用藥草之一，人們常稱之為「綠色繃帶」。大車前

草是我治療毒血症時最愛使用的藥草，可外用於感染部位，也可泡茶內服。大車前草籽富含黏質，具有舒緩的纖維素效用，所以常用在緩瀉配方中；事實上，Metamucil 品牌使用的車前子籽是以車前草屬植物製造。這種藥草治療肝功能不良與消化道發炎十分有效。

建議用途：雖然大車前草常被認為是一種苦味劑，但其苦味溫和，可做成很好的浸劑。它也可以磨成粉摻入食物，或當成治療感染的急救藥草粉。你也可以拿新鮮葉子敷在不適與感染部位，有舒緩功效。

美國南瓜（pumpkin，學名 *Cucurbita pepo*）

使用部位：籽

益處：由於美國南瓜籽含鋅豐富，所以在治療良性攝護腺肥大方面名聲卓著，且不刺激。這種細胞毒化合物對治療癌症引發的攝護腺肥大有可貴功效。南瓜籽也富含植物固醇、抗發炎成分，使其能搭配非洲刺李、鋸葉棕櫚，治療攝護腺尤其有效。

建議用途：請放一碗南瓜籽在手邊，白天時時拿起來嚼食。南瓜籽很適合做為什錦果仁的一部分，也可加進沙拉、湯、砂鍋中食用。每日食用四分之一杯，能維持攝護腺健康並補充體內的鋅。任何一種南瓜籽都有效，但市面上最常見的是美國南瓜的南瓜籽。

非洲刺李（pygeum，學名 *Pygeum africanum*）

使用部位：樹皮

益處：數世紀以來，非洲人都用非洲刺李來維護男性健康，治療攝護腺肥大、陽痿與不孕，直到一八〇〇年代晚期才引進西方藥草界。早期文獻對這種驚人藥草的記載不多。

非洲刺李是歐洲人治療良性攝護腺增生（BPH）最受歡迎的藥草之一，因為它不僅能制住症狀，還有逆轉的可能。非洲刺李也能降低據發現是 BPH 成因之一的高膽固醇。它可用來治療攝護腺肥大、發炎、水腫、不孕、陽痿，以及因攝護腺分泌不足導致的不孕症。

建議用途：可結合非洲刺李與鋸葉棕櫚或南瓜子來治療攝護腺肥大、發炎、水腫。非洲刺李的生效模式與鋸葉棕櫚不同，不過兩者互補，所以合併使用可幫助許多有攝護腺充血或攝護腺肥大的男性。

傳統上會將非洲刺李樹皮磨成粉，混入溫牛奶飲用。有時還加入其他香料來增添風味。今日在北美洲，非洲刺李主要的市售形式是膠囊、漿液，生刺李極為罕見。

風險警示：非洲刺李在原生產地的破壞、過度採集下，已瀕臨滅絕，應僅購買商業栽種的非洲刺李。

紅花苜蓿（red clover，學名 *Trifolium pratense*）

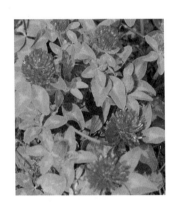

使用部位：頂端開花部分、葉

益處：紅花苜蓿是最佳排毒藥草與呼吸道滋補藥，對舒緩慢性胸腔問題如咳嗽、感冒、支氣管炎等特別有效。紅花苜蓿富含多種礦物質，尤以鈣、氮、鐵最豐富。它可用來因應所有皮膚狀況，也有排毒與清血良效。抗腫瘤配方，也經常使用紅花苜蓿。

建議用途：紅花苜蓿能泡出可口的茶飲。混合毛蕊花等其他藥草可治療久病不癒的呼吸道問題。此外，喝紅花苜蓿茶也可補血並改善膚況。身體長出囊腫、腫瘤、肌瘤時，也可飲用茶或酊劑來治療。

注意：血友病或血「虛」的人不應定期服用紅花苜蓿，有可能使症狀惡化。

覆盆子（red raspberry，學名 *Rubus idaeus*）

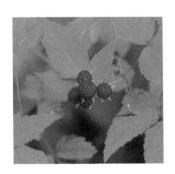

使用部位：葉、根、莓果

益處：覆盆子是一種十分滋補生殖系統的藥草，含有能調理並加強整個泌尿生殖系統的營養素。覆盆子是補鐵的豐富來源，可用來改善血液缺鐵的情況，常會結合蕁麻來治療貧血及相關的

低能量問題。它也含有豐富的菸鹼酸，是補錳最豐富的來源之一，錳是人體形成健康結締組織如骨基質、軟骨等所需的一種微量礦物質，也是能量代謝的重要因子。

覆盆子葉泡成的茶或酊劑，對治療腹瀉與痢疾有可貴的功效。它能協助減少過多經血，也是懷孕生子的上好補給品。由於它有收斂功效，所以是生瘡或牙齦感染時很好的漱口水。能量低落、病後療養、有時需要補一下內分泌系統時，也能當成營養補充品使用。

建議用途：覆盆子葉滋味不錯，通常會製成浸劑。每日飲用數杯覆盆子葉茶，就能感受到它的滋補功效。覆盆子葉也能搭配其他滋補生殖系統的藥草，做成酊劑每日飲用。覆盆子果同樣可口又具療效。用覆盆子果釀出的甘露酒，是一種氣味迷人的神仙美饌。

玫瑰果（rose hips，學名 *Rosa canina*〔及其相關種類〕）

使用部位：主要是籽，但葉、花也會使用

益處：玫瑰果（犬薔薇）包含的維生素 C 比任何其他藥草都多，以每克含量來衡量，是柑橘類的好幾倍。維生素 C 是著名的抗氧化劑，有抗病功效。玫瑰果葉有收斂與調理效用，花則可製成愛情藥水與花精使用。

建議用途：新鮮玫瑰果可製成富含維生素的糖漿或果醬。玫瑰果也能泡成風味溫和可口的茶，極適合在新英格蘭的寒冷夜晚，於熊熊爐火旁啜飲。

玫瑰果果醬

無籽乾玫瑰果是製作方便又美味的果醬。只要倒入新鮮蘋果汁浸泡一夜，隔天就有果醬可吃了。肉桂與其他香料可增添更多風味，但果醬本身就是一道美味。

迷迭香（rosemary，學名 *Rosmarinus officinalis*）

使用部位：葉

益處：人們才正要揭開迷迭香的種種用途。迷迭香長久以來就以能增進記

憶力著稱。它對神經系統有滋補功效，也有益循環。它能加強心臟，降低高血壓。數百年來人們都以迷迭香為美容用藥草，因為它對毛髮與皮膚有益。

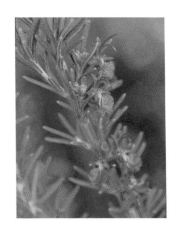

建議用途：可與其他藥草混合成匈牙利女王水（見第141頁的配方），這是一種清爽的收斂美容水。迷迭香也能搭配其他藥草泡成可口的茶，混合銀杏、雷公根製成的酊劑與茶則能增進記憶力。

鼠尾草（sage，學名 *Salvia officinalis*）

使用部位：葉

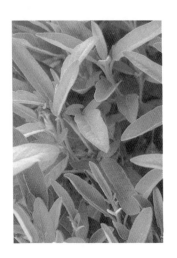

益處：鼠尾草（普通鼠尾草）屬溫性，有強健功效，是久病者恢復健康與體力的絕佳藥草。學名中的「*Salvia*」源自拉丁文的「*salvus*」，意指「安全」，相關的「*salvere*」則意指「治癒」。鼠尾草能清瘀血、舒緩喉嚨痛、扁桃腺炎、喉炎等。

建議用途：鼠尾草浸劑令人愉悅也有暖身功效。浸劑也可做為喉嚨痛、口腔感染的漱喉水。也許是因為鼠尾草很接地氣，所以它對更年期女性有益，尤其是有熱潮紅的女性。當然，鼠尾草也是絕佳的料理用藥草，能增添許多菜色的風味。

聖約翰草（st.-john's-wort，學名 *Hypericum perforatumo*）

使用部位：葉、花（花與葉的使用比例約七比三）

益處：聖約翰草已成為一種治療憂鬱與焦慮的熱門藥草。這種神經損傷與憂鬱的經典療方已經使用了多個世紀，頗受西歐各地與地中海地區藥草師的推崇。它主要以對燒燙傷、神經痛、外傷、皮膚創傷等神經末梢損傷的療效聞名，

對紓解壓力、焦慮、憂鬱、季節性情緒失調、慢性疲勞、人格障礙等也非常有效。聖約翰草能振奮精神，讓你的日子多一點陽光。早期曾有人認為它是單胺氧化酶抑制劑，但這項資訊後來已被科學證據推翻。事實上，我們並未完全掌握這種植物的效用，也尚未辨認出主要是哪種化學成分發揮著抗憂鬱效用。聖約翰草的神奇效果，還有待充分展現。

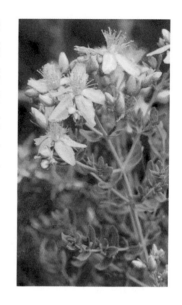

建議用途：請務必製作聖約翰草油（見第 111 頁的配方）；它是最優秀的藥草油之一，可用來治療瘀傷、拉傷及所有類型的損傷。它看起來賞心悅目，製作過程也令人喜悅。

聖約翰草能與其他藥草搭配得宜，常結合啤酒花及纈草治療失眠，結合薰衣草及香蜂草治療憂鬱，結合洋甘菊治療情緒起伏大的兒童，但與其他支持療法搭配仍是最佳做法，如心理諮商、按摩療法，以及滋養神經系統的食物（見第三章）等。

注意：雖然有些人聲稱聖約翰草會導致人對陽光敏感，但許多人使用這種藥草時會搽防晒膏以防晒傷。曾有人擔心聖約翰草的作用類似百憂解（Prozac），是一種單胺氧化酶抑制劑，但經研究證實這項說法子虛烏有。因此，對單胺氧化酶抑制劑類的抗憂鬱藥加諸的限制，並不適用於聖約翰草。

人們常問到，服用醫師處方藥或非處方藥時，同時服用聖約翰草是否妥當，他們希望減少或遠離前述兩種藥物。當然，這要看個人情況而定，但一般而言，如果沒有自殺傾向，也沒有慢性臨床憂鬱症，我發現把聖約翰草當成過渡性藥物非常稱職。由於抗憂鬱症處方藥會阻斷神經反應，聖約翰草則是神經滋補藥，能鞏固並加強神經系統，所以兩者的作用並不相互干預，同時服用反而能創造更多療癒的可能。然而，這裡的重點是，如果你打算同時使用上述藥物，仍必須與經驗豐富的整體療法醫師密切合作。

> **藥草不是神藥**
>
> 有一部講到一位女性（順道一提，是我一個學生的女兒）成功以聖約翰草舒緩憂鬱的影集，在全國電視網播出後，這種藥草的商品大賣，該年的銷量史無前例地衝上了以往的十倍之多。國內各地店鋪都發現其聖約翰草產品的庫存告急。不幸的是，人們對如何使用藥草認識不多，所以他們試圖以抗憂鬱症藥物的方式來服用聖約翰草時，往往發現效果不如預期。雖然聖約翰草功效絕佳又能振奮精神，但它不是神藥；單靠聖約翰草是無法治療憂鬱症的，生活型態也必須改變才行。

墨西哥菝葜（sarsaparilla，學名 *Smilax officinalis*）

使用部位：根、根狀莖

益處：墨西哥菝葜原生於中南美洲，十五世紀被帶到歐洲，做為梅毒療方。墨西哥菝葜的根是極佳的芳香補藥，具淨化效果，是泌尿生殖系統與膽囊的「清血管」藥草。它的淨化效果也使其常成為皮膚問題的配方成分，其根部含有豐富的甾體皂苷，能提供身體產生類固醇激素所需的必要材料。墨西哥菝葜含有的微量礦物質非常豐富，主要是硒與鋅。乾癬與其他皮膚問題、關節炎與風溼、荷爾蒙失衡、能量低下、排毒功能不佳、肝功能不良等，皆能以這種用途廣泛的藥草治療。

建議用途：我常將墨西哥菝葜泡成茶，因為它有香草般濃郁芬芳的風味，能為茶飲增添經典的根汁啤酒味，也能與檫木、樺樹皮、西洋蒲公英根、紫錐菊搭配得宜，混合為美味的超級免疫力配方。可加一點甜菊增添甜味。

檫木（sassafras，學名 *Sassafras albidum*）

使用部位：樹皮與根皮（根皮是整株植物最有力的部分，但你必須挖出植物才能取根──那會扼殺它的生命）

益處：檫木始終是我最喜歡用來增添茶香的藥草，尤其是以各種根與樹皮泡成的茶。過去它是古早「根汁啤酒」的主要成分，這種滋補飲料是以各種根與樹皮來發揮季節性的淨化功效。

檫木能淨化全身系統，刺激肝臟與膽囊的充血部分。它有一種接地氣（陽）的效用，常因此連上男性系統。它的收斂效用強而有力，可外用治蟲咬，內服則可止腹瀉與痢疾。我發現它是增添補陽飲料風味與療癒力的最佳藥草之一，可因應荷爾蒙失衡、肝鬱血、腹瀉、皮膚問題、泌尿生殖系統損傷。

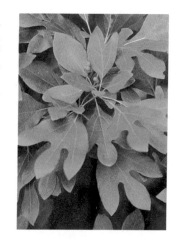

建議用途：檫木可溶於水，泡茶也挺美味。也可做成好喝的漿液並釀成補酒。

注意：人們已經不再那麼常提到檫木或泡檫木茶了，但原因不是出在它不具效果或不安全，而是因為目前販售內服的檫木是違法的。一九七〇年代，有人將檫木含有的一種高毒性化學成分黃樟素分離出來，以化學溶劑萃取（有別於其他成分，黃樟素不溶於水），並以實驗室老鼠做實驗。不令人意外，他們發現大量黃樟素會使老鼠體內產生癌細胞。目前尚未有因使用檫木而致癌的人類病例報導。當時軟性飲料產業一直是以純檫木萃取液來增添根汁啤酒的風味，但此後不得不以合成化學成分來替代（那對我們會比較好嗎？）。

值得注意的是，檫木茶對美國東南部人來說是一種傳統民間療方，而他們的喉癌罹患率是全國最低的。我持續使用檫木，是因為我知道它是一種珍貴、安全、有效的藥草，只是礙於規定，我不能把檫木用在我的市售配方中，除非病患要求，否則（基於道德因素）我也不會推薦他們服用。

鋸葉棕櫚（saw palmetto，學名 *Serenoa repens*）

使用部位：莓果

益處：雖然北美亞熱帶海岸的原住民使用鋸葉棕櫚的歷史悠久，但近年鋸葉棕櫚的熱門度更是直線攀升。它無疑是攝護腺發炎的最佳療方，有滋補效用，能成為有效的利尿劑與鬆弛劑。鋸葉棕櫚能為時時感覺緊張、壓力大的人、缺乏能量與活力的人提供體力。在西洋藥草中，有多肉果實的鋸葉棕櫚是少數

具有合成代謝作用的藥草，能加強並鞏固身體組織，有助於增重與增肌。女性使用可讓下垂的胸部組織變緊實。當成滋補藥草時，可定期使用，以強化泌尿與內分泌系統，預防攝護腺日後出現問題。還等什麼呢？

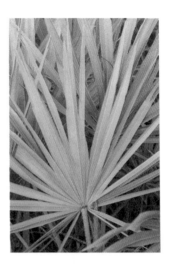

鋸葉棕櫚有「植物導管」的暱稱，因為它能強化膀胱頸、減緩攝護腺肥大。它能改善與攝護腺肥大有關的諸多問題：滴尿、排尿慢而疼痛、夜尿次數多、解尿不乾淨（可能導致膀胱炎）等。

建議用途：鋸葉棕櫚有一種油膩、辛辣的氣味，很難下嚥也很難掩蓋。你只有試過才知道。據我所知，喜歡這種茶味的人不多。通常會將鋸葉棕櫚製成酊劑。也可以做成膠囊，但做膠囊用的鋸葉棕櫚應該要新鮮、品質好，因為它含有的脂質酸敗得很快。

五味子（schisandra，學名 *Schisandra chinensis*）

使用部位：莓果

益處：五味子是一種適應原藥草，能提供人體抵抗各類壓力與疾病的能力。五味子常與性器官連在一起，據說能增加男性持久力、並使女性的性經驗重獲活力。人們數百年來都以五味子來增加耐力與持久力。

雖然五味子來自中國，但在北美種植這種藥草是可行的。這種植物生得像藤蔓，十分可愛。

建議用途：五味子果有獨特風味，喜歡的人很喜歡，討厭的人很討厭。五味子可泡在果汁或酒裡成為滋補飲料，或加入蜂蜜煮軟成果醬般的質地。它們能給茶帶來檸檬般的酸味，不可謂不迷人。需要高濃度的五味子製劑時，可以酒精濃度四○％的酒精來做五味子酊劑。

混合五味子果與聖潔莓果，可為生殖系統帶來上乘的滋補效果，賦予整個生殖器部位能量與溫暖。也可結合五味子果與人參來增加耐力與持久力，運動員

與健行者都經常使用這種配方。

番瀉葉（senna，學名 *Cassia angustifolia*）

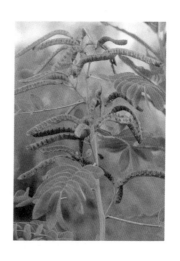

使用部位：葉、豆莢

益處：番瀉葉可能是世上最常見的瀉藥。雖然主要以通便功效著稱，但番瀉葉在阿育吠陀醫學中也用來治療肝臟、皮膚、呼吸道問題。番瀉葉含有蒽醌衍生物，能刺激下胃腸道收縮。番瀉葉不應長時間使用，因為會使腸子變得脆弱，產生對它的依賴性，但治療急性便祕非常有用。番瀉葉最常與其他藥草搭配，以平衡其強力效用、減少肚子痛與胃痛。

建議用途：番瀉葉可製成酊劑、膠囊或茶，做為短期使用的瀉藥。請務必先以最小建議劑量試試看，視需要再增加。番瀉葉要八小時才能生效，所以請勿以為無效而服用太多。結果可能會令你大驚失色。

注意：如果你有或正開始有腹瀉、拉肚子、腹痛的情形，不建議你服用番瀉葉。如果你正在懷孕、哺乳或服藥，或有長期腹瀉的問題，請先諮詢你的醫師。

美黃芩（skullcap，學名 *Scutellaria lateriflora*）

使用部位：葉

益處：美黃芩是用途最廣的鎮靜藥草之一，所有神經系統障礙，尤其是頭痛、神經緊張、壓力、經期緊繃、失眠、神經疲勞等皆適用。

建議用途：這種強力、有效的藥草沒有過度使用的危險，長時間服用也不會累積在體內。正好相反，要充分獲得美黃芩的功效，應長時間服用，且劑量要足夠。美黃芩可泡茶、製成酊劑或膠囊。成人建議劑量是每日兩、三杯茶，或每日三次、每次以半杯溫水稀釋四分之一茶匙酊劑飲用。

滑榆（slippery elm，學名 *Ulmus fulva* 與 *U. rubra*）

使用部位：內皮

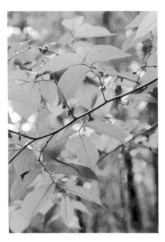

益處：滑榆（北美滑榆）是一種有舒緩功效與黏質的藥草，是最受喜愛的藥用植物之一。人們用這種植物來舒緩所有類型的內外炎症。它對燒燙傷、喉嚨痛、消化問題特別有效，包括腹瀉與便祕。滑榆是營養成分高的食物，過去曾製成可用於烹飪的藥膳粉販售。

建議用途：這種甜藥草與光果甘草、茴香、肉桂都能搭配得宜。滑榆也能泡出很好的茶。我最喜歡的咳嗽藥是將一茶匙滑榆、一茶匙肉桂攪入一杯溫水中、加入一大匙蜂蜜，再統統放進果汁機攪勻。

風險警示：荷蘭榆樹病已扼殺了不少滑榆樹。請惜用滑榆，並僅購買農場種植的滑榆樹皮，或從倒下的滑榆樹枝幹採集樹皮，以合乎道德。如果你打算外用，盡可能以富類似黏質的藥蜀葵來取代滑榆。

滑榆含片

滑榆含片可迅速舒緩口腔燙傷的不舒服感。要製作含片，請將一大匙滑榆細粉加入一茶匙蜂蜜與適量的水攪成糊，再滾成球，若有必要再多加一點滑榆粉增加稠度。如果燙傷嚴重，可加入一小滴胡椒薄荷。請吸吮含片，必要時多含幾片，直到疼痛緩解。

綠薄荷（spearmint，學名 *Mentha spicata*）

使用部位：葉、花

益處：清涼、清新、提神的綠薄荷，可能是除了胡椒薄荷外最受歡迎的薄荷類植物。

建議用途：綠薄荷可為病後、尤其是嘔吐後的胃部與口氣「增加甜味」。可將一滴精油滴入水裡，或現泡一杯綠薄荷茶，用來漱口數次。這種藥草也可加入提神、清爽的綜合茶飲中。綠薄荷加蜂蜜與其他食物後，就是很好的迅速提神劑。當然，綠薄荷也是牙醫的首選藥草。

甜菊（stevia，學名 *Stevia rebaudiana*）

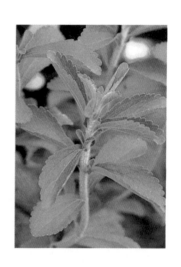

使用部位：葉

益處：甜菊是一種甜藥草，比糖還甜，但對身體要好得多。它不含卡路里，也不會造成蛀牙，可用來治療胰臟失衡與高血糖，也是糖尿病能接受的一種糖。事實上，甜菊歷來都用來協助治療糖尿病。雖然在其他國家有大量測試，但美國卻禁用甜菊，理由是不知安全與否。但有數家大糖廠對生產甜菊表示有興趣後，這種藥草在美國就突然變得合法了。

建議用途：由於甜菊極甜，所以主要是用來增進其他藥草的風味。然而，它確實非常甜，如果加太多會破壞了茶或配方的風味，所以一開始請僅添加少許，先試一下味道，再酌增一點。

鬚松蘿（usnea，學名 *Usnea barbata*）

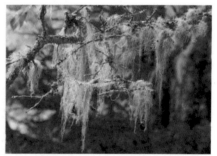

使用部位：地衣

益處：鬚松蘿營養又有用，卻到幾年前才獲得美國藥草師的青睞，實在是件怪事。這種地衣主要生長在老樹

上，所以又稱為「老人鬚」；由於有幾種地衣都叫同一個名字，所以使用前務必確定你買的是鬚松蘿。鬚松蘿含有的一種苦素松蘿酸，有助於舒緩胃部，同時促進消化。鬚松蘿也具有抗生素功效，使其成為治療泌尿器官與膀胱感染、膀胱炎、真菌感染的有效療方。它增強免疫力的效果出色，常結合紫錐菊使用。

建議用途：我常在湯裡加入少量鬚松蘿。鬚松蘿也很容易磨成粉，可加入食物中或製成膠囊食用；不過，它的餘韻令人回味，所以通常會製成酊劑，以酒精溶劑製作似乎最有效。

熊果（uva-ursi，學名 *Arctostaphylos uva-ursi*）

使用部位：葉、莓果

益處：熊果是一種粗硬的小灌木，生長時會緊抓著地面。我們會採集它如毛皮般的葉子泡茶，以治療腎臟與膀胱感染。它是一種有效的利尿劑、收斂劑、泌尿器官殺菌劑，能清尿路並發揮療效。熊果是膀胱炎、尿道炎、腎結石、白帶、尿床的絕佳療方。

建議用途：拿熊果來治療泌尿系統的發炎與感染時，浸劑最為有效。然而，熬煮能煮出較高濃度的單寧與收斂功效。熊果常會浸泡成濃茶，混入蔓越莓汁飲用，以治療膀胱與腎臟感染。

纈草（valerian，學名 *Valeriana officinalis*）

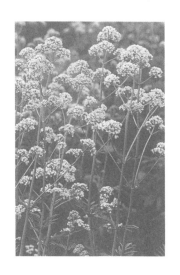

使用部位：根

益處：數世紀以來，纈草一直是備受推崇的藥草。十二世紀的德國著名女修道院院長與藥草師賀德佳・馮・賓根（Hildegard von Bingen）就十分看重其鎮靜功效。十六世紀初期，偉大的藥草師約翰・傑拉德（John Gerard）宣稱纈草是當時最受歡迎的療方之一。到了今日，儘管纈草的獨特氣味多少有點惱人，但它仍是世上最受歡迎的藥草之一。

對於受壓力、失眠、神經系統障礙所苦的人，沒有比纈草更好的藥草了；它強烈、安全又十分有效，而且不會讓人上癮。纈草的名字是源自拉丁文「valere」，意指「好轉」或「變強壯」。在使用纈草已有數世紀的歐洲，含有纈草成分的非處方藥數以百計，主要發揮著紓解壓力與緊繃的療效。它可有效治療失眠、疼痛、煩躁、頭痛、與神經相關的消化問題、肌肉痙攣等。視個人情況而定，纈草的氣味可能討喜，也可能令人不悅。我還滿喜歡那種味道，依根部的年分不同，會令人想起紫羅蘭、香甜的土壤或髒內衣的味道。

纈草可當成長期使用的安神補藥，也可做為急性頭痛與疼痛問題的療方。它有強力滋補心臟效果，通常建議可結合歐山楂果來治療高血壓與心律不整。

建議用途：由於纈草根富含揮發油，所以浸泡較煎煮為宜。因為氣味的緣故，纈草常製成酊劑或膠囊使用，較少泡茶，雖然在口裡的滋味不錯。藥草師對新鮮纈草還是乾纈草的效用較佳有些歧見。但新鮮纈草的滋味無疑較乾纈草佳。貓咪很喜歡，喜歡的程度往往勝過貓薄荷。

注意：纈草公認是安全無毒的藥草，可做為鬆弛劑，但對纈草特別敏感的人服用後可能會出現反效果。如果你服用纈草後覺得比原先更激動、更煩躁，請停止服用，把自己想成是那五％無法接受纈草的少數人。

服用纈草的適當劑量

大多數處方鎮靜劑都會標示要小心容易上癮，建議你維持處方劑量就好。另一方面，纈草卻是一種不會上癮、不會形成習慣的鎮靜劑，不會令你想睡或昏昏沉沉，除非你服用的劑量真的很大。因此，不須害怕服用劑量充足的纈草。一開始請服用小劑量，再增加到你能感覺到其放鬆效果為止。如果你覺得肌肉有種「橡皮」感 —— 似乎太放鬆了 —— 或感覺沉重，那你就知道自己服用太多了，請減少劑量。

白橡木（white oak，學名 *Quercus alba*）

使用部位：樹皮

益處：白橡木是一種高聳壯觀的樹木，樹皮有強力的收斂與殺菌效果，含

有高單寧，內服後可有效治療腹瀉與痔瘡；有外傷、毒橡木與毒藤中毒時，可做為止血殺菌的沖洗液使用；喉嚨痛與口腔感染時，則可做為漱喉水。它還是治療白帶與靜脈曲張的好療方。

建議用途：樹皮可煎煮成汁內服，製成外用的殺菌搽劑，也可做成酊劑。

野生黑櫻桃（wild cherry，學名 *Prunus serotina*）

使用部位：內皮

益處：這種祛痰藥草是最佳的止咳藥之一，也是每年《美國藥典》仍列為參考藥品的少數藥草之一，在某些市售咳嗽療方中可發現這種成分。它還能改善消化、促進腸道正常運作。

為了不傷害美麗的樹木，通常我會在暴風雨後從倒下的樹幹取下樹皮。

建議用途：野生黑櫻桃可用來泡茶、製成糖漿與酊劑。

野生山藥（wild yam，學名 *Dioscorea villosa*）

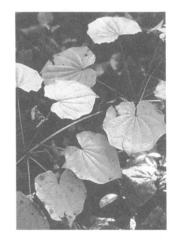

使用部位：根狀莖、根

益處：野生山藥是生產類固醇的主要來源，也可做為荷爾蒙前驅物，協助男女生殖系統的妥善運作。我曾以野生山藥有效治療各方面的月經失常問題，並幫助增強人們的生育力。奇怪的是，雖然野生山藥較常用來促進生育力，有時你會發現它竟被列為一種天然避孕藥。

根與根狀莖含有苦味化合物，能協助調理肝臟、增加膽汁流量。野生山藥是我治療肝充血與發炎時最喜愛的藥草，特別適合體內的熱（陽）過多的人，或血壓高的人。野生山藥也是鎮靜劑、解痙藥，舒緩肌肉痙攣、腸絞痛、子宮疼痛的功效良好。

建議用途：野生山藥可製成茶、酊劑、膠囊。它味道苦，所以不常直接泡成野生山藥茶，不過搭配其他藥草泡茶飲用尚可接受。我喜歡搭配野生山藥粉與其他滋補藥草，加上小豆蔻與肉桂粉的風味，再加上蜂蜜及玫瑰水攪成糊狀

使用。

風險警示：野生山藥的原生族群正四面楚歌，有些種類已高高列在聯合植物保護者組織的「瀕危」名單上。請僅使用人工栽種的野生山藥種類。

北美金縷梅（witch hazel，學名 *Hamamelis virginiana*）

使用部位：樹皮

益處：北美金縷梅是一種漂亮的北美灌木，也是原住民歷久不衰的傳統療方。它是強而有力的鎮痛劑與收斂劑，具抗氧化功效。內服或外用北美金縷梅，據信能對靜脈系統發揮止血、抗發炎的功效。它對治療腸胃道出血、瘀傷、痔瘡、靜脈曲張、皮膚炎、晒傷、腹瀉等特別有效，也可有效改善鼻子與肺部的出血狀況。

建議用途：北美金縷梅可製成酊劑內服，也可製成外用搽劑或具收斂、殺菌效用的沖洗液。它也是清除「問題」皮膚種種狀況的良好療方。煎煮成汁後內服，可做為腹瀉與腸胃出血的收斂劑。

西洋蓍草（yarrow，學名 *Achillea millefolium*）

使用部位：葉、花

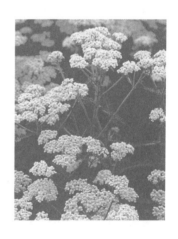

益處：西洋蓍草是一種美麗的路邊小草，乳白色的花朵再好認不過，夏季的那幾個月會四處盛開。它是良好的發汗劑，通常會泡茶飲用，促進排汗，進而協助退燒。西洋蓍草是經典的急救藥草，內服外用都可止血。它能有效紓解經痛與胃痙攣，常成為腸胃型流感的配方成分。它對心肺也有益處。

建議用途：西洋蓍草做成浸劑很苦，所以請搭配滋味較佳的藥草來做為消化促進劑與發汗劑。乾葉粉能發揮急救功效，可抹在割傷與外傷的傷口處殺菌止血。把一點粉抹在鼻內也可止鼻血。

皺葉酸模（yellow dock，學名 *Rumex crispus*）

使用部位：根

益處：這種生機蓬勃的田間、庭院、路邊野草，可能是對整個消化系統（包括肝臟）最有益的一種藥草。粗大的主根富含有通便功效的蒽醌。它也含有生物螯合鐵，可輕易被人體吸收。它是治療貧血與疲勞的最佳藥草之一，對有經前症候群的女性、有荷爾蒙失衡問題的男女都很適用。

建議用途：皺葉酸模煎煮成汁會帶苦味，所以最好與滋味較佳的藥草一同入藥。它可以製成酊劑治療消化系統，包括肝臟與膽囊。其通便功效也可成為其他配方的成分。我也會使用皺葉酸模的根來做成含鐵量豐富的糖漿。

育亨賓（yohimbe，學名 *Pausinystalia yohimbe* 與 *Corynanthe yohimbe*）

使用部位：內皮片

益處：我把這種植物列為藥材，其實有點膽顫心驚。育亨賓是一種興奮劑，但效果很強，可能有害人體，如果使用不當還會有很多副作用。即使劑量適中，還是有可能太過刺激。請見下方的「注意」段落。

育亨賓在其原產地非洲使用的歷史悠久，主要是做為強力壯陽藥與興奮劑。它既是中央神經系統的興奮劑，也是溫和的迷幻藥。它也會刺激勃起組織的血流。藥品公司販售的鹽酸育亨賓產品是一種治療勃起功能障礙的處方藥，也可用來增加性慾（請見下方的「注意」段落）。

建議用途：將育亨賓做成製劑的傳統方式是：將兩杯水煮沸後，加入三十克育亨賓樹皮煮，但不超過四分鐘。將火關小後，再慢熬二十分鐘，接著濾出藥草。在你希望它生效的一小時前左右慢慢啜飲。你希望效果更強、更濃烈，可將一千毫克的抗壞血酸（維生素 C）加入前述的汁液中。維生素 C 中的生物鹼會起反應，形成育亨賓素及育亨賓抗壞血酸鹽這兩種較易溶解、活性也較高的育亨賓形式。

注意：育亨賓是一種單胺氧化酶（MAO）抑制劑；請勿結合鎮靜劑、精神安定劑、抗組織胺藥、麻醉劑或大量酒精服用。有腎臟問題、心血管問題、糖尿病、血壓或血糖不正常的人，也不應使用育亨賓。請勿長期服用。[8]

---

8. 臺灣已將育亨賓列為禁藥。

製作藥草療方的藝術

Appendix II

開發本書中的配方與技術花了我數年時間，能透過本書傳承令我欣喜。我從一九六〇年代開始使用藥草，當時連如何做製劑的一點點解說都很難找到。就算找到了製作說明，步驟往往也很繁複，有時其中列出的藥草根本無從尋得。我透過絕佳而有創意的試誤過程，從古老的大師及其著作中學習，並請朋友分享、指教，這些製劑的製作說明才開始成形。多年前我開始學習藥草時，希望獲得的就是「這類」資訊。

最常見的藥草製劑是酊劑、膠囊、茶，但請別限制自己僅能作這三種。藥草製劑的準備與使用方式林林總總，其中多數看起來未必像「藥」。糖漿與漿液是萃取花草藥性有效得不可思議的方法，而且很美味。藥草粉可加入沙拉、奶昔、熱穀物、炒菜、湯與其他菜餚中食用，或加蜂蜜與香料，混成令人垂涎的日常補藥。有些藥草如歐山楂與西洋接骨木，可製成可口的果醬與果凍——這樣服藥也不賴。泡溫水澡是使用藥草最令人放鬆、享受的方式。你在溫熱的藥草浴中浸泡時，人類排泄與吸收的最大器官——皮膚的毛孔——會大大地張開，接受藥草的療效。那就像泡在巨型茶杯中一般；你的全身上下將雨露均霑。

購買還是自製

如果自製草藥成品不是你的作風，可以到任何一家天然食品店購買現成產品。而雖然現成產品的選項日新月異，我仍會鼓勵你起碼試試自己製作草藥看看。請給自己機會發現簡單、容易、有效地製作草藥的樂趣。

購買與貯藏藥草

在野地正以驚人的速度開發、栽培藥草的速度仍趕不上使用速度的今日，我們每個人都應負起責任，認識自己使用的藥草從哪裡來、是誰在種植和採集，這點至關緊要。你必須堅持使用高品質、有機栽種的藥草。雖然價格可能高一些，但製成藥的效果好得多，終究對我們的地球也更好。請盡量不要使用瀕危或有瀕危風險的藥草，無論來自美國還是其他地方。要知道更多關於瀕危藥用植物的訊息，請聯絡聯合植物保護者組織。

我曾到世界各地旅行，對不同地區的藥草品質如此不同十分震驚。剛開始使用藥草時，美國供應的藥草品質奇差無比；但過去二十五年來，我們一直堅持使用高品質的藥草，現在我們在品質標準方面已經處於領先全球的地位。身為北美藥草師的我們，希望自己不僅能在品質上，也在世界各地的保育方面發揮同樣的影響力。如果為了下一代，我們希望將傳承自祖先的這種治療系統保存下來，那麼保存各類藥用植物的工作便刻不容緩。購買有機栽種的藥草時，你支持的不僅是自己的健康，更是這顆星球的健康。

購買高品質的藥草

購買藥草製作療方時，最重要的是辨認並取得最佳品質的藥草。請從商譽良好的公司購買藥草，也就是有良心、既關心自家產品品質也關心環境的公司。請詢問他們藥草的來源為何。是有機栽種的嗎？還是從野外採集而來？若是後者，那採集時符合環境相關的道德規範嗎？

只要可能，請使用新鮮藥草。然而，基於各式各樣的原因，我們未必總是能取得新鮮藥草。如果是經過妥善採收與乾燥處理的乾藥草，通常能保留所有藥

我心目中的優秀藥草師，不是知道如何使用四十種不同藥草的人，而是懂得如何以四十種方法使用同一種藥草的人。

——史威沃‧布魯克斯

性。但你要如何辨別一株乾藥草的品質良好與否？它的外觀、氣味、口感應該幾乎要和新鮮藥草差不多，做成草本療方時也應同樣有效。

顏色

乾藥草的色澤應該和新鮮藥草的色澤差不多。如胡椒薄荷、綠薄荷等的乾燥綠葉植物，外觀應呈鮮綠色。花朵也應鮮豔明亮，如乾金盞花應呈鮮橘或鮮黃色。根部的色澤雖然通常很微妙，但也應與其原始的顏色相去不遠。金印草根應呈金綠色，紫錐菊根應呈銀褐色，皺葉酸模根應要褐中帶黃。你可能並不總是知道植物的正確色澤為何，但可以觀察是否有生氣、活力，顏色是否強烈飽和。很快你就能學會從外觀判別藥草好壞的訣竅。

氣味

藥草的獨特氣味，是判定品質的有效方法。氣味應該要強烈，但未必「好聞」。例如有人會把纈草的味道比做髒襪子；品質優良的纈草聞起來應該要近似真的髒襪子。優質胡椒薄荷則會刺激鼻子，逼出眼淚。有些藥草如苜蓿等，聞起來就是一股「草」味，但這種綠色氣味中，蘊含著新鮮與明顯的活力。

口感

藥草應該要有一股特別的鮮味，請從這種鮮味的強度而非風味好壞來判別口感。你會很快學到，不是所有藥草都如你想像中那麼美味！但它嚐起來是否新鮮？強烈？有生氣？獨特？是否能引起味蕾的特殊反應？

新鮮藥草還是乾藥草好？

鮮採藥草的口感比什麼都好，不過藥草多半不是終年都可採收，有些我們最喜歡的藥草更不是產自北美，而是進口的乾貨。如果你無法取得新鮮藥草，高品質的乾藥草也一樣好。

新鮮藥草混合後當然必須立刻使用，混合的乾藥草則可貯放幾個月以上。如果你要馬上使用，也可把新鮮藥草與乾藥草混合起來。例如混合新鮮胡椒薄荷、乾薑根與乾肉桂皮，可泡出一杯有提神、清爽效果的茶。

自行種植藥草

　　要確保自己獲得高品質的藥草，最好的辦法就是自行種植。藥用植物多半可在自家菜園或花園種植，請將這些藥草納入你家的景色中，等它們蓬勃生長起來後，便採下來使用。雖然許多藥草有特定產地與有限的分布區——這是它們面臨威脅的一個原因——但我們發現，多數藥草的適應力遠比我們以為的強。關於這個主題，請參考塔米・哈通（Tammi Hartung）的出色著作《101 藥草種植指南》（*Growing 101 Herbs That Heal*，暫譯）。

貯藏藥草

　　把藥草貯藏在密封玻璃罐中，擺在遠離日晒的陰涼處，最能保存其藥性。你可能會以盒子、錫罐、塑膠袋等多種不同容器來貯藏藥草，以便取用，但大多數藥草師發現，耐久的玻璃罐貯藏效果最好。

　　每種藥草都有自己的「庫藏期限」或有效期限。恪守藥草必有「過期日」的固定規範，意味著你有可能會捨棄完好的胡椒薄荷不用，反而去使用品質不佳的繁縷。請改以上文提到的品質標準（外觀、口感、氣味），來判定藥草是否還保有原來的品質。

廚房「實驗室」

　　一間備有一切神奇廚具的廚房，就能提供你準備藥草產品所需的大多數工具。藥草師大多同意的少數規則之一，是絕對不要使用鋁鍋。鋁經證實是一種有毒物質，一經加熱，其毒性便很容易釋出到食物中。請使用玻璃、不鏽鋼、陶瓷、鑄鐵、琺瑯製的烹飪設備。

　　我發現特別有用的一些器具是：

- 貯藏罐，可貯藏藥草、製作酊劑。
- 製乳酪用紗布或細棉布，可篩濾藥草。
- 磨豆機，不磨咖啡豆，專門磨藥草用（不然藥草聞起來會有咖啡味，咖啡則有藥草味）。
- 刨絲器，專門用來刨蜂蠟。

- 大型雙層不鏽鋼濾篩。

- 量杯（不過說真的，我很少用）。

- 附密封蓋的不鏽鋼鍋。

事先把所有材料與器具準備好是明智的做法。有一段時期，我並未遵守這個小建議，所以做到一半就會發現自己少了某樣必要材料。那種不便可大可小，但總是很惱人。

就像任何食譜一樣，你可以替換藥用與美容配方中的成分，實驗一番，以打造更有個人風格的產物，但請務必了解特定材料在配方中的「作用」為何，才知道自己捨棄了什麼、要回補什麼。請對自己提出以下的基本問題：這種藥草是要用來滋補，還是要針對某個系統發揮特定功能？這個材料能協助增加稠度嗎？能增加溼度嗎？

在這類配方中，總是有不少創意揮灑的空間。我是對精確拿捏比例感到頭痛的那種人。我最常拿來當量杯的杯子是咖啡杯，量匙則是從銀餐具櫃中取一根湯匙來用。要滴精油時，我數到四、五滴後就會忘了數，單靠香味與常識來完成工作。我的世界中沒有一樣事物是精確的，不用說，成果也不會總是一樣。但我學會了照直覺走，通常它就是我這段創造過程的指引。使用常識而非精確測量，往往能產生妙不可言的成果。

採藥人的測量法

早在造出「藥草師」這個名詞前，人們將與大地、植物、四季密切相關的人稱為採藥人（simpler）。這其實不是貶稱，而是要來指稱觀察力細微、靠直覺與內在智慧做草藥的人。數世紀以來，科學研發出各種度量衡，並以臨床研究來理解、測量、解釋治療的技藝。只要一點臨床知識，就能深入了解藥草，為藥草的藝術增添一點專業精神。但恐怕更多的科學研究，反而會毒害藥草療法的創意運用。

儘管很多人已改用公制測量，但我仍以採藥人的古法來測量，我覺得極簡單、也非常有彈性。在採藥人的古法中，測量是以「份」來計算：三份洋甘菊、

一份香蜂草、兩份燕麥等。一份代表一個測量單位，可以是一杯、一磅、一大匙，一茶匙——分量不定，只要你在配方中從頭到尾都使用同一種單位就好。如果你的單位是大匙，那以上面的例子來說，就是三大匙洋甘菊、一大匙香蜂草、兩大匙燕麥。如果想做出大量草藥，可以杯而非大匙為單位；只要保持各藥草的相對比例一致就好。

判定劑量

即使是現代的對抗醫學，判定劑量的方式也遠比我們以為的更武斷。藥草師通常不吝承認，判定劑量需要一點技巧與經驗，即一點健全的「內在智慧」、仔細觀察，加上一點猜的功夫。

要判定一種藥草製劑的適當劑量，你必須思考製劑使用的藥草性質：它們的主要功效為何？有任何有毒的副作用嗎？是要用來滋補，還是治療特定的健康問題或器官系統？也要考慮使用者的體質：相對來說他健康嗎？強健還是敏感？體虛還是衰弱？最後，還要考慮你想因應的那種失衡或疾病的性質：它是慢性或急性？性質上屬於過度還是不足？

上述臨床因素能協助你判定合理的劑量，但終究你還是得信任自己身體的智慧（或接受治療者的智慧）。請傾聽身體告訴你的事。觀察它的反應。身體本身能提供最佳指引，告訴你它需要什麼——以及它需要多少分量。

對才剛開始研究藥草的人，以下指引有助於當做出發點。要記得，一開始務必使用最小的可生效劑量，再視需要增加。

成人劑量

慢性問題是指如花粉熱、關節炎，背痛、失眠、長期支氣管問題等長期失衡的問題。然而，慢性問題也可能累積成急性症狀。請依以下指引來治療慢性問題：

茶：每天三到四杯、持續數週

精／酊劑＊：每天三次、一次半茶匙到一茶匙

膠囊／藥片：每天三次、一次兩顆膠囊

急性問題是突如其來、十分緊急並需要迅速處理的問題，牙痛、偏頭痛、流血、燒燙傷、突然冒出的傷風或感冒等，皆是例子。請依以下指引來治療急性健康問題。

茶：白天時時喝四分之一杯到半杯，總共三到四杯

精／酊劑*：每三十到六十分鐘飲用四分之一到半茶匙，直到症狀緩解

膠囊／藥片：每小時一顆膠囊，直到症狀緩解

* 包括糖漿與漿液

一滴是多少？

你是否曾因配方中僅提供一種測量法而感到挫折？以下是可謹記在心的一些單位的基本轉換：

茶匙	滴管	毫升
1/4	1（35 滴）	1
1/2	2.5（88 滴）	2.5
1	5（175 滴）	5

藥草茶

　　藥草茶始終是我使用藥用植物最喜愛的方法。泡茶喝的動作本身就是一種療癒過程，我認為甚至可喚醒體內自我療癒的內在能力。雖然藥草茶的功效一般不如酊劑與其他濃度較高的藥草療方強烈或顯著，但它是慢性、長期失衡最有效的療方。

　　泡藥草茶是一種精緻藝術，可喜的是又很簡單。如果你這輩子從未進過廚房，相信我，你還是泡得出一杯很好的藥草茶。你真正需要的不過是一個有密封蓋的夸特瓶、你選用的藥草、接近沸點的水。

藥草茶可以熱熱地喝、放涼到室溫後喝，也可以冰過再喝。還可加入新鮮水果與花卉做成冰塊，為節慶使用的潘趣酒增添風味。藥草茶加入果汁後，冰成冰棒給孩子吃十分爽口。

藥草茶泡好後，應放入冰箱貯藏。如果放在室溫下，幾個小時後會「走味」，茶裡會生出小泡沫，開始發酸。放入冰箱的藥草茶，可保存三、四天不走味。

我很少會指導人用「杯」來泡藥草茶，那不太實際也太花時間了。請每天早上或晚上下班後，泡九百五十毫升的茶。藥草與水的比例多寡，要看你使用的藥草品質、是新鮮或乾藥草（新鮮藥草要使用多一倍的量）、希望泡好的茶多濃而定，不過我通常是用一到三大匙的藥草（總和）來搭配一杯水，或四到八大匙的藥草（總和）搭配九百五十毫升的水，看使用的是哪種藥草而定。

要讓藥草茶生效，就得一天少量多次飲用。要治療慢性問題，請一天喝三或四次。治療傷風、發燒、頭痛等急性問題，請每三十分鐘喝幾小口，直到症狀緩解為止。請使用第 395 頁的劑量表做為分量指引。

浸泡

浸劑（infusion）是以較生嫩的植物部位浸泡而成，包括葉、花、發出香氣的部位。這些較脆弱的植物部位必須以浸泡而非煎煮的方式使用，因為它們比根、樹皮等較堅硬的部位容易釋放藥性。

要製作浸劑，只要將九百五十毫升的水搭配三十克的藥草就好了（或一杯水搭配一大匙藥草）。將水倒進藥草中，浸泡三十到六十分鐘。水與藥草的比例及所需浸泡時間多寡，視使用的是哪種藥草而有極大差異。請從上述比例出發，再多做實驗看看。使用的藥草愈多、浸泡時間愈久，茶就愈濃。請讓你的味蕾與感官成為你的指引。

煎藥

煎藥（decoction）針對的是植物較堅韌的部分，例如根、樹皮、籽等。要從這些部位萃取成分的難度稍高，所以往往需要慢慢熬煮（或浸泡一夜）。

要煎藥，請將藥草放進小平底鍋，倒入冷水淹過。蓋上蓋子後緩慢加熱並熬煮二十到四十五分鐘。煮得愈久，茶湯就愈濃。

日光浸泡法與月光浸泡法

你可曾想過用月光或日光來萃取藥草的藥性呢？這是我用來製藥草茶最喜歡的方法之一。有時以廚房爐子煮完茶後，我會把茶放到月光或日光下，擷取這兩種巨大天體的若干光線。我們是大地之子，也是天空之子；使用日月星辰的能力來療癒，能增添特殊的力量。

要泡日光茶，請將藥草與水倒入有密封蓋的玻璃罐。然後直接擺在炎熱的日光下數個小時。

要泡月光茶，請將藥草與水倒入不加蓋的容器（除非附近有很多小蟲飛來飛去！），直接擺在月光照射的路徑上。月光茶具有微妙的魔力；據說仙子喜歡飲用。

如果你希望茶的效力大增，請先依上文描述浸泡或煎煮藥草，再讓日光或月光發揮魔力。

使用濾壓咖啡壺

法式濾壓咖啡壺很適合用來泡藥草茶，但請勿用同一只壺泡咖啡又泡茶，兩者的味道會混在一起。泡茶時請拿毛巾蓋住將壺口，以免蒸氣散佚，帶走許多不可或缺的藥性。

蜂蜜的爭議

美國疾病管制與預防中心建議不要給一歲以下的幼兒吃生蜂蜜。生蜂蜜可能含有肉毒桿菌孢子，對較大的兒童與成人無害，但對一歲以下幼兒未成熟的消化系統而言，卻可能造成致命的腹瀉。

然而，重點是要記得，幾世紀以來，世界各地的人都會餵嬰兒吃蜂蜜，並無安全之虞。也許問題不是出在蜂蜜本身，而是出在今日用來養育蜜蜂的方法，以及大量噴灑在其食物來源（花朵）上的殺蟲劑。我們汙染了蜜蜂的食物，就是對我們的食物造成病害。

我是以自家蜂巢生產的蜂蜜來養大我兒子和繼子，也會繼續餵蜂蜜給孫子吃。為安全起見，你也許會希望不要餵自己一歲以下的孩子吃蜂蜜。若是如此，請將配方中使用蜂蜜的地方換成楓糖漿、米糖漿或植物甘油。

糖漿

糖漿是所有藥草製劑中最美味的一種。糖漿是將藥草加上蜂蜜和果汁煮成的甜藥，是好喝且高濃度的藥草萃取液。也可以楓糖漿與植物甘油取代蜂蜜。

雖然製作藥草糖漿的方法不只一種，但以下方法我已使用多年，每次都能製作出極佳的糖漿。

步驟一：將六十克藥草材料放入九百五十毫升的水中。以小火慢熬到水剩下一半左右，就能形成濃度很高的茶湯。

步驟二：濾出藥草，將茶湯倒回壺裡。

步驟三：每四百七十毫升的水，加一杯蜂蜜（或其他甜味劑，如楓糖漿、植物甘油或黑糖）。大多數配方會加上兩杯甜味劑（甜味劑與茶湯的比例呈一比一）。我發現這對我來說太甜了，但在冰箱並不普及的年代，加糖有助於保存糖漿。

步驟四：將蜂蜜與茶湯一起加熱，只要到兩者能充分混合的程度就夠了。大多數配方會教你以大火煮蜂蜜與茶湯二十到三十分鐘，使其變稠。這樣確實能煮出較濃稠的糖漿，但我不想因此煮掉了蜂蜜中的活酵素。

步驟五：蜂蜜與茶湯混勻後，你可能希望加一點果漿或幾滴精油來增添風味，如胡椒薄荷或綠薄荷精油，或加一點白蘭地來協助保存糖漿，當成咳嗽配方中的鬆弛劑。

步驟六：把糖漿從爐子上拿開，裝瓶後貼上標籤。放進冰箱可保存數週，甚至數個月。

藥草糖

美味的藥草「糖」遠比酊劑或藥丸更討喜。任何藥草配方都可做成糖果。謹慎量好每種藥草的分量與你要做的糖果數目，你就能精確計算出每日的適當劑量。

步驟一：將葡萄乾、椰棗、胡桃放進食物處理機或調理機攪碎。另一種方法是，混合等量的堅果醬（如花生醬、杏仁醬或腰果醬）及蜂蜜（或楓糖漿、米糖漿、楓糖霜）。

　　步驟二：攪入碎椰子與角豆粉。

　　步驟三：加入藥草粉攪勻。

　　步驟四：將糊滾成球狀，最後裹上一層角豆粉或碎椰子。放進冰箱貯藏，能保持數週。

浸油

　　藥草油製作容易，可單獨使用，也可當成藥膏與油膏的基底。使用不同組合的藥草與油，可做出強力藥用油或甜味按摩油。雖然任一種優質蔬菜油都可使用，製藥時的首選是橄欖油；要做藥用油時，沒有什麼油比橄欖油好。

　　貯藏於陰涼處的藥草油，可以保存數個月，有時甚至數年不壞。

製作日光浸油

　　將藥草與油倒入玻璃罐後，蓋緊蓋子。將罐子放在溫暖有陽光的地方，就這樣浸泡兩週。然後以製乳酪紗布或細棉布濾出藥草。瀝出油後，用力擠壓製乳酪紗布或細棉布裡的藥草，擠出植物材料中的每一滴珍貴的油。然後將一把新鮮藥草倒入油裡浸泡兩週以上。再度濾出藥草。這樣一來，你就能獲得效果很強的藥草油了。

使用隔水加熱法

　　雖然隔水加熱無法提供日光的神奇益處，但這是做出好油的一種迅速簡單的方法。

　　將藥草與油倒入雙層鍋中，以小火慢燉。慢慢加熱三十到六十分鐘，期間時時檢查，以確保油不會過熱。火關得愈小，浸泡時間就愈久，油的品質就愈好。

　　以製乳酪紗布或細棉布濾油。濾出油後，仔細擠壓製乳酪紗布或細棉布中的藥草，將植物材料中的每一滴寶貴的油都擠出來。

藥膏與油膏

會做藥草油之後，你離藥膏就只差一步了。藥膏與油膏（基本上是同一種產物的不同稱呼）是由蜂蠟、藥草、植物油（或動物油）製成。油是將藥草中的藥性溶出的溶劑，能提供具療癒與潤膚效果的基底。蜂蠟也能增添舒緩、保護的效果，提供形成藥膏所需的緊實度。有些人會建議加入天然防腐劑，如維生素 E 或安息香酊劑，但我從不認為有此必要，也無法加強療效。

步驟一：依上述指示製作浸油。濾出藥草。

步驟二：以一杯藥草油搭配四分之一杯蜂蠟的比例，將蜂蠟加熱到完全溶解。要檢查稠度，可將一大匙材料放進冰箱一兩分鐘。如果太軟就再加一點蜂蠟；如果太硬則多加一點油。

步驟三：完成後，立即從爐子上移開，將藥膏倒進小玻璃瓶或小罐子，連同多出來的藥膏，全放在陰涼的地方。如果妥善貯藏，藥膏可保存數個月、甚至數年不壞。

酊劑

酊劑是藥草的濃縮萃取液，效力很強，使用時以滴管為單位，常以溫水或果汁稀釋後飲用。由於濃度相當高，使用酊劑應謹慎，請依第 395 頁的劑量指引少量使用。

酊劑大多是以酒精為主要溶劑或萃取劑。雖然酒精量很低，但很多人會基於各種合理原因，不選用以酒精為基底的酊劑。以植物甘油或蘋果醋為溶劑，就可做出有效的酊劑。雖然效力可能不像酒精基底的酊劑那麼強，但仍十分有

效，更適合給兒童和對酒精敏感的人飲用。

如果你使用酒精為酊劑基底，應取用酒精濃度四〇％或五〇％的酒精，如伏特加、琴酒或白蘭地。酒精濃度也會以「proof（酒精度）」表示：「80 proof」的白蘭地表示酒精濃度為四〇％；「100 proof」的伏特加表示酒精濃度為五〇％。

製作酊劑的方法不只一種，但我偏好使用傳統方法或採藥人的方法。你要準備的材料只有：藥草、溶劑（酒精、醋或甘油基底）、密封蓋瓶。使用這種簡單至極的方法，每回都能做出美好的酊劑。

步驟一：將藥草切細。只要可能，我建議使用新鮮藥草。品質優良的乾藥草也很有效，但酊劑的好處之一，就是它能保存植物的新鮮功效。請將藥草放進乾淨的乾瓶子。

步驟二：倒入適量溶劑，淹過藥草後，再倒入高出五到八公分的液體。藥草必須完全沉浸在溶劑裡。蓋上密封蓋。

注意：如果你使用的是植物甘油，請先以等量的水稀釋後再倒入瓶中。如果你使用醋，請先加熱再倒入。

步驟三：將瓶子放在溫暖的地方，讓藥草浸泡（浸漬）在液體中四到六週——愈久愈好。

步驟四：在這段浸泡期，請每天拿起瓶子來搖一搖，不但可避免藥草積在瓶底，還能邀請古老的魔法回到製藥過程中。搖瓶子時，可以一面搖一面對酊劑瓶唱歌，在月光或日光下搖晃，或拿羽毛揮一揮——看想像力與直覺帶給你什麼啟發，就怎麼做。

步驟五：拿一只不鏽鋼大網篩，覆上製乳酪紗布或細棉布後，用來濾出溶劑中的藥草。保留如今已成為強效酊劑的液體，然後拿濾出的藥草去堆肥。將液體裝回瓶子後貼上標籤。請貯藏在兒童拿不到的陰涼處，幾乎可保存到天長地久。

去除酊劑中的酒精

將酊劑放進沸水中煮一兩分鐘，可去除有些酊劑中的酒精。這種方法可去除五〇％左右的酒精，但有些酒精成分則永遠去不掉。

藥草搽劑

藥草搽劑的製作方法和酊劑一模一樣；不過搽劑以消毒酒精或北美金縷梅為溶劑，是一種外用藥膏。搽劑如果不是用來消毒，就是用來舒緩肌肉痠痛、發炎。請務必在油膏的瓶身上標示「僅供外用」。

藥草粉

藥草粉是簡單有效的藥劑。它是要開給兒童苦味藥草時的絕佳方法，因為那種苦苦的氣味通常能被掩蓋。要調整藥草劑量時也很容易。將藥草粉加進食物與飲料中，可增添營養與風味。混入蜂蜜的藥草粉可攪成糊狀。請將藥草粉打成綜合飲料喝。藥草粉也可混入果乾、蜂蜜、角豆粉等，做成糖果球，成為一種老少咸宜的草本療方。我尤其喜歡將藥草粉加入湯裡，或在炒菜時加入。

市面上可買到細藥草粉，但你也可以在家以電磨豆機磨乾藥草，大多是可行的。不過，為顧及味道，請將用來磨藥草與咖啡豆的機器分開。藥草粉的庫藏期限不像整株植物那麼長，所以一次僅磨四分之一到半杯就好，並貯藏在密封玻璃容器，置於陰涼處或放進冰箱。藥草粉可視需要隨意混搭。

藥草膠囊與藥丸

藥草膠囊與藥丸製作迅速容易，也很方便吞服。市面上有很多現成的藥草膠囊，但幾年前我還不太推薦，因為十之八九品質不佳。其中含有的藥草往往經過攝氏九十多度以上的過度加熱「淨化」，過程中流失了許多重要成分。膠囊本身是由明膠做成，其實不易消化，也會留下黏牙的殘留物，更不用提那也是屠殺產業的副產品。

但膠囊產業已經脫胎換骨，素食膠囊近年廣為流傳。以植物為基底的這類膠囊能迅速溶解，完全可消化。新的低溫研磨機以零下溫度將藥草磨成粉，能使植物保留其所有珍貴成分。植物粉的氣味與味道清新，品質非常優良。要購買

這類膠囊，請向苦心確保品質的藥廠購買。

自製膠囊很容易，只要將藥草粉放進 00 號大小的膠囊（健康食品專賣店與藥局都可買到），把兩端套緊就好了。這段過程很耗時。自製藥草膠囊的主要好處是，你可以量身打造自己的綜合藥草配方，並確保自己使用的產品品質良好。

你也可以自行開發藥丸（不須膠囊）的配方，使其製作容易、味道佳，而且功效良好。只要遵照以下步驟即可：

步驟一：將藥草粉倒進碗裡，加入足夠的水與蜂蜜或楓糖漿，使其呈黏稠糊狀。

步驟二：加入如胡椒薄荷或冬青等的一小滴精油攪勻。

步驟三：加入角豆粉增加稠度，只要少許，能攪成滑順糊狀就好。將藥草糊揉成團。

步驟四：從藥草團捏出藥丸般的小球。最後可多滾一層角豆粉，使之成形。

步驟五：放上烤盤，用烤箱以非常低的溫度烤乾，或擺在陽光下晒乾。乾燥後的藥草丸可以無限期保存。

注意：通常我會把未晒乾、未揉成小丸子的藥草團放進密封玻璃罐，貯藏至冰箱，等需要時再捏藥丸。我知道這樣很不專業，但比較省時，而且一樣有效。

藥草浴

藥草浴能令人由內而外放鬆，去除一天的煩躁，讓心靈安靜、沉穩下來，有助於深沉睡眠，有時你在俗世翻騰中奔忙一陣子後，需要的只是這種安適感。除了床鋪以外，浴缸可能就是你家裡最能引起感官反應的地方，其功效尚待你的發現。

有幾位知名療癒師的藥草配方，是以藥草浴為主。視你使用的藥草與水溫而定，你可以創造出放鬆、刺激、提神、舒緩、解瘀或展現其他療效的藥草浴。藥草浴能打開皮膚毛孔，那是人體最大的排泄與吸收器官。

藥草浴以往比今日受歡迎得多。但因為現代生活繁忙，效率已經完勝了寧靜，迅速「進出」淋浴間已取代了平和、慢悠悠的泡澡。又也許原因只是出在現代浴缸通常太小又淺。如果身體有一半露出浴缸外，凍得半死，那泡藥草熱水浴當然不可能令你放鬆！你可以考慮斥資買一個古早的貴妃缸——非常值得。

水溫會影響泡澡水的療癒品質。涼到微溫的水最適合用來退燒或使體內恢復正常。溫水浴可放鬆並舒緩神經系統。冷水會刺激並收縮，如果你夠勇敢，忍受得了冷水，冷水浴能強化並鞏固全身系統。

要進行藥草浴，一個浴缸請用八十五到一百一十克的藥草。先用這些藥草泡一杯格外濃郁的茶；濾出藥草後，將茶湯倒入浴缸。另一種方法是，將幾種藥草混合起來，包進一條棉質大頭巾或乾淨尼龍襪中，然後直接綁在浴缸出水口。放熱水，讓水流過藥草包，直到浴缸半滿為止，然後取下藥草包扔進浴缸中，再放冷水調整溫度。浸泡在浴缸中二十到三十分鐘，好好享受藥草的完整功效吧。

手浴、足浴，也是利用藥草療癒力的絕佳方式。身體所有神經都會通過雙手雙腳，所以手腳是反映我們內在的一張地圖。只要選用大小合宜的容器，依此調整藥草與水的比例就好了。

純精油與泡澡

純精油可大幅增進泡澡的經驗。薰衣草精油是泡澡聖油，可創造出持久的放鬆感。我常旅行。去旅行時，我都會帶上薰衣草精油，彷彿它是忠實的朋友。在長途跋涉一天的旅行後，把薰衣草精油滴進洗澡水很享受，而且永遠能帶給我平靜，屢試不爽。然而，將精油滴入泡澡水時請小心為上。我很不願承認這點，但我的第一段婚姻就是敗在胡椒薄荷精油浴手上！當時我親愛的前夫正生著重病又發燒，踏入我不小心滴了太多胡椒薄荷精油而非尤加利精油的療癒泡澡水中時，那無辜的可憐蟲發出了至今我仍會憶起的淒厲叫聲。我總是會提醒他，反正他隔天就沒事了。但他堅稱自己再也不敢讓我知道他身體不適了。

六劃

光果甘草（licorice，學名 *Glycyrrhiza glabra*）

肉桂（cinnamon，學名 *Cinnamomum zeylanicum*）

西洋蓍草（yarrow，學名 *Achillea millefolium*）

西番蓮（passionflower，學名 *Passiflora incarnata*）

七劃

何首烏（fo-ti，學名 *Polygonum multiflorum*）

沒藥（myrrh，學名 *Commiphora myrrha*）

育亨賓（yohimbe，學名 *Pausinystalia yohimbe* 與 *Corynanthe yohimbe*）

車前草（plantain，學名 *Plantago major* 與 *P. lanceolata*）

八劃

刺五加（ginseng, siberian，學名 *Eleutherococcus senticosus*）

玫瑰果（rose hips，學名 *Rosa canina*〔及其相關種類〕）

花菱草（california poppy，學名 *Eschscholzia californica*）

花旗參（ginseng, american，學名 *Panax quinquefolius*）

金印草（goldenseal，學名 *Hydrastis canadensis*）

金盞花（calendula，學名 *Calendula officinalis*）

北美金縷梅（witch hazel，學名 *Hamamelis virginiana*）

非洲刺李（pygeum，學名 *Pygeum africanum*）

九劃

南非醉茄（ashwagandha，學名 *Withania somnifera*）

枸杞（lycium，學名 *Lycium chinense*）

洋甘菊（chamomile，學名 *Anthemis nobilis* 與 *Matricaria recutita*）

洛神花（hibiscus，學名 *Hibiscus sabdariffa*）

紅花苜蓿（red clover，學名 *Trifolium pratense*）

美國南瓜（pumpkin，學名 *Cucurbita pepo*）

胡椒薄荷（peppermint，學名 *Mentha x piperita*）

貞潔樹（chaste tree，學名 *Vitex agnus-castus*）

十劃

木餾油灌木（chaparral，學名 *Larrea tridentata*）

琉璃苣（borage，學名 *Borago officinalis*）

歐益母草（motherwort，學名 *Leonurus cardiaca*）

茴芹（anise，學名 *Pimpinella anisum*）

茴香（fennel，學名 *Foeniculum vulgare*）

迷迭香（rosemary，學名 *Rosmarinus officinalis*）

高麗參（ginseng, asian，學名 *Panax ginseng*）

十一劃

西洋接骨木（elder，學名 *Sambucus nigra*）

甜菊（stevia，學名 *Stevia rebaudiana*）

啤酒花（hops，學名 *Humulus lupulus*）

野生山藥（wild yam，學名 *Dioscorea villosa*）

野生黑櫻桃（wild cherry，學名 *Prunus serotina*）

十二劃

傘形喜冬草（pipsissewa，學名 *Chimaphila umbellata*）

朝鮮薊（artichoke，學名 *Cynara scolymus*）

款冬（coltsfoot，學名 *Tussilago farfara*）

番瀉葉（senna，學名 *Cassia angustifolia*）

康復力（comfrey，學名 *Symphytum officinale*）

紫錐菊（echinacea，學名 *Echinacea angustifolia*、*E. purpurea* 與 *E. pallida*）

莢蒾皮（crampbark，學名 *Viburnum opulus*）

美黃芩（skullcap，學名 *Scutellaria lateriflora*）

黃耆（astragalus，學名 *Astragalus membranaceus*）

黑升麻（black cohosh，學名 *Cimifuga racemosa*）

黑胡桃（black walnut，學名 *Juglans nigra*）

黑莓（blackberry，學名 *Rubus* spp.）

十三劃

奧勒岡葡萄（oregon grape，學名 *Mahonia aquifolium*）

滑榆（slippery elm，學名 *Ulmus fulva* 與 *U. rubra*）

當歸（學名 *Angelica sinensis*）

聖約翰草（st.-john's-wort，學名 *Hypericum perforatum*）

葫蘆巴（fenugreek，學名 *Trigonella foenum-graecum*）

達米阿那（damiana，學名 *Turnera aphrodisiaca*）

雷公根（gotu kola，學名 *Centella asiatica*）

鼠尾草（sage，學名 *Salvia officinalis*）

十四劃

熊果（uva-ursi，學名 *Arctostaphylos uva-ursi*）

綠薄荷（spearmint，學名 *Mentha spicata*）

蒔蘿（dill，學名 *Anethum graveolens*）

西洋蒲公英（dandelion，學名 *Taraxacum officinale*）

銀杏（ginkgo，學名 *Ginkgo biloba*）

十五劃

墨西哥菝葜（sarsaparilla，學名 *Smilax officinalis*）

皺葉酸模（yellow dock，學名 *Rumex crispus*）

十六劃

燕麥（oats，學名 *Avena sativa*〔栽種〕與 *A. fatua*〔野生〕）

蕁麻（nettle，學名 *Urtica dioica*）

貓薄荷（catnip，學名 *Nepeta cataria*）

鋸葉棕櫚（saw palmetto，學名 *Serenoa repens*）

歐洲黃龍膽（gentian，學名 *Gentiana lutea*）

十七劃

繁縷（chickweed，學名 *Stellaria media*）

薑（ginger，學名 *Zingiber officinale*）

十八劃

檫木（sassafras，學名 *Sassafras albidum*）

香蜂草（lemon balm，學名 *Melissa officinalis*）

薰衣草（lavender，學名 *Lavandula* spp.）

藍升麻（blue cohosh，學名 *Caulophyllum thalictroides*）

覆盆子（red raspberry，學名 *Rubus idaeus*）

十九劃

藥蜀葵（marsh mallow，學名 *Althaea officinalis*）

美鼠李（cascara sagrada，學名 *Rhamnus purshiana*）

二十劃

蘆薈（aloe vera，學名 *Aloe vera*）

二十一劃

纈草（valerian，學名 *Valeriana officinalis*）

二十二劃

鬍松蘿（usnea，學名 *Usnea barbata*）

資源

　　很幸運地，現在藥草和草藥產品已經廣泛地供應。我通常建議從當地購買草藥產品，這有助於支持藥草學和社區藥草師。不過，以下是我喜愛的高品質草藥和草藥產品的來源。

藥草

Frontier Natural Products Co-op / 800-669-3275 / *www.frontiercoop.com* / 擁有龐大的供應清單和草藥列表

Healing Spirits Herb Farm & Education Center / 607-566-2701 / *www.healingspiritsherbfarm.com* / 是美國東北符合野生採摘標準和有機種植藥草最好的來源之一。

Jean's Greens / 518-479-0471 / *www.jeansgreens.com* / 提供新鮮和乾燥的有機和野生藥草。

Mountain Rose Herbs / 800-879-3337 / *www.mountainroseherbs.com* / 是一家小型的藥草商店。

StarWest Botanicals (前身為 Trinity Herbs) / 800-800-4372 / *www.starwest-botanicals.com* / 提供散裝藥草。

Wild Weeds / 800-553-9453 / *www.wildweeds.com* / 提供有機種植的藥草和化妝品成分。

Zach Woods Herb Farm / 802-888-7278 / *www.zackwoodsherbs.com* / 由蘿絲瑪莉的女兒 Melanie 和她的丈夫 Jeff 所擁有和經營，提供優質的有機乾燥藥草。

草藥產品

Avena Botanicals / 866-282-8362 / *www.avenaherbs.com* / 提供一系列有機草本產品

Empowered Herbals / 360-301-3130 / *www.empoweredherbals.com* / 提供我最喜愛的由螺旋藻製成的「綠色飲料」

Equinox Botanicals / 740-742-1144 / *www.equinoxbotanicals.net* / 這家小型農村企業已經生產手工製作的高品質產品超過三十年

Herb Pharm / 800-348-4372 / *www.herb-pharm.com* / 全面的高品質藥草萃取物

Herbalist & Alchemist / 908-689-9020 / *www.herbalist-alchemist.com* / 提供西方和中國藥草及配方的完整產品

Liberty Natural Products / 800-289-8427 / *www.libertynatural.com* / 藥草萃取物、精油和天然產品

Sage Mountain Herb Products c/o Healing Spirits Herb Farm & Education Center / 607-566-2701 / *www.healingspiritsherbfarm.com* / 包括蘿絲瑪莉最喜愛的配方

Simpler's Botanical Company / 800-652-7646 / *www.simplers.com* / 加州藥草學校的藥草產品，包括優質藥草萃取物、精油和芳香療法產品

Woodland Essence / 315-845-1515 / *www.woodlandessence.com* / 不可思議的花精系列

教育資源

American Herb Association / 530-265-9552 / www.ahaherb.com / 提供美國各地學校、課程、研討會和通訊課程的完整單。

American Herbalists Guild / 203-272-6731 / *www.americanherbalist.com* / 唯一的專業藥草師全國性組織，並提供成員名單。

California School of Herbal Studies / 707-887-7457 / *www.cshs.com* / 美國歷史最悠久的藥草學校之一，由蘿絲瑪莉·葛蕾絲塔於 1978 年創立。

Herb Research Foundation / 303-449-2265 / *www.herbs.org* / 提供藥草訊息的中心；發行一份很棒的通訊。

Sage Mountain Retreat Center & Botanical Sanctuary / 802-479-9825 / *www.sagemountain.com* / 與蘿絲瑪莉·葛蕾絲塔和其他知名藥草學家合作的實習計畫和課程。還提供「藥草學的科學與藝術」在家研究課程。這門課程以鼓舞人心和愉悅的方式編寫，適合希望深入研究藥草的學生。它強調草本學的基礎、野生草藥、地球意識及草藥製備和配方。課程的核心是與植物世界建立深刻的個人連結。

圖片版權聲明

Corbis: 63, 294, 282, 332, 340, 358

Envision: 17

Rosemary Gladstar: 79, 228

Saxon Holt: 30, 53, 56, 81, 171, 250, 253, 323, 324, 333, 348, 356, 361, 372(上、下)

PhotoDisc: 124

Index Stock: 130, 230, 249

Giles Prett: 37, 42, 74, 122, 157, 169, 180, 201, 212, 326

Paul Rocheleau: 23, 84, 93, 187, 235, 319

Martin Wall: 24, 49, 82,172, 211, 212, 229, 230, 271, 287, 327, 330, 331, 334, 335(上、下), 337, 338, 339, 341, 342 （上、下), 343, 344, 345, 356, 347, 350, 352, 357, 359, 360, 362, 363, 366(上、下), 368, 369, 370, 371, 373, 375(上、下), 377(上、下), 378, 380, 381, 382, 383, 384(上、下), 385, 387, 388

聯合植物保護者組織

聯合植物保護者（United Plant Savers, UpS）組織，是一個由蘿絲瑪莉·葛蕾絲塔和其他草藥學家於一九九四年成立的非營利組織，致力於保護和種植瀕危的本土藥用植物。無差別的採收、森林砍伐和城市化破壞了許多野生藥草生長的地區，北美藥用植物被大量出口到那些本土植物已經枯竭的國家。聯合植物保護者組織的創建者們認為，儘管看到了對藥草的需求不斷增長令人振奮，但這種需求可能會對許多植物族群產生負面影響。

聯合植物保護者的使命是保護美國和加拿大的本土藥用植物及其天然棲息地，同時確保這些植物的豐富、可再生供應，以供未來世代使用。創建者和成員們認識到，環境負責的栽培、土地管理、棲息地保護和可持續的野外採摘對藥草醫學的可持續性至關重要。

作為他們工作的一部分，聯合植物保護者組織的成員編制了一份「瀕危」和「觀察」藥草清單，這些植物在其自然環境中屬於瀕危物種。「觀察」清單上的植物已被提議納入「瀕危」清單，但需要進一步研究。在某些情況下，這些植物會在某個地區很常見，而在其他地區很罕見。

如需更多關於聯合植物保護者的訊息或成為會員，請寫信至 UpS，P.O. Box 98，East Barre，VT 05649。

「瀕危」清單

American ginseng (*Panax quinquefolius*)

Black cohosh (*Cimicifuga racemosa*)

Bloodroot (*Sanguinaria canadensis*)

Blue cohosh (*Caulophyllum thalictroides*)

Echinacea (*Echinacea* spp.)

Eyebright (*Euphrasia* spp.)

Goldenseal (*Hydrastis canadensis*)

Helonias root (*Chamaelirium luteum*)

Kava-kava (*Piper methysticum*)

Lady's slipper orchid (*Cypripedium* spp.)

Lomatium (*Lomatium dissectum*)

Osha (*Ligusticum* spp.; esp. *L. porteri*)

Peyote (*Lophophora williamsii*)

Slippery elm (*Ulmus rubra*)

Sundew (*Drosera* spp.)

Trillium (*Trillium* spp.)

True unicorn (*Aletris farinosa*)

Venus fly trap (*Dionaea muscipula*)

Virginia snakeroot (*Aristolochia serpentaria*)

Wild yam (*Dioscorea* spp.; esp. *D. villosa*)

「觀察」清單

Arnica (*Arnica* spp.)

Butterfly weed/pleurisy root (*Asclepias tuberosa*)

Calamus (*Acorus calamus*)

Cascara sagrada (*Rhamnus purshiana*)

Chaparro (*Castela emoryi*)

Elephant tree (*Bursera microphylla*)

Gentian (*Gentiana* spp.)

Goldthread (*Coptis* spp.)

Lobelia (*Lobelia* spp.)

Maidenhair fern (*Adiantum pendatum*)

Mayapple (*Podophyllum peltatum*)

Oregon grape (*Mahonia* spp.)

Partridge berry (*Mitchella repens*)

Pink root (*Spigelia marilandica*)

Pipsissewa (*Chimaphila umbellata*)

Spikenard (*Aralia racemosa, A.californica*)

Stillingia (*Stillingia sylvatica*)

Stone root (*Collinsonia canadensis*)

Stream orchid (*Epipactis gigantea*)

Turkey corn (*Dicentracanadensis*)

White sage (*Salvia apiana*)

Wild indigo (*Baptisia tinctoria*)

Yerba mansa (*Anemopsis californica*)

Yerba santa (*Eriodictyon californica*)

美國藥草教母的天然草藥全書

175種草藥茶、油膏、糖漿、敷劑和其他自然療法，
一本歷久彌新的家庭保健指南

Rosemary Gladstar's Herbal Recipes for Vibrant Health: 175 Teas, Tonics,
Oils, Salves, Tinctures, and Other Natural Remedies for the Entire Family

作者　蘿絲瑪莉・葛蕾絲塔（Rosemary Gladstar）
譯者　謝汝萱
封面設計　陳俊言
責任編輯　劉素芬、張海靜
內文排版　黃雅藍
行銷業務　王綬晨、邱紹溢
行銷企畫　曾志傑、劉文雅
副總編輯　張海靜
總編輯　王思迅
發行人　蘇拾平
出版　如果出版
發行　大雁出版基地
地址　台北市松山區復興北路333號11樓之4
電話　02-2718-2001
傳真　02-2718-1258
讀者傳真服務　02-2718-1258
讀者服務信箱E-mail　andbooks@andbooks.com.tw
劃撥帳號　19983379
戶名　大雁文化事業股份有限公司
出版日期　2023年4月 初版
定價　900元
ISBN　978-626-7045-94-7

有著作權・翻印必究

歡迎光臨大雁出版基地官網
www.andbooks.com.tw

Rosemary Gladstar's Herbal Recipes for Vibrant Health
Copyright © 2001, 2008 by Rosemary Gladstar
Originally published in the United States by Storey Publishing LLC

國家圖書館出版品預行編目資料

美國藥草教母的天然草藥全書：175種草藥茶、油膏、糖漿、敷劑和其他自然療
法，一本歷久彌新的家庭保健指南／蘿絲瑪莉・葛蕾絲塔（Rosemary Gladstar）
著；謝汝萱譯. -- 初版. -- 臺北市：如果出版：大雁出版基地發行, 2023.04
　面；　公分
譯自：Rosemary Gladstar's herbal recipes for vibrant health : 175 teas, tonics, oils,
　　　salves, tinctures, and other natural remedies for the entire family.
ISBN 978-626-7045-94-7（平裝）

1. CST：藥用植物　2. CST：植物性生藥

418.52　　　　　　　　　　　　　　　　　　　　　　　112004891